# 葛洪

## 急症先驱

### 奇方妙治

范铁兵◎主编

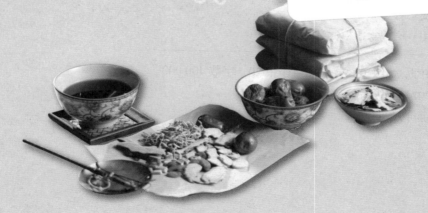

天津出版传媒集团

天津科学技术出版社

图书在版编目（CIP）数据

急症先驱葛洪奇方妙治 / 范铁兵主编 . -- 天津：
天津科学技术出版社，2024.7

ISBN 978-7-5742-1772-0

Ⅰ.①急… Ⅱ.①范… Ⅲ.①《肘后备急方》—验方
Ⅳ.①R289.337.2

中国国家版本馆 CIP 数据核字 (2024) 第 023737 号

急症先驱葛洪奇方妙治

JIZHENG XIANQU GEHONG QIFANGMIAOZHI

责任编辑：张建锋

出　　版：天津出版传媒集团

天津科学技术出版社

地　　址：天津市西康路 35 号

邮　　编：300051

电　　话：（022）23332400

网　　址：www.tjkjcbs.com.cn

发　　行：新华书店经销

印　　刷：天津泰宇印务有限公司

开本 710×1000　1/16　印张 20　字数 400 000

2024 年 7 月第 1 版第 1 次印刷

定价：78.00 元

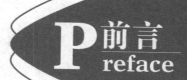

# 前言
## Preface

　　葛洪是东晋著名医药学家、道家学者、文学家。字稚川，自号抱朴子，晋丹阳郡句容（今江苏句容）人。三国方士葛玄之侄孙，世称"小仙翁"。曾受封为关内侯，后隐居罗浮山炼丹。其医学著作有《肘后备急方》（简称《肘后方》）等。

　　葛洪精晓医学和药物学，主张道士兼修医术。"古之初为道者，莫不兼修医术，以救近祸焉"，认为修道者如不兼习医术，一旦"病痛及己"，便"无以攻疗"，甚至连自己的性命也难保。

　　他的医学著作《肘后备急方》，书名的意思是"可以常常备在肘后（带在身边）的应急书"，即应当随身常备的实用书。该书是他遍采各家医学著作及广泛搜求各地流传的验方分类编纂而成的，是一部以治疗急症为主的综合性医学著作。葛洪编纂该书的目的主要是普及医药和方便百姓。书中药方突出了简、便、廉、验、速等特点，故而其中对针灸疗法有较多的阐述，尤其强调灸法的使用。

　　本书在编写过程中，考虑到葛洪的"急症方"比较晦涩难懂，编者进行了注释。同时为了整本书更具指导性和可读性，新增"感染性急症奇方妙治"和"内科疾病奇方妙治"两部分，针对这些病症列出一些常见的良方作为补充。

前言

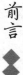

急症先驱葛洪 奇方妙治

　　另外，原书由于成书年代久远，书中个别方子现已不适用。又，中医讲究"辨证施治"，因个体差异不同，奇方未必适合所有人，建议配合医院的诊断并遵医嘱使用。重大疾病请及时就医。

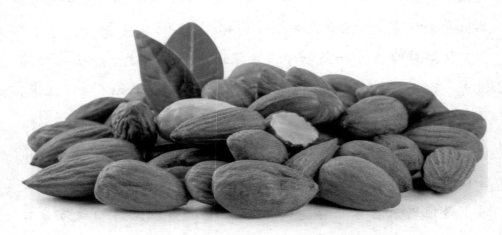

# C目录
## Contents

目录

急症先驱葛洪
奇方妙治

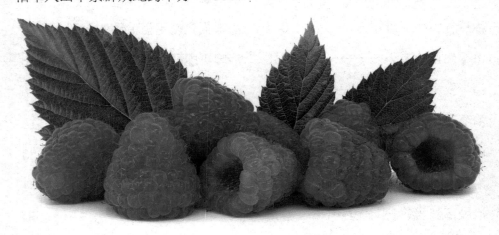

## 中篇　感染性急症奇方妙治

## 下篇　内科疾病奇方妙治

目录

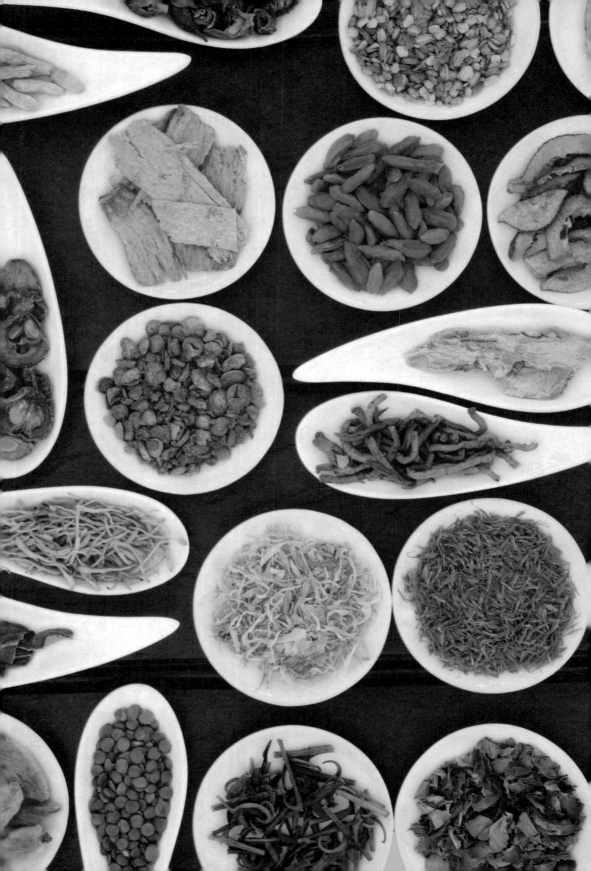

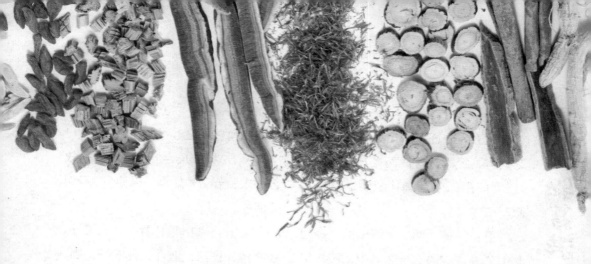

# 上篇　急症先驱葛洪奇方妙治

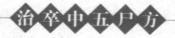

治卒中五尸方

五尸者（飞尸、遁尸、风尸、沉尸、尸注也，今所载方兼治之），其状腹痛，胀急，不得气息，上冲心胸，旁攻两胁，或磈块[1]涌起，或挛引腰脊。兼治之。

方：灸乳后三寸，十四壮，男左女右。不止，更加壮数，差[2]。

又方：灸心下三寸，六十壮。

又方：灸乳下一寸，随病左右，多其壮数，即差。

又方：以四指尖其痛处，下灸指下际数壮，令人痛，上爪其鼻人中，又爪其心下一寸，多其壮，取差。

又方：破鸡子白，顿吞之。口闭者，内喉中，摇顿令下[3]，立差。

又方：破鸡子白，顿吞七枚。不可，再服。

又方：理当陆[4]根，熬，以囊贮，更番熨之，冷复易。虽有五尸之名，其例皆相似，而有小异者（飞尸者，游走皮肤，洞穿脏腑，每发刺痛，变作无常也；遁尸者，附骨入肉，攻凿血脉，每发不可得近，见尸丧、闻哀哭便作也；风尸者，淫跃[5]四肢，不知痛之所在，每发昏恍，得风雪便作也；沉尸者，缠结脏腑，冲心胁，每发绞切，遇寒冷便作也；尸注者，举身沉重，精神错杂，常觉惛废，每节气改变，辄致大恶。此一条，别有治后熨也）。

凡五尸，即身中尸鬼接引也，共为病害，经术甚有消灭之方，而非世徒[6]能用，今复撰其经要，以救其敝[7]。

方：雄黄一两，大蒜一两。令相和似弹丸许，内二合热酒中，服之须臾差。未差，更作。已有疹[8]者，常畜[9]此药也。

又方：干姜、桂分等。末之，盐三指撮，熬令青，末，合水服之，即差。

又方：捣蒺藜子，蜜丸，服如胡豆二丸，日三。

又方：粳米二升，水六升，煮一沸，服之。

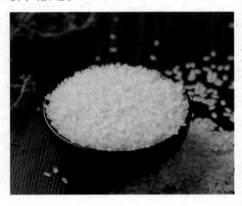

又方：猪肪八合，铜器煎，小沸，投苦酒八合，相和，顿服，即差。

又方：掘地作小坎，水满中，熟搅，取汁服之。

又方：取屋上四角茅，内铜器中，以三尺布覆腹，着器布上，烧茅令热，

随痛追逐，蹍下[10]痒，即差。若瓦屋，削取四角柱烧之亦得，极大神良者也。

又方：桂一尺，姜一两，巴豆三枚。合捣末，苦酒和如泥，以傅[11]尸处，燥即差。

又方：乌臼根（锉[12]）二升。煮令浓，去渣，煎汁，凡五升，则入水一两，服五合至一升，良。

又方：忍冬茎叶（锉）数斛。煮令浓，取汁煎之，服如鸡子一枚，日二三服，佳也。

又方：烧乱发，熬杏仁等分[13]。捣膏，和丸之，酒服，桐子大三丸，日五六服。

又方：龙骨三分，藜芦二分，巴豆一分。捣，和井花水[14]，服如麻子大，如法丸。

又方：漆叶暴干。捣末，酒服之。

又方：鼍[15]肝一具。熟煮，切，食之令尽，亦用蒜齑[16]。

又方：断鼍头，烧末，水服，可分马三度，当如肉者，不尽，后发更作。

又方：雄黄一分，栀子十五枚，芍药一两。水三升，煮取一升半，分再服。

又方：栀子二七枚，烧末服。

又方：干姜、附子各一两，桂二分，巴豆三十枚（去心，并生用）。

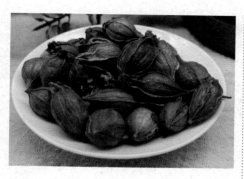

捣筛，蜜和，捣万杵，服二丸，如小豆大。此药无所不治。

又，飞尸入腹刺痛死方：

凡犀角、射罔[17]、五注丸，并是好药，别在大方中。

治卒有物在皮中，如虾蟆[18]，宿昔下入腹中，如柸[19]不[20]动摇，挚痛不可堪，过数日即煞人。

方：巴豆十四枚，龙胆一两，半夏、土瓜子各一两，桂一斤半。合捣碎，以两布囊贮，蒸热，更番[21]以熨之，亦可煮饮，少少服之。

此本在杂治中，病名曰阴尸，得者多死。

【注释】

1. 碌块：亦作"累块"，指有形物块。

2. 差（chài）：同"瘥"，病愈。

3. 口闭……令下：《外台秘要》卷十三《五尸方》作"困者摇头令下"。

"顿"当作"头"。

4. 当陆：即"商陆"。

5. 淫跃：皮肤肢体麻木痛痒貌。

6. 世徒：指一般人。

7. 敝：同"弊"，弊病，弊端。

8. 瘒："疹"之俗字。此处借作"疢"，指疾病。

9. 畜：同"蓄"，储存。

10. 蹠（zhí）下：脚底。

11. 傅：敷药。后作"敷"。

12. 锉：铡切，碎切。

13. 等分：义同"分等"，诸药分量相同。

14. 井花水：亦作"井华水"。每日清晨水井中打出的第一桶水。《本草纲目·井泉水》引汪颖曰："井水新汲，疗病利人。平旦第一汲，为井华水，其功极广，又与诸水不同。"

15. 鼍（tuó）：扬子鳄。

16. 齑（jī）：同"齑"，碎切的菜。

17. 射罔：中药名，草乌头或其煎汁。此指乌头丸。

18. 虾蟆：即蟾蜍。今习作"蛤蟆"。

19. 柸：同"杯"。

20. 不：《诸病源候论》卷二十三《阴尸候》作"大"。

21. 更番：轮番，分次。

## 治尸注鬼注方

尸注、鬼注病者，葛云即是五尸之中尸注，又挟诸鬼邪为害也。其病变动，乃有三十六种至九十九种，大略使人寒热、淋沥[1]、沉沉默默[2]，不的[3]知其所苦，而无处不恶，累年积月，渐就顿滞[4]，以至于死，死后复传之旁人，乃至灭门。觉知此候者，便宜急治之。

方：取桑树白皮，曝干，烧为灰，得二斗许，着甑中蒸，令气浃[5]便下，以釜中汤三四斗，淋之又淋，凡三度，极浓止，澄清，取二斗，以渍赤小豆二斗一宿，曝干，干复渍灰，汁尽止。

乃湿蒸令熟，以羊肉若鹿肉作羹，进此豆饭，初食一升至二升，取饱满。微者三四斗愈，极者七八斗。病去时，体中自觉疼痒淫淫[6]。或若根本不拔，重为之，神验也。

又方：桃仁五十枚，破研，以水煮取四升，一服尽当吐。吐病不尽，三两日更作。若不吐，非鬼注。

又方：杜蘅一两，茎[7]一两，人参半两许，瓠子[8]二七枚，松萝六铢，赤小豆二七枚。捣末散，平旦[9]温服方寸匕，晚当吐百种物。若不尽，后更服之也。

又方：獭肝一具，阴干，捣末，水服方寸匕日三。一具未差，更作。姚[10]云神良。

又方：朱砂、雄黄各一两，鬼臼、茵草各半两，巴豆四十枚（去心、皮），蜈蚣两枚。捣，蜜和丸，服如小豆，不得下，服二丸，亦长将行之。姚氏烧发灰、熬杏仁紫色分等，捣加脂，猪脂和，酒服梧桐子大，日三服，差。

又有华佗狸骨散、龙牙散、羊脂

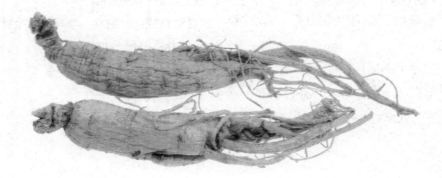

丸诸大药等，并在大方中，及成帝所受淮南丸，并疗痿易[11]灭门。

女子[12]小儿多注车注船[13]，心闷乱，头痛，吐，有此疹[14]者，宜辟。

方：车前子、车下李根皮、石长生、徐长卿各数两，分等。麤[15]捣，作方囊，贮半合，系衣带及头；若注船，下暴惨，以和此共带之；又临入船，刻取此船，自烧作屑，以水服之。

附方

《子母秘录》治尸注：烧乱发，如鸡子大，为末，水服之，差。

《食医心镜》主传尸鬼气[16]、咳嗽、疢癖[17]、注气、血气不通、日渐羸瘦。方：桃仁一两，去皮、尖，杵碎。以水一升半煮汁，着米煮粥，空心食之。

【注释】

1. 淋沥：原指小便滴沥不爽或水液滴落的样子，引申指迁延不愈。

2. 悦（huǎng）悦默默：《诸病源候论》卷二十三《尸注候》、《外台秘要》卷十三《尸痊方》（尸痊亦作"尸注"）、《医心方》卷十四《治诸尸方》并作"沉沉嘿嘿"。悦悦，同"恍恍"，恍惑迷乱，神志不清。

3. 的：确实。

4. 顿滞：困顿滞重，谓病重卧床。

5. 浃：满。

6. 淫淫：皮下游走性痛痒的样子。

7. 茎：《普济方》卷二三七《尸痊》此下有"豉"字，"茎"属上，为量词。

8. 瓠（hù）子：瓠瓜的种子。

9. 平旦：清晨。古时段名。

10. 姚：北周医家姚僧垣（498—583年），曾任梁代太医正，撰有《集验方》十三卷，原书已佚，其内容散见于《外台秘要》等后世医书。

11. 痿易：指痨瘵（类似现在的结核病）一类的传染病。

12. 女子：原连属上文，现据文义分段。

13. 注车注船：即晕车晕船。

14. 疹：同"疢"，疾病。

15. 麤：同"粗"。

16. 传尸鬼气：指痨瘵（类似现在的结核病）一类的传染病。

17. 疢癖：古病名，以脐腹或胁肋部有痞块为主症。

上篇　急症先驱葛洪奇方妙治

治卒心痛[1]：

桃白皮煮汁。宜空腹服之。

又方：桂末若[2]干姜末，二药并可单用，温酒服方寸匕，须臾六七服，差。

又方：驴矢，绞取汁五六合，及热顿服，立定。

又方：东引桃枝一把，切，以酒一升，煎取半升，顿服，大效。

又方：生油半合，温服，差。

又方：黄连八两，以水七升，煮取一升五个，去渣，温服五合，每日三服。

又方：当户[3]以坐，若男子病者，令妇人以一杯水以饮之；若妇人病者，令男子以一杯水以饮之，得新汲水尤佳。又，以蜜一分，水二分，饮之益[4]良也。

又方：败布裹盐如弹丸，烧令赤，末，以酒一盏服之。

又方：煮三沸汤一升，以盐一合搅，饮之。若无火作汤，亦可用水。

又方：闭气忍之数十度，并以手大指按心下宛宛中，取愈。

又方：白艾（成熟者）三升，以水三升，煮取一升，去渣，顿服之。

若为客气[5]所中者，当吐之[6]虫物。

又方：苦酒一杯，鸡子一枚，着中合搅，饮之。好酒亦可用。

又方：取灶下热灰，筛去炭，分以布囊贮，令灼灼尔[7]。便更番以熨痛上，冷，更熬热。

又方：蒸大豆，若煮之，以囊贮，更番熨痛处，冷复易之。

又方：切生姜若干姜半升。以水二升，煮取一升。去渣，顿服。

又方：灸手中央长指端，三壮。

又方：好桂，削去皮，捣筛，温酒服三方寸匕。不差者，须臾可六七服。无桂者，末干姜佳。

又方：横度病人口，折之以度心厌下[8]，灸度头三壮。

又方：吴茱萸二升，生姜四两，豉一升。酒六升，煮三升半。分三服。

又方：人参、桂心、栀子（擘）、甘草（炙）、黄芩各一两。水六升，煮取二升，分三服，奇效。

又方：桃仁七枚，去皮、尖，熟研，水合顿服，良。亦可治三十年患。

又方：附子二两（炮），干姜一两。捣，蜜丸，服四丸，如梧子大，日三[9]。

又方：吴茱萸一两半，干姜准上，桂心一两，白术二两，人参、橘皮、椒（去闭[10]口及子、汗[11]）、甘草（炙）、黄芩、当归、桔梗各一两，附子一两半（炮）。捣筛，蜜和为丸，如梧子大。日三，稍加至十丸、十五丸，酒饮下，饭前食后任意，效验。

又方：桂心八两，水四升，煮取一升。分三服。

又方：苦参三两，苦酒升半，煮取八合，分再服，亦可用水。无煮者，生亦可用。

又方：龙胆四两，酒三升，煮取一升半。顿服。

又方：吴茱萸五合，桂一两。酒二升半，煎取一升，分二服，效。

又方：吴茱萸二升，生姜四两，豉一升。酒六升，煮取二升半，分为三服。

又方：白鸡一头，治之如食法，

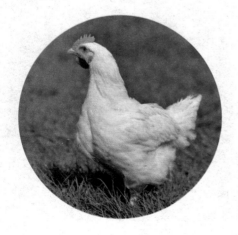

水三升，煮取二升，去鸡煎汁，取六合，内苦酒六合，入真珠[12]一钱[13]，复煎取六合，内末麝香如大豆二枚，顿服之。

又方：桂心、当归各一两，栀子十四枚。捣为散，酒服方寸匕，日三五服。亦治久心病发作有时节者也。

又方：桂心二两，乌头一两。捣筛，蜜和为丸。一服如梧子大三丸，渐加之。

暴得心腹痛如刺。

方：苦参、龙胆各二两，升麻、栀子各三两。苦酒五升，煮取二升，分二服。当大吐，乃差。

治心疝[14]发作有时，激痛难忍方：

真射罔[15]、吴茱萸分等。捣末，蜜和丸，如麻子。服二丸，日三服。勿喫熟食。

又方：灸心鸠尾下一寸，名巨阙，及左右一寸，并百壮。又与物度颈及度脊，如之，令正相对也，凡灸六处。

治久患常痛，不能饮食，头中疼重方：

乌头六分，椒六分，干姜四分。捣末，蜜丸。酒饮服，如大豆四丸，稍加之。

又方：半夏五分，细辛五分，干姜二分，人参三分，附子一分。捣末，

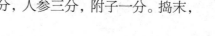

上篇　急症先驱葛洪奇方妙治

苦酒和丸，如梧子大。酒服五丸，日三服。

治心下牵急懊痛方：

桂三两，生姜三两，枳实五枚。水五升，煮取三升，分三服。亦可加术二两、胶饴半斤。

治心肺伤动冷痛方：

桂心二两，猪肾二枚。水八升，煮取三升。分三服。

又方：附子二两，干姜一两。蜜丸，服四丸，如梧子大，日三服。

治心痹[16]心痛方：

蜀椒一两（熬令黄），末之，以狗心血丸之，如梧子。服五丸，日五服。

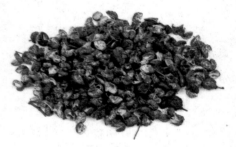

治心下坚痛，大如椀[17]，边如旋柈[18]，名为气分，饮水所结。

方：枳实七枚（炙），术三两。水一斗，煮取三升。分为三服。当稍软也。

若心下百[19]结积，来去痛者，方：

吴茱萸（末）一升，真射茵如弹丸一枚。合捣，以鸡子白和丸，丸如小豆大。服二丸，即差。

治心痛多唾，似有虫，方：

取六畜心，生切作十四脔[20]，刀纵横各割之，以真丹一两，粉肉[21]割中，旦悉吞之，入雄黄、麝香，佳。

饥而心痛者，名曰饥疝。

龙胆、附子、黄连分等。捣筛，服一钱匕，日三度服之。

附方

《药性论》主心痛、中恶或连腰脐者：盐如鸡子大，青布裹，烧赤，内酒中。顿服，当吐恶物。

《拾遗·序》延胡索止心痛，末之，酒服。

《圣惠方》治久心痛，时发不定，多吐清水，不下饮食。以雄黄二两，好醋二升，慢火煎成膏，用干蒸饼[22]丸如梧桐子大。每服七丸，姜汤下。

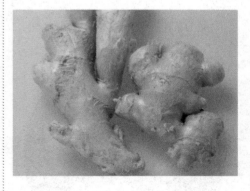

又方：治九种心痛妨闷[23]。用桂心一分，为末，以酒一大盏，煎至半盏，去滓，稍热服，立效。

又方：治寒疝心痛，四肢逆冷，全不饮食。用桂心二两，为散。不计时候，热酒调下一钱匕。

《外台秘要》治卒心痛。干姜为末，水饮调下一钱。

又方：治心痛。当归为末，酒服方寸匕。

又，《必效》治蛔心痛[24]。熊胆如大豆，和水服，大效。

又方：取鳗鲡鱼，淡炙令熟，与患人食一二枚，永差，饱食弥佳。

《经验方》治四十年心痛不差：黍米淘汁。温服，随多少。

《经验后方》治心痛：姜黄一两，桂穰三两。为末，醋汤下一钱匕。

《简要济众》治九种心痛及腹胁积聚滞气：筒子干漆[25]二两。捣碎，炒烟出，细研，醋煮，面糊和丸如梧桐子大。每服五丸至七丸，热酒下，醋汤亦得，无时服。

《姚和众》[26]治卒心痛：郁李仁三七枚，烂嚼，以新汲水下之，饮温汤尤妙。须臾痛止，却[27]煎薄盐汤[28]热呷之。

《兵部手集》治心痛不可忍，十年五年者，随手效：以小蒜酽醋[29]煮，顿服之，取饱，不用着盐。

【注释】

1. 卒心痛：突发心胸痛。按，古称

心痛，包括真心痛、胃痛、心绞痛及其他上腹痛。

2. 若：或者。

3. 当户：对着门。户，门。

4. 益：更。

5. 客气：外来之邪气。

6. 之：六醴斋本作"出"，义胜。

7. 灼灼尔：热的样子。

8. 心厌下：即剑突下。

9. 日三：六醴斋本作"日三服"。

10. 闬：同"闭"。四库本作"闭"。

11. 汗：谓烤出药物中水分。

12. 真珠：蚌珠。按，疑当作"真朱"，即朱砂。

13. 一钱：似当作"一钱匕"。

14. 心疝：古病名，证见腹部疼痛隆起、气上冲心等。

15. 真射罔：这里指乌头。

16. 心痹：古病名，证见胸中窒闷、气喘心痛等。

17. 椀：同"碗"。

18. 柈：同"盘"，盘子。

19. 百：当为"有"之误。六醴斋本正作"有"。

20. 胬：肉块。

21. 肉：四库本作"内"，《外台秘要》卷七《多唾停饮心痛方》附校同。内，同"纳"。

22. 蒸饼：馒头。

上篇　急症先驱葛洪奇方妙治

23.妨闷：同"烦闷"。

24.蜎心痛：当作"悁心痛"，忧闷心痛。

25.筒子干漆：以竹筒承取漆树汁凝成的干漆片。

26.《姚和众》：《新唐书·艺文志》载："《姚和众童子秘诀》三卷，又《众童延龄至宝方》十卷。"后世目录学文献或记其名为"《姚和》"。

27.却：再。

28.薄盐汤：谓淡盐水。

29.酽醋：浓醋。

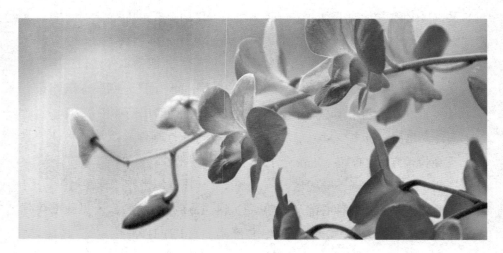

# 治卒腹痛方

治卒腹痛。

方：书舌上作风字，又画纸上作两蜈蚣相交，吞之。

又方：捣桂末，服三寸匕。苦酒、人参、上好干姜亦佳。

又方：粳米二升，以水六升，煮二七沸，饮之。

又方：食盐一大把。多饮水送之，忽当吐，即差。

又方：掘土作小坎，水满坎中，熟搅取汁，饮之。

又方：令人骑其腹，溺脐中。

又方：米粉一升，水二升，和饮。

又方：使病人伏卧，一人跨上，两手抄举其腹，令病人自纵重轻举抄之，令去床三尺许，便放之，如此二七度止，拈取其脊骨皮深取痛引[1]之，从龟尾至顶乃止。未愈，更为之。

又方：令卧枕高一尺许，挂膝使腹皮趿[2]气入胸，令人抓其脐上三寸便愈。能干咽吞气数十遍者弥佳。此方亦治心痛，此即伏气。

治卒得诸疝，小腹及阴中相引，痛如绞，自汗出欲死。

方：捣沙参末，筛，服方寸匕，立差。

此本在杂治中，谓之寒疝，亦名阴疝，此治不差，可服诸利丸下之，作走马汤亦佳。

治寒疝腹痛，饮食下，唯不觉其流行。

方：椒二合，干姜四两。水四升，煮取二升，去渣，内饴一斤，又煎取半分，再服，数数服之。

又方：半夏一升，桂八两，生姜一升。水六升，煮取二升，分为三服。

治寒疝来去[3]，每发绞痛。

方：吴茱萸三两，生姜四两，豉二合。酒四升，煮取二升。分为二服。

又方：附子一枚，椒二百粒，干姜半两，半夏十枚，大枣三十枚，粳米一升。水七升，煮米熟，去滓，一服一升，令尽。

又方：肉桂一斤，吴茱萸半升。水五升，煮取一升半，分再服。

又方：牡蛎、甘草、桂各二两。水五升，煮取一升半，再服。

又方：宿乌鸡[4]一头（治如食

法），生地黄七斤。合细锉之，着甑蔽[5]中蒸，铜器承。须取汁，清旦[6]服，至日晡[7]令尽。其间当下诸寒癖讫，作白粥渐食之。久疝者，下三剂。

**附方**

《博济方》治冷热气不和，不思饮食，或腹痛疠[8]刺。山栀子、川乌头等分。生捣为末，以酒糊丸如梧桐子大。每服十五丸，炒生姜汤下。如小肠气痛，炒茴香、葱、酒任下二十丸。

《经验方》治元脏气发，久冷腹痛虚泻。应急大效玉粉丹：

生硫黄五两，青盐一两。已上滚[9]细研，以蒸饼为丸如绿豆大。每服五丸，热酒空心服，以食压之。

《子母秘录》治小腹疼，青黑，或亦不能喘：

苦参一两，醋一升半，煎八合，分二服。

《圣惠方》治寒疝，小腹及阴中相引痛，自汗出：

以丹参一两，杵为散。每服热酒调下二钱匕，佳。

【注释】

1. 痛引：谓极度拉伸。

2. 趷：通"蹙"，逼迫。

3. 来去：谓疾病时发时止。

4. 宿乌鸡：指老乌鸡。宿，年岁多的。

5. 甑蔽：瓮中蒸食物用的隔屉。此指蒸饭之具。

6. 清旦：同"平旦"，清晨时分。

7. 日晡：时段名，下午三至五时许。

8. 疠（jiǎo）：绞痛。即后世"绞"字。

9. 滚：翻转。

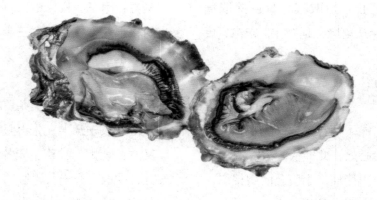

# 治心腹俱痛方

治心腹俱胀痛，短气欲死或已绝。

方：取栀子十四枚，豉七合。以水二升，先煮豉，取一升二合，绞去滓，内栀子，更煎取八合，又绞去滓，服半升；不愈者，尽服之。

又方：浣小衣[1]，饮其汁一二升，即愈。

又方：桂二两（切），以水一升二合，煮取八合，去滓，顿服。无桂者，着干姜亦佳。

又方：乌梅二七枚，以水五升，煮一沸，内大钱二七枚，煮得二升半，强人可顿服，赢人可分为再服，当下便愈。

又方：茱萸一两，生姜四两，豉三合。酒四升，煮取二升，分为三服，即差。

又方：干姜一两，巴豆二两。捣，蜜丸。一服如小豆二丸，当吐下，差。

治心腹相连常胀痛。

方：狼毒二两，附子半两。捣筛，蜜丸如梧子大。曰一服一丸；二日二丸；三日后，服三丸；再一丸，至六日服三丸。自一至三[2]以常服，即差。

又方：吴茱萸一合，干姜四分，附子、细辛、人参各二分。捣筛，蜜丸如梧子大。服五丸，日三服。

凡心腹痛，若非中恶、霍乱，则是皆宿结冷热所为，今此方可采以救急。差后，要作诸大治[3]，以消其根源也。

**附方**

《梅师方》治心腹胀，坚痛，闷不安，虽未吐下欲死：以盐五合，水一升，煎令消，顿服，自吐下，食出即定，不吐更服。

《孙真人方》治心腹俱痛：以布裹椒薄[4]注上火熨，令椒汗出，良。

《十全方》心脾痛：以高良姜（细锉，炒）杵末，米饮调下一钱匕，立止。

【注释】

1. 小衣：内裤。

2. 自一至三：谓一日服一丸，二日服二丸，三日服三丸。其后每三日为一周期依此例变化。

3. 大治：指相对于"救急"法更为复杂的治法。也就是"大方"。

4. 薄：通"傅"，敷药。后世作"敷"。

# 治卒心腹烦满方

治卒心腹烦满[1]，又胸胁痛[2]欲死。

方：以热汤令灼灼尔[3]，渍手足，复易[4]。秘方。

又方：青布方寸，鹿角三分，乱发灰二钱匕。以水二升，煮令得一升五合，去滓，尽服之。

又方：锉薏苡根，浓煮取汁，服三升。

又方：取比轮钱[5]二十枚，水五升，煮取三沸，日三服。

又方：捣香菜[6]汁，服一二升。水煮干姜亦佳。

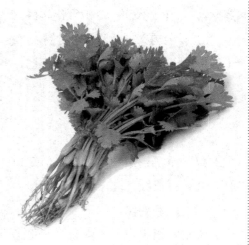

又方：即用前心痛支子豉汤[7]法，差。

又方：黄芩一两，杏仁二十枚，

牡蛎一两。水三升，煮取一升，顿服。

治厥逆烦满常欲呕。

方：小草[8]、桂、细辛、干姜、椒各二两，附子二两（炮）。捣，蜜和丸，服如桐子大四丸。

治卒吐逆。

方：灸乳下一寸，七壮，即愈。

又方：灸两手大拇指内边爪后第一文头各一壮。又，灸两手中央长指爪下一壮，愈。

此本杂治中，其病亦是痰壅霍乱之例，兼宜依霍乱条法治之。人卒在此上条[9]患者亦少，皆因他病兼之耳。或从伤寒未复，或从霍乱吐下后虚燥，或是劳损服诸补药痞满，或触寒热邪气，或食饮挟[10]毒，或服药失度，并宜各循其本源为治，不得专用此法也。

附方

《千金方》治心腹胀，短气：

以草豆蔻一两，去皮，为末。以木瓜生姜汤下半钱。

《斗门方》治男子女人久患气胀心闷，饮食不得，因食不调，冷热相击，致令心腹胀满，方：

厚朴，火上炙令干，又蘸姜汁炙，

直待焦黑为度。捣筛，如面。以陈米饮调下二钱匕，日三服，良。亦治反胃、止泻，甚妙。

《经验方》治食气遍身黄肿，气喘，食不得，心胸满闷：

不蛀皂角（去皮子，涂好醋，炙令焦，为末）一钱匕，巴豆七枚（去油膜）。二件以淡醋及研好墨为丸，如麻子大。每服三丸，食后陈橘皮汤下，日三服，隔一日增一丸，以利为度。如常服，消酒食。

《梅师方》治腹满不能服药：

煨生姜，绵裹，内下部中，冷即易之。

《圣惠方》治肺脏壅热烦闷：

新百合四两，蜜半盏，和蒸令软，时时含一枣大，咽津[11]。

【注释】

1. 烦满：同"烦懑"。后世作"烦闷"。

2. 又胸胁痛：当作"叉筲胁痛"，即胸胁牵扯疼痛。

3. 灼灼尔：热的样子。

4. 复易：《医心方》卷六《治心腹胀满方》引作"冷复易"。

5. 比轮钱：三国东吴孙权称帝后，曾先后铸造"大泉当千""大泉二千""大泉五千"，这种直径较大的钱被称为"比轮钱"，谓其"大如车轮"。

6. 香菜：《医心方》卷六《治心腹胀满方》作"香菜"，即香薷。

7. 支子豉汤：指上篇第一方。方用栀子、豉二味。支子，即栀子。

8. 小草：远志的小苗。

9. 人卒在此上条：《外台秘要》卷七《卒心腹胀满方》作"人平居有"四字。

10. 挟：夹带。

11. 津：汁液。

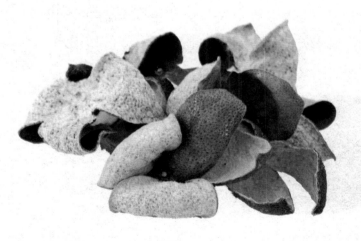

上篇 急症先驱葛洪奇方妙治

# 治卒霍乱诸急方

凡所以得霍乱者，多起饮食，或饮食生冷杂物。以肥腻酒鲙，而当风履湿，薄衣露坐或夜卧失覆[1]之所致。

初得之，便务令煖，以炭火布其所卧下，大热减之。又，并蒸被絮若衣絮。自苞冷易热者[2]，亦可烧地，令热水沃[3]，敷薄布席[4]，卧其上，厚覆之。亦可作灼灼尔热汤着甕中，渍足，令至膝；并铜器[5]贮汤，以着腹上，衣借之，冷复易。亦可以熨斗贮火着腹上。如此而不净者，便急灸之，但明案[6]次第，莫为乱灸。须有其病，乃随病灸之。未有病莫预灸。灸之虽未即愈，要万不复死矣。莫以灸不即[7]而止。灸霍乱，艾丸苦不大[8]，壮数亦[9]不多，本方言七壮，为[10]可四五十[11]，无不便火下得活。服旧方，用理中丸及厚朴

大豆豉通脉半夏汤。先辈所用药皆难得，今但疏良灸之法及单行[12]数方，用之有效，不减于贵药。已死未久者，犹可灸。

余药乃可难备，而理中丸、四顺厚朴诸汤，可不预合，每向秋月，常买自随。

卒得霍乱，先腹痛者：

灸脐上，十四壮。名太仓，在心厌下四寸，更度之。

先洞下者：

灸脐边一寸，男左女右，十四壮，甚者至三十四十壮。名大肠募。洞者，宜泻。

先吐者：

灸心下一寸，十四壮。又，并治下痢不止、上气，灸五十壮。名巨阙，正心厌尖头下一寸是也。

先手足逆冷者：

灸两足内踝上一尖骨[13]是也，两足各七壮，不愈加数。名三阴交，在内踝尖上三寸是也。

转筋者：

灸蹶[14]心当拇指大聚筋上，六七壮，名涌泉。又，灸足大指下约中一壮，神验。

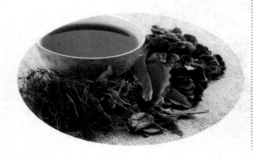

又方：灸大指上爪甲际，七壮。

转筋入腹痛者：

令四人捉手足，灸脐左二寸，十四[15]，灸股中大筋上去阴一寸。

若哕[16]者：

灸手腕第一约理[17]中，七壮。名心主，当中指。

下利不止者：

灸足大指本节内侧寸白肉际[18]，左右各七壮，名大都。

干呕者：

灸手腕后三寸两筋间，是左右各七壮，名间使。若正厥呕绝，灸之便通。

《小品方》起死，吐且下利者：

灸两乳，连黑外近腹白肉际，各七壮，亦可至二七壮。

若吐止而利不止者：

灸脐一夫纳[19]中，七壮，又云脐下一寸，二七壮。

若烦闷凑满[20]者：

灸心厌下三寸，七壮，名胃管。

又方：以盐内脐中，上灸[21]二七壮。

若遶[22]脐痛急者：

灸脐下三寸三七壮，名关元，良。

治霍乱神秘起死灸法：

以物横度病人人中[23]，屈之从心鸠尾飞度[24]下灸。先灸中央毕，更横灸左右也。又灸脊上，以物围，令正当心厌。又夹脊左右一寸，各七壮，是腹背各灸三处也。

华佗治霍乱已死，上屋唤魂，又以诸治皆至，而犹不差者：

捧病人腹[25]卧之，伸臂对，以绳度两头肘尖头[26]，依绳下夹背脊大骨穴[27]中，去脊各一寸，灸之百壮。不治者[28]，可灸肘椎。已试数百人，皆灸毕即起坐。佗以此术传子孙，代代皆秘之。

上此前并是灸法。

治霍乱心腹胀痛，烦满短气，未得吐下。

方：盐二升，以水五升，煮取二升，顿服，得吐愈。

又方：生姜若干姜一二升，咀，以水六升，煮三沸，顿服。若不即愈，更可作。无新药，煮滓亦得。

又方：饮好苦酒三升，小老、羸者，可饮一二升。

又方：温酒一二升，以蜡如弹丸一枚，置酒中，消乃饮。无蜡，以盐二方寸匕代，亦得。

又方：桂屑半升，以煖饮二升和之，尽服之。

又方：浓煮竹叶汤五六升，令灼已转筋处。

又方：取楠若樟木（大如掌者），削之，以水三升，煮三沸，去滓，令灼之也。

又方：服干姜屑三方寸匕。

又方：取蓼若叶，细切二升，水五升，煮三沸，顿服之。煮干苏若生苏汁，即亦佳。

又方：小蒜一升，咬咀，以水三升，煮取一升，顿服之。

又方：以煖汤渍小蒜五升许，取汁服之，亦可。

又方：以人血合丹服，如梧子大，二丸。

又方：生姜一斤，切，以水七升，煮取二升，分为三服。

又方：取卖解家[29]机上垢，如鸡子大，温酒服之，差。又方：饮竹沥少许，亦差。

又方：饮竹沥少许，亦差。

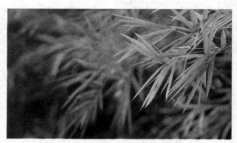

又方：干姜二两，甘草二两，附子一两。水二升，煮取一升，内猪胆一合相和，分为三服。

又方：芦蓬茸一大把，浓煮，饮二升，差。

若转筋，方：

烧铁令赤，以灼踵白肉际上近后，当纵铁，以随足为留停[30]，令成疮，两足皆尔，须臾间，热入腹，不复转筋，便愈。可脱刀烧虾尾用之，即差。

又方：煮苦酒三沸以摩之，合少粉尤佳。以絮胎缚，从当膝下至足[31]。

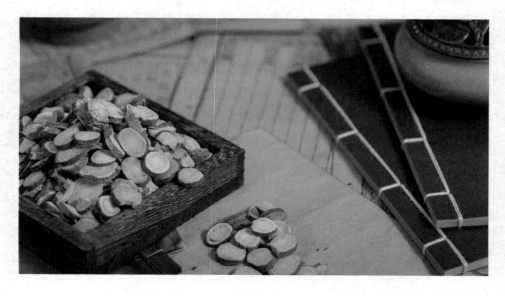

018

又方：烧栀子二七枚，研末服之。

又方：桂、半夏等分，末，方寸匕，水一升和，服之差。

又方：生大豆屑，酒和服，方寸匕。

又方：烧蜈蚣膏，傅之即差。

若转筋入肠[32]中，如欲转者：

取鸡矢白一寸[33]，水六合，煮三沸，顿服之，勿令病者知之。

又方：苦酒煮衣絮，絮中令温，从转筋处裹之。

又方：烧编荐索[34]三撮，仍酒服之，即差。

又方：釜底黑末，酒服之，差。

若腹中已转筋者：

当倒担病人头在下，勿使及地，腹中平乃止。

若两臂脚[35]及胸胁转筋：

取盐一升半，水一斗，煮令热灼灼尔，渍手足；在胸胁者，汤洗之。转筋入腹中，倒担病人，令头在下，腹中平乃止。若极[36]者，手引阴[37]，阴缩必死，犹在，倒担之，可活耳。

若注痢不止，而转筋入腹欲死：

生姜一两累[38]，擘破，以酒升半，煮合三四沸，顿服之，差。

治霍乱吐下后心腹烦满。

方：栀子十四枚，水三升，煮取二升，内豉七合，煮取一升，顿服之。呕者，加橘皮二两。若烦闷，加豉一

升，甘草一两，蜜一升，增水二升，分为三服。

治霍乱烦躁，卧不安稳，方：

葱白二十茎，夫[39]枣二十枚。水三升，煮取二升，顿服之。

治霍乱吐下后，大渴多饮则杀人，方：

以黄米五升，水一斗煮之，令得三升，清澄，稍稍饮之，莫饮余物也。

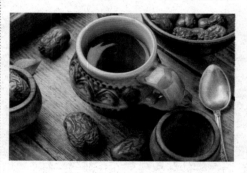

崔氏云理中丸方：

甘草三两[40]，干姜、人参、白术各一两。捣下筛，蜜丸如弹丸。觉不住[41]，更服一枚，须臾不差，仍温汤一斗，以糜肉内汤中服之，频频三五度，令差。亦可用酒服。

四顺汤，治吐下腹干呕，手足冷不止。

干姜、甘草、人参、附子各二两。水六升，煮取三升半，分为三服。若下不止，加龙骨一两。腹痛甚，加当归二两。《胡洽》用附子一枚，桂一两。人霍乱亦不吐痢，但四肢脉沉，

肉冷汗出渴者，即差。

厚朴汤，治烦呕腹胀：

厚朴四两（炙），桂二两，枳实五枚（炙），生姜三两。以水六升，煮取二升，分为三服。

凡此汤四种，是霍乱诸患皆治之，不可不合也。霍乱若心痛尤甚者，此为挟毒，兼用中恶方治之。

附方

孙真人治霍乱：

以胡椒三四十粒，以饮吞之。

《斗门方》治霍乱：

用黄杉木劈开作片一握，以水浓煎一盏服之。

《外台秘要》治霍乱烦躁：

烧乱发如鸡子大，盐汤三升，和服之。不吐，再服。

又方：治霍乱腹痛吐痢。

取桃叶三升，切，以水五升，煮取一升三合，分温二服。

《梅师方》治霍乱心痛，利，无汗：

取梨叶枝一大握，水二升，煎取一升服。

又方：治霍乱后，烦躁，卧不安稳。

葱白二十茎，大枣二十枚。以水三升，煎取二升，分服。

《兵部手集》救人霍乱颇有神效：

浆水（稍酸味者）煎干姜屑，呷[42]之。夏月腹肚不调，煎呷之，差。

《孙用和》治大泻霍乱不止：

附子一枚，重七钱，炮，去皮脐，为末，每服四钱，水两盏，盐半钱，煎取一盏，温服立止。

《集效方》治吐泻不止，或致转筋，四肢发厥，虚风，不省人事，服此，四肢渐暖，神识便省。

回阳散：天南星为末，每服三钱，入京枣三枚，水一盏半，同煎至八分，温服。未省再服。

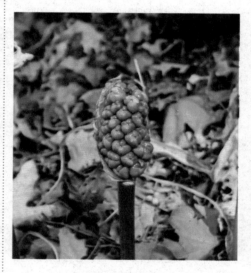

《圣惠方》治霍乱转筋垂死：

败蒲席一握，细切，浆水一盏，煮汁，温温顿服。

又方：治肝虚转筋。

用赤蓼茎叶，切，三合，水一盏，酒三合，煎至四合，去滓，温分二服。

又方：治肝风虚转筋入腹。

以盐半斤，水煮少时，热渍之，佳。

《孙尚药》治脚转筋，疼痛挛急者：

松节一两（细锉如米粒），乳香一钱。右件药，用银石器内慢火炒令焦，只留三分性，出火毒，研细，每服一钱至二钱，热木瓜酒调下。应时筋病皆治之。

《古今录验》方治霍乱转筋：

取蓼一手把，去两头，以水二升半，煮取一升半，顿服之。

【注释】

1. 失覆：露出被盖。

2. 苞：通"包"，包裹。

3. 沃：浇灌。

4. 敷薄布席：《医心方》卷第十一《治霍乱方》作"敷蒋席"。蒋席，为蒋草所织之席。

5. 铜器：《医心方》卷第十一《治霍乱方》此下有"若瓦器"三字。

6. 案：通"按"。

7. 即：四库本作"即愈"。

8. 苦不大：六醴斋本作"不川大"。

9. 亦：据文义当作"亦苦"。

10. 为：或。

11. 十：《医心方》卷第十一《治霍乱方》作"壮"。

12. 单行：用单味药的方子。

13. 一尖骨：蓝川慎认为："恐

'一夫骨际中也'设。"可参。《医心方》卷十一《霍治乱手中冷方》作"一夫"。

14. 蹠：《医心方》卷第十一《治霍乱转筋方》作"蹠"。蹠，脚掌。《外台秘要》卷三十八《石发后变霍乱及转筋方》作"脚"。

15. 十四：四库本下有"壮"字，当据补。

16. 哕（yuě）：同"咳"，干呕。

17. 约理：约纹。关节内侧的纹理。

18. 寸白肉际：《外台秘要》卷六《霍乱杂灸法》作"一寸白肉际"。

19. 脐一夫纳：《医心方》卷十一《治霍乱下利不止方》作"脐下一夫约"。一夫，中医针灸用长度单位。以四指合并，第二指节横宽为一夫。

20. 凑满：（气）会聚胀满。凑，聚合。

21. 上灸：《外台秘要》卷六《霍乱杂灸法》、《医心方》卷十一《治霍乱心腹胀满方》并作"灸上"。

22. 遶：同"绕"。

23. 人中：《医心方》卷十一《治霍乱欲死方》、《外台秘要》卷六《霍乱杂灸法》并作"口中"。

24. 飞度："飞"字疑衍。《外台秘要》卷六《霍乱杂灸法》、《医心方》卷十一《治霍乱欲死方》无"飞"字。

上篇 急症先驱葛洪奇方妙治

25.腹：《外台秘要》卷六《霍乱杂灸法》、《医心方》卷十一《治霍乱心腹胀满方》并作"覆"。

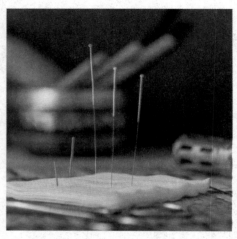

26.两头肘尖头：上"头"字衍。《外台秘要》卷六《霍乱杂灸法》无此字，《医心方》卷十一《治霍乱欲死方》作"两肘头"。

27.穴：四库本作"穴"；《外台秘要》卷六《霍乱杂灸法》作"空"；《医心方》卷十一《治霍乱欲死方》无此字，并可通。

28.不治者：《外台秘要》卷六《霍乱杂灸法》作"无不活者"，当从。

29.卖解家：指表演杂技的人。

30.当纵铁……留停：似指将烙铁浮动于足部热灼。纵铁，《普济方》卷二百三作"从铁"。

31.以絮……至足：《外台秘要》卷六《霍乱转筋方》作："又以绵缠膝，下至足。""从当"二字似当作"当从"。

32.肠：《外台秘要》卷六《霍乱转筋方》、《医心方》卷十一《治霍乱转筋方》并作"腹"。

33.一寸：《外台秘要》卷六《霍乱转筋方》作"一方寸匕"。

34.编荐索：编垫席的绳。

35.脚：小腿。

36.极：疲倦。《外台秘要》卷六《霍乱转筋方》、《医心方》卷十一《治霍乱转筋方》并作"剧"。

37.手引阴：《外台秘要》卷六《霍乱转筋方》、《医心方》卷十一《治霍乱转筋方》无"手"字。

38.累：生姜生长相连者为一累。

39.夫：当作"大"。

40.三两：四库本作"二两"。

41.住：似当作"佳"。

42.呷（xiā）：吸饮，喝。

# 治伤寒时气温病方

治伤寒[1]及时气[2]温病[3]及头痛，壮热脉大，始得一日，方：

取旨兑[4]根、叶合捣三升许，和之真丹一两，水一升，合煮，绞取汁，顿服之，得吐便差。若重，一升尽服，厚覆取汗，差。

又方：小蒜一升，捣取汁三合，顿服之。不过，再作，便差。

又方：乌梅二七枚，盐五合。以水三升，煮取一升，去滓，顿服之。

又方：取生杼[5]木，削去黑皮，细切里白一升，以水二升五合煎，去滓，一服八合，三服，差。

又方：取木丸子二七枚，以水五升，按之令熟，去滓，尽服汁，当吐下，愈。

又方：鸡子一枚，着冷水半升，搅与和，乃复煮，三升水，极令沸，以向[6]所和水，投汤中，急搅令相得，适寒温，顿服取汗。

又方：以真丹涂身令遍，面向火坐，令汗出，差。

又方：取生蘘荷根、叶合捣，绞取汁，服三四升。

又方：取干艾三斤，以水一斗，煮取一升，去滓，顿服取汗。

又方：盐一升食之，以汤送之，腹中当绞吐，便覆取汗，便差。

又方：取比轮钱一百五十七枚，以水一斗，煮取七升，服汁尽之。须

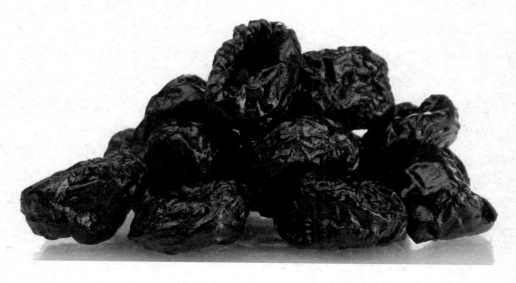

臾，复以五升水，更煮令得一升，以水二升投中，合令得三升，出钱饮汁，当吐毒出也。

又方：取猪膏如弹丸者，温服之，日三服，三日九服。

又方：乌梅三十枚（去核），以豉一升，苦酒三升，煮取一升半，去滓，顿服。

又，伤寒有数种，人不能别，令一药尽治之者，若初觉头痛、肉热、脉洪，起一二日，便作葱豉汤：

用葱白一虎口，豉一升，以水三升，煮取一升，顿服取汗。不汗，复更作，加葛根二两，升麻三两，五升水，煎取二升，分再服，必得汗。若不汗，更加麻黄二两。又，用葱汤研米二合，水一升，煮之少时，下盐、豉，后内葱白四物，令火煎取三升，分服取汗也。

又方：豉一升，小男溺三升，煎取一升，分为再服，取汗。

又方：葛根四两，水一斗，煎取三升，乃内豉一升，煎取升半，一服。捣生葛汁，服一二升，亦为佳也。

若汗出不歇，已三四日，为中恶，欲令吐者：

豉三升，水七升，煮取二升半，去滓，内蜜一两，又煮三沸，顿服，安卧，当得吐，不差，更服取差。秘法，传于子孙也。

又方：生地黄三斤，细切，水一斗，煮取三升，分三服。亦可服藜芦吐散及苦参龙胆散。

若已五六日以上者：

可多作青竹沥，少煎令减，为数数饮之，厚覆取汗。

又方：大黄、黄连、黄柏、栀子各半两。水八升，煮六七沸，内豉一升，葱白七茎，煮取三升，分服。宜老少。

又方：苦参二两，黄芩二两，生地黄半斤。水八升，煮取一升，分再服。或吐下毒，则愈。

若已六七日，热极，心下烦闷，狂言见鬼，欲起走：

用干茱萸三升，水二升，煮取一升后，去滓，寒温[7]服之，得汗便愈。此方恐不失，必可用也，秘之。

又方：大蚓一升（破去[8]），以人溺煮令熟，去滓服之。直[9]生绞汁及水煎之，并善。又，绞粪汁，饮数合至一二升，谓之黄龙汤，陈久者佳。

又方：取白犬，从背破取血，破之多多为佳，当及热，以敷胸上，冷乃去之。此治垂死者活。无白犬，诸纯色者亦可用之。

又方：取桐皮（削去上黑者），

细擘之，长，断令四寸一束，以酒五合，以水一升，煮取一升，去滓，顿服之。当吐下青黄汁数升，即差。

又方：鸡子三枚，芒硝方寸匕。酒三合，合搅，散消尽，服之。

又方：黄连三两，黄柏、黄芩各二两，栀子十四枚。水六升，煎取二升，分再服，治烦呕不得眠。

治时气行[10]，垂死破棺。千金煮汤：

苦参一两，㕮咀，以酒二升半，旧方用苦参酒[11]煮，令得一升半，去滓，适寒温，尽服之。当间苦寒[12]吐毒如溶胶，便愈。

又方：大钱百文，水一斗，煮取八升，内麝香、当门子、李子大，末，稍稍与饮至尽，或汗，或吐之。

治温毒发斑，大疫难救，黑膏：

生地黄半斤（切碎），好豉一升，猪脂二斤。合煎五六沸，令至三分减一，绞去滓，末雄黄、麝香如大豆者，内中搅和，尽服之。毒从皮中出，即愈。

又方：用生虾蟆[13]，正尔[14]破腹去肠，乃捣吞食之。得五月五日干者，烧末，亦佳矣。

黑奴丸：

《胡洽》《小品》同，一名水解丸，又一方加小麦黑壳[15]一两，名为麦奴丸。支[16]同此注。

麻黄二两，大黄二两，黄芩一两，芒硝一两，釜底墨一两，灶突墨二两，梁上尘二两。捣，蜜丸如弹丸，新汲水五合，末一丸，顿服之。若渴，但与水，须臾寒，寒了汗出便解。日移五尺不觉，更服一丸。此治五六日，胸中大热，口噤，名为坏病，不可医治，用此黑奴丸。

又方：大青四两，甘草、胶各二

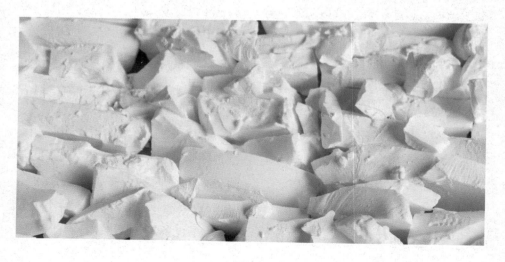

两，豉八合。以水一斗，煮二物，取三升半，去滓，内豉煮三沸，去滓，乃内胶，分作四服，尽，又合此。治得至七八日，发汗不解及吐下大热，甚佳。

又方：大黄三两，甘草二两，麻黄二两，杏仁三十枚，芒硝五合，黄芩一两，巴豆二十粒（熬）。捣，蜜丸和，如大豆，服三丸，当利毒。利不止，米饮止之。家人视病者，亦可先服取利，则不相染易也。此丸亦可预合置。

麻黄解肌[17]一二日便服之。

麻黄、甘草、升麻、芍药、石膏各一两，杏仁三十枚，贝齿三枚（末之）。以水三升，煮取一升，顿服，覆取汗出，即愈，便食豉粥补虚，即宜也。

又方：麻黄二两，芩、桂各一两，生姜三两。以水六升，煮取二升，分为四服。

亦可服葛根解肌汤：

葛根四两，芍药二两，麻黄、大青、甘草、黄芩、石膏、桂各一两，大枣四枚。以水五升，煮取二升半，去渣，分为三服，微取汗。

二日已[18]上至七八日不解者，可服小柴胡汤：

柴胡八两，人参、甘草、黄芩各

三两，生姜八两（无者，干姜三两），半夏五两（汤洗之），大枣十二枚。水九升，煮取二升半，分为三服。微覆取汗半日，须臾便差。若不好，更作一剂。

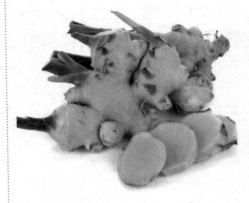

若有热实，得汗不解，复满痛、烦躁、欲谬语者，可服大柴胡汤。

方：柴胡半斤，大黄二两，黄芩三两，芍药二两，枳实十枚，半夏五两（洗之），生姜五两，大枣十二枚。水一斗，责取四升，当分为四服，当微利也。

此四方最第一急须者，若幸可得药，便可[19]不营[20]之，保无死忧。诸小治为防以[21]穷极耳。

若病失治，及治不差，十日已上，皆名坏病，唯应服大小鳖甲汤。此方药分两乃少而种数多，非备急家所办，故不载。凡伤寒发汗，皆不可使流离[22]过多，一服得微汗，汗絜[23]

便止。未止，粉之，勿当风。

初得伤寒，便身重腰背痛，烦闷不已，脉浮，面赤，斑斑如锦文，喉咽痛，或下痢，或狂言欲走，此名中阳毒，五日可治，过此死，宜用此方：

雄黄、甘草、升麻、当归、椒、桂各一分。水五升，煮取二升半，分三服，温覆取汗，服后不汗，更作一剂。

若身重背强蛰蛰[24]如被打，腹中痛，心下强，短气呕逆，唇青面黑，四肢冷，脉沉细而紧数，此名中阴毒，五日可治，过此死，用此方：

甘草、升麻各二分，当归、椒各一分，鳖甲一两。以水五升，煮取二升半，分三服。温覆取汗，汗不出，汤煮更作也。

阴毒伤[25]，口鼻冷者：

干姜、桂各一分，末，温酒三合，服之，当大热，差。

凡阴阳二毒，不但初得便尔，或一二日变作者，皆以今药治之，得此病多死。

治热病不解，而下痢困笃欲死者，服此大青汤。

方：大青四两，甘草三两，胶二两，豉八合，赤石脂三两。以水一斗，煮取三升，分三服，尽更作，日夜两剂，愈。

又方：但以水五升，豉一升，栀子十四枚，韭白一把，煮取三升半，分为三服。

又方：龙骨半斤，捣碎，以水一斗，煮取五升，使极冷，稍稍饮，其间或得汗，即愈矣。

又方：黄连、当归各二两，干姜一两，赤石脂二两。蜜丸如梧子，服二十丸，日三夜再。

又方：黄连二两，熟艾如鸭卵大。以水二斗，煮取一升，顿服，立止。

天行[26]诸痢悉主之：

黄连三两，黄柏、当归、龙骨各二两。以水六升，煮取二升，去滓，入蜜七合，又火煎取一升半，分为三服，效。

天行毒病，挟热腹痛，下痢：

升麻、甘草、黄连、当归、芍药、桂心、黄柏半两。以水三升，煮取一升，服之，当良。

天行四五日，大下热痢：

黄连、黄柏各三两，龙骨三两，艾如鸡子大。以水六升，煮取二升，分为二服。忌食猪肉、冷水。

若下脓血不止者：

赤石脂一斤，干姜一两，粳米一升。水七升，煮米熟，去滓，服七合，日三。

又方：赤石脂一斤，干姜二两。水五升，煮取三升，分二服，若绞脐痛，加当归一两，芍药二两，加水一升也。

若大便坚闭，令利者：

大黄四两，厚朴二两，枳实四枚。以水四升，煮取一升二合，分再服，得通者，止之。

若十余日不大便者，服承气丸：

大黄、杏仁各二两，枳实一两，芒硝一合。捣，蜜和丸如弹丸，和汤六七合服之，未通更服。

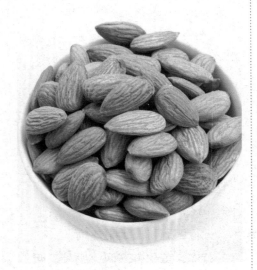

若下痢不能食者：

黄连一升，乌梅二十枚，炙燥，并得捣末，蜡如棊子[27]大，蜜一升，合于微火上，令可丸，丸如梧子大，一服二丸，日三。

若小腹满，不得小便者，方：

细末雌黄，蜜和丸，取如枣核大，内溺孔中，令[28]半寸，亦以竹管注阴，令痛朔[29]之通。

又方：末滑石三两，葶苈子一合。水二升，煮取七合，服。

又方：捣生葱，薄小腹上，参[30]易之。

治胸胁痞满，心塞气急，喘急。

方：人参、术各一两，枳实二两，干姜一两。捣，蜜和丸，一服一枚。若嗽，加栝楼二两；吐，加牡蛎二两。日夜服五六丸，不愈更服。

毒病攻喉咽肿痛。

方：切当陆，炙令热，以布借喉，以熨布上，冷复易。

又方：取真菖茄[31]爪甲大，内口中，以牙小嚼汁，以渍喉，当微觉异为佳也。

毒病后攻目。

方：煮蜂窠以洗之，日六七度，佳。

又方：冷水渍青布以掩之。

若生翳[32]者烧豉二七粒，末，内管鼻中以吹之。

治伤寒呕不止方：

甘草一两，升麻半两，生姜三两，橘皮二两。水三升，煮取二升，顿服之，愈。

又方：干姜六分，附子四分（末）。以苦酒丸，如梧子大，一服三丸，日三服。

治伤寒哕不止方：

甘草三两，橘皮一升。水五升，

煮取三升，分服，日三，取差。

又方：熟洗半夏，末服之，一钱一服。

又方：赤苏一把，水三升，煮取二升，稍稍饮。

又方：干姜六分，附子四分。末，苦酒丸，如梧子大，服三丸，日三服。

比岁[33]有病时行，仍发疮，头面及身，须臾周匝[34]，状如火疮，皆戴白浆，随决随生，不即治，剧者多死。治得差后，疮瘢紫黑，弥岁方减，此恶毒之气。世人云：永徽四年[35]，此疮从西东流，遍于海中，煮葵菜，以蒜齑啖之，即止。初患急食之，少饭下菜亦得。以建武[36]中于南阳击虏所得，仍呼为虏疮，诸医参详作治，用之有效。

方：取好蜜通身上摩，亦可以蜜煎升麻[37]，并数数食。

又方：以水浓煮升麻，绵沾洗之，苦酒渍弥好，但痛难忍。

其余治犹依伤寒法，但每多作毒意防之，用地黄黑膏亦好。

治时行病发黄方：

茵陈六两，大黄二两，栀子十二枚。以水一斗，先洗茵陈，取五升，去滓，内二物，又煮取三升，分四服。亦可兼取黄疸中杂治法，差。

比岁又有虏黄病，初唯觉四体沉沉不快，须臾见眼中黄，渐至面黄及举身皆黄，急令溺白纸，纸即如檗染者，此热毒已入内，急治之。若初觉，便作瓜蒂[38]赤豆散，吹鼻中，鼻中黄汁出数升者，多差。若已深，应看其舌下两边，有白脉弥弥[39]处，芦刀割破之，紫血出数升，亦歇。然此须惯解[40]割者，不解割，忽伤乱舌下青脉，血出不止，便杀人。方可烧纺轵铁[41]，以灼此脉令焦，兼瓜蒂杂巴豆捣为丸服之，大小便亦去黄汁，破灼已后，禁诸杂食。

又云：有依黄、坐黄，复须分别之。

方：切竹，煮饮之，如饮[42]。

又方：捣生瓜根，绞取汁，饮一升至二三升。

又方：醋酒浸鸡子一宿，吞其白数枚。

又方：竹叶（切）五升，小麦七升，石膏三两（末，绵裹之）。以水一斗五升，煮取七升，一服一升，尽吃即差也。

又方：生葛根汁二升，好豉一升，栀子三七枚，茵陈（切）一升。水五升，煮取三升，去渣，内葛汁，分为五服。

又方：金色脚鸡，雌鸡血在[43]，治如食法，熟食宜[44]饮汁令尽，不过再作。亦可下少盐豉，佳。

治毒攻手足肿，疼痛欲断。

方：用虎杖根，锉，煮，适寒温，以渍足，令踝上有尺许水，止之。

又方：以稻穰灰汁渍足。

又方：酒煮苦参以渍足，差。

又方：盐豉及羊尿一升，捣令熟，以渍之。

又方：细锉黄柏五斤，以水三斗，煮渍之。亦治攻阴肿痛。

又方：作坎[45]令深三尺，少容[46]两足，烧坎令热，以酒灌坎中，着屐踞[47]坎中，瓮勿令泄。

又方：煮羊桃汁渍之，杂少盐、豉尤好。

又方：煮马矢若羊矢汁，渍。

又方：猪膏和羊矢涂之，亦佳。

又方：以牛肉裹肿处，肿消痛止。

又方：捣常思草，绞取汁，以渍足。

又方：猪蹄一具，合葱煮，去滓，内少盐，以渍之。

毒病下部生疮者：

烧盐以深道[48]之，不过三。

又方：生漆涂之，绵导之。

又方：大丸艾灸下部，此谓穷无药。

又方：取蚓三升，以水五升，得二升半[49]，尽服之。

又方：煮桃皮，煎如饴，以绵合导之。

又方：水中苔菜，捣，绵导之，日五易，差。

又方：檴皮、楲皮合煮汁，如粘[50]糖，以导之。又，浓煮桃皮饮之，最良。

又方：捣蛇莓汁，服三合，日三。水渍乌梅令浓，并内崖蜜，数数饮。

若病人齿无色[51]，舌上白，或喜睡眠，愦愦[52]不知痛痒处，或下痢，急治下部[53]。不晓此者，但攻其上，不以下为意。下部生虫，虫食其肛，肛烂见五脏便死。治之方：

取鸡子白，内漆合搅，还内壳中，仰头吞之，当吐虫，则愈。

又方：烧马蹄作灰，细末，猪脂和，涂绵以导下部，日数度，差。

又方：桃仁十五枚，苦酒二升，盐一合，煮取六合，服之。

又方：烧艾于管中熏之，令烟入下部，中少雄黄杂妙。此方是溪温[54]，故尔兼取彼治法。

又有病䘌[55]下不止者：

乌头二两，女萎、云实各一两，桂二分，蜜丸如桐子，水服五丸，一日三服。

治下部卒痛，如鸟啄之。

方：赤小豆、大豆各一升，合捣，两囊贮，蒸之令熟，更互坐，即愈。

此本在杂治中，亦是伤寒毒气所攻。

故凡治伤寒方甚多，其有诸麻黄、葛根、桂枝、柴胡、青龙、白虎、四顺、四逆二十余方，并是至要者，而药难尽备，且诊候须明悉，别所在撰大方中，今唯载前四方，尤是急须者耳。其黄膏、赤散在辟病条中。预合，初觉患便服之。伤寒、时行、温疫，三名同一种耳，而源本小异。其冬月伤于寒，或疾行力作，汗出得风冷，至夏发，名为伤寒；其冬月不甚寒，多暖气及西风，使人骨节缓惰[56]受病，至春发，名为时行；其年岁中有疬气，名为温病。如此诊候并相似。又贵胜雅言[57]，总名伤寒，世俗因号为时行，道术符刻言五温，亦复殊，大归[58]终止是共途也。然自有阳明、少阴，阴毒、阳毒为异耳。少阴病例不发热，而腹满下痢，最难治也。

附方

《必效方》治天行一二日者：麻黄一大两（去节）。以水四升，煮，去沫，取二升，去滓，著米一匙及豉，为稀粥，取强一升[59]，先作熟汤浴，淋头百余椀[60]，然后服粥，厚覆取汗，于夜最佳。

《梅师方》治伤寒汗出不解，已三四日，胸中闷吐：豉一升，盐一合。水四升，煎取一升半，分服，当吐。

《圣惠方》治伤寒四日，已呕吐，更宜吐：以苦参末，酒下二钱，得吐，差。

又方：治时气热毒，心神烦燥。用蓝淀[61]半大匙，以新汲水一盏服。

又方：治时气头痛不止。用朴硝三两，捣罗[62]为散，生油调涂顶上。

又方：治时气烦渴。用生藕汁一中盏，入生蜜一合，令匀，分二服。

《胜金方》治时疾热病，狂言心燥：苦参不限多少，炒黄色为末，每服二钱，水一盏，煎至八分，温服，连煎三服，有汗无汗皆差。

《博济方》治阴阳二毒，伤寒黑龙丹：舶上硫黄一两，以柳木槌研三两日，巴豆一两，和壳记个数，用二升铛子一口，先安硫黄铺铛[63]底，次安巴豆，又以硫黄盖之，酽醋[64]半升已来[65]浇之，盏子盖合令紧蜜[66]，更以湿纸周回固济[67]缝，勿令透气，缝纸干，更以醋湿之，文武火熬，常着人守之，候里面巴豆作声，数已半为度，急将铛子离火，便入臼中，急捣令细，再以少米醋并蒸饼少许，再捣，令冷，可丸如鸡头大。若是阴毒，用椒四十九粒，葱白二茎，水一盏，煎至六分，服一丸。阳毒用豆豉四十九粒，葱白二茎，水一盏，同煎，

031

上篇 急症先驱葛洪奇方妙治

吞一丸，不得嚼破。

《孙用和方》治阳毒入胃，下血频，疼痛不可忍：郁金五个大者，牛黄一皂荚子，别细研二味，同为散，每服用醋浆水一盏，同煎二沸，温服。

《孙兆口诀》治阴毒伤寒，手足逆冷，脉息沉细，头疼腰重，兼治阴毒、效逆等疾。

方：川乌头、干姜等分，为曧[68]散，炒令转色，放冷，再捣，为细散，每一钱，水一盏，盐一撮，煎取半盏，温服。

又方：治阴胜隔阳伤寒，其人必燥热而不欲饮水者是也，宜服霹雳散：附子一枚，烧为灰，存性为末，蜜水调下，为一服而愈。此逼散寒气，然后热气上行而汗出，乃愈。

《圣惠方》治阴毒伤寒，四肢逆冷，宜熨：以吴茱萸一升，酒和匀，湿绢袋二只，贮，蒸令极热，熨脚心，候气通畅匀暖即停熨，累验。

唐崔元亮疗时疾发黄，心狂烦热，闷不认人者：取大栝楼一枚，黄者，以新汲水九合浸，淘取汁，下蜜半大合，朴硝八分，合搅，令消尽，分再服，便差。

《外台秘要》治天行病四五日，结胸满痛、壮热、身体热：苦参一两（锉），以醋二升，煮取一升二合，尽饮之，当吐，即愈。天行毒病非苦参、醋药不解，及温覆取汗，愈。

又方：救急治天行后呕逆不下食，食入即出。取羊肝如食法，作生淡食，不过三度，即止。

又方：以鸡卵一枚，煮三五沸出，以水浸之，外熟内热，则吞之，良。

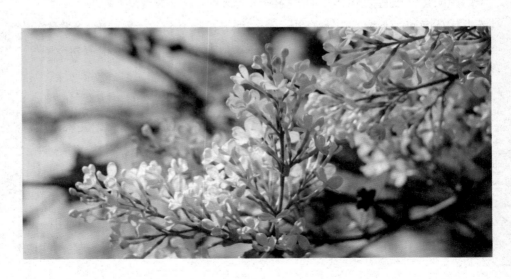

《圣惠方》治时气呕逆不下食：用半夏半两（汤浸洗七遍，去滑），生姜一两（同锉碎）。以水一大盏，煎至六分，去滓，分二服，不计时候，温服。

《深师方》治伤寒病哕不止：半夏熟洗，干，末之，生姜汤服一钱匕。

《简要济众》治伤寒咳噫[69]不止及哕逆不定：丁香一两，干柿蒂一两，焙干，捣末，人参煎汤下一钱，无时服。

《外台秘要》治天行毒病，衄鼻是热毒，血下数升者：好墨末之，鸡子白丸如梧子，用生地黄汁，下一二十丸，如人行五里，再服。

又，疗伤寒已八九日至十余日，大烦渴，热胜而三焦有疮蟨者，多下；或张口吐舌呵吁，目烂，口鼻生疮，吟语[70]不识人，除热毒止痢方：

龙骨半斤，碎，以水一斗，煮取四升，沉之井底令冷，服五合，渐渐进之，恣意饮，尤宜老少。

《梅师方》治热病后下痢，脓血不止，不能食：白龙骨，末，米饮调方寸匕服。

《食疗》治伤寒热毒下血：羚羊角，末，服之，即差。又疗疝气。

《圣惠方》治伤寒狐惑，毒蚀下部，肛外如虫，痛痒不止：雄黄半两，先用瓶子一个，口大者，内入灰，上如装香火，将雄黄烧之，候烟出，当病处熏之。

又方：主伤寒下部生蟨疮。用乌梅肉三两，炒令燥，杵为末，炼蜜丸，如梧桐子大，以石榴根皮煎汤，食前下十丸。

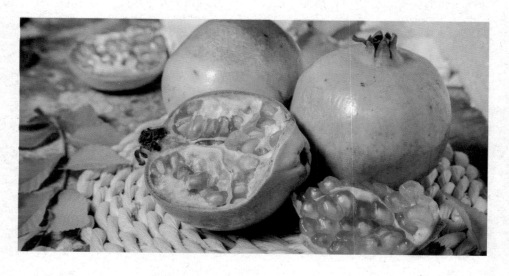

《外台秘要》方，崔氏疗伤寒手足疼欲脱：取羊屎煮汁以灌之，差止。亦疗时疾，阴囊及茎热肿。亦可煮黄柏等洗之。

《梅师方》治伤寒发豌豆疮，未成脓：研芒硝用猪胆和涂上，效。

《经验后方》治时疾发豌豆疮及赤疮子未透，心烦狂燥，气喘妄语：

龙脑一钱，细研，旋滴猪心血和丸，如鸡头肉大，每服一丸，紫草汤下，少时心神便定，得睡，疮复发透，依常将息取安。

《药性论》云：虎杖治大热烦燥，止渴利小便，压一切热毒。暑月和甘草煎，色如琥珀可爱堪著，尝之甘美，瓶置井中，令冷彻如水，白瓷器及银器中贮，似茶啜之，时人呼为冷饮子，又且尊于茗，能破女子经候不通，捣以酒浸，常服。有孕人勿服，破血。

【注释】

1. 伤寒：感受风寒之邪，以恶寒、头身痛、脉浮紧为主症的病证。

2. 时气：季节性发作的传染性疾病。

3. 温病：多种外感热病的总称。

4. 旨兑：不详。《普济方》卷一百四十八《时气门》同方作"小蒜"。

5. 杍："梓"的异体字。

6. 向：先前。

7. 寒温：当作"适寒温"。

8. 破去：蓝川慎谓当作"破去土"。

9. 直：亦作"直尔"，径直地。

10. 时气行：似当作"时气天行"。

11. 苦参酒：似当作"苦酒"，与上文"酒"相对。《外台秘要》卷三《天行病发汗等方》正作"苦酒"。

12. 当间苦寒：蓝川慎谓当作"当（尝）闻苦参"，可参。《证类本草·苦参》正作"当闻苦参"。

13. 虾蟆：即"蛤蟆"。

14. 正尔：亦作"直尔"，径直地。

15. 黑壳：一名小麦奴，即霉麦。为麦散黑粉菌寄生在麦穗上形成的孢子堆。

16. 支：晋代医僧支法存。其先辈为胡人，后移居广州。所著有《申苏方》五卷。

17. 麻黄解肌：当作"麻黄解肌汤"。

18. 已：当作"以"。

19. 可：《外台秘要》卷三《天行病发汗等力》作"不叫"。

20. 营：营求。

21. 防以：《外台秘要》卷三《天行病发汗等力》作"以防"。

22. 流离：大汗淋漓的样子。

23. 絜："洁"的古字。此指汗出尽。

24. 蛰蛰：疑通"慹慹"，恐惧的样子。

25. 阴毒伤：当作"阴毒伤寒"。

26. 天行：即时气。

27. 碁子：即棋子。碁，同"棋"。

28. 令：《外台秘要》卷二《伤寒小便不利方》作"令入"。

29. 嗍：当作"嗍（suō）"，吮吸。亦作"唡亦""嗽"。

30. 参：同"叁"。蓝川慎谓当作"燩"，"燩"为"燥"的俗字，亦通。《外台秘要》卷二《伤寒小便不利方》引崔氏方正作"燥"。

31. 莔茄：当作"莔茹"，中药名。

32. 翳：目翳。黑睛浑浊或有病变瘢痕。

33. 比岁：近年。

34. 周匝：密布。

35. 永徽四年：公元653年。"永徽"是唐高宗的年号。

36. 建武：东汉光武帝、东晋元帝、后赵石虎、西晋惠帝、西燕慕容忠、齐明帝等皆曾用此年号，本处所指不详。其中齐明帝建元于494年，与永徽四年较近。

37. 蜜煎升麻："麻"下《备急千金要方》卷十《伤寒杂治》有"摩之"二字，《外台秘要》卷三《天行发斑方》有"数数拭之"四字，与下文"并"字相合。

38. 瓜蒂：甜瓜之蒂，具催吐之功。

39. 弥弥：胀大的样子。

40. 解：懂，明了。

41. 纺軤（líng）铁：不详，似为纺车的零件。

42. 如饮：道藏本、四库本并同，与上下文不谐，疑误。六醴斋本无此二字。

43. 雌鸡血在：文义不属。《医心方》卷十四第十引《小品方》有"取鸡雌雄无在"语，则此亦应作"雌雄无在"，义为不拘雌雄。

44. 宜：同"肉"。

45. 坎：这里指地坑。

46. 少容：《外台秘要》卷三《天行热毒攻手足方》作"大小容"，义长。

47. 踞：伸腿坐。

48. 道：谓将药物注入肛门以促成排便或泄泻。

49. 得二升半："得"上当有"煮"字。

50. 粘：《证类本草·槲若》作"饴"，当据改。

51. 齿无色：《外台秘要》卷二《伤寒蜃疮方》作"齿龂（龈）无色"，义胜。

52. 愦愦：昏闷的样子。

53. 下部：这里指肛门。

54. 溪温：古病名，即水毒病，见《诸病源候论》卷二十五《水毒候》。又称"溪毒"，指感染溪涧

上篇　急症先驱葛洪奇方妙治

疫水而得的蛊病，类似现代的血吸虫病。

55. 蟨：亦作"蜃"。古病名，以二阴蚀烂为主症。

56. 瘖：同"喑"。

57. 贵胜雅言：地位高贵者的高雅言辞。贵胜，尊贵而有地位者。

58. 大归：大要，大旨。

59. 强一升：一升多。

60. 椀：同"碗"。

61. 蓝淀：即蓝靛，古代的一种染料。

62. 罗：筛子一类过滤粉末类物品的器物。此处作动词，过筛。

63. 铛（chēng）：古代的一种平底浅锅。

64. 酽醋：浓醋。

65. 已来：亦作"以来"，犹言"以上""多"。

66. 蜜：通"密"。

67. 固济：黏结。

68. 麤（cū）：同"粗"。

69. 咳噫：嗳气。咳，同"咳"。《集韵》："噫、咳，乙界切。《说文》饱食息也。或作'咳'，通作'饮'。"按，此"咳"音、义同"噫"。疑古人已不明此关系，因此二字连用。

70. 吟语：语默不言。吟，同"噤"。

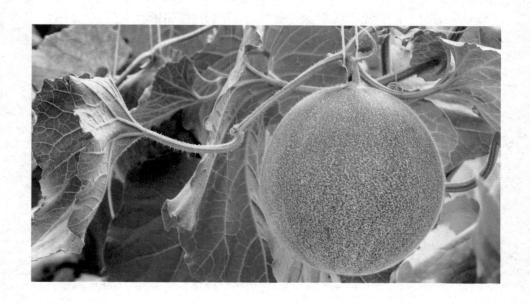

# 治时气病起诸复劳方

凡得毒病愈后，百日之内，禁食猪、犬、羊肉，并伤血；及肥鱼久腻、干鱼，则必大下痢，下则不可复救。又，禁食面食、胡蒜、韭薤、生菜、虾蛆[1]辈，食此多致复发则难治，又令到他年数发也。

治笃病新起早劳及食饮多致欲死。

方：烧鳖甲，服方寸匕。

又方：以水服胡粉少许。

又方：粉三升，以暖水和服之，厚覆取汗。

又方：干苏一把，水五升，煮取二升，尽服之。无干者，生亦可用，加生姜四两，豉一升。

又方：鼠矢（两头尖者）二七枚，豉五合。以水三升，煎半，顿服之，可服，温覆取汗，愈。有麻子仁内一升，加水一升，栏良[2]。亦可内枳实、葱白一虎口也。

又方：取伏鸡子[3]壳碎之，熬令黄黑，细末，热汤服一合，温覆取汗。

又方：大黄、麻黄各二两，栀子仁十四枚，豉一升。水五升，煮取三升，分再服，当小汗及下痢。

又方：浓煮甘皮服之，芦根亦佳。

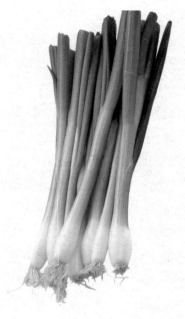

觉[4]多而发复方：烧饭筛末，服方寸匕，良。

治交接劳复，阴卵肿，或缩入腹，腹中绞痛或便[5]绝。

方：烧妇人月经衣，服方寸匕。

又方：取独子一枚，撞之三十六，放于户中，逐使喘极，乃刺胁下取血一升，酒一升，合和饮之。若卒无者，但服血，慎勿便[6]冷，应用猳独[7]。

又方：取所交接妇人衣，覆男子上一食久，活之。

又方：取猳独胫及血，和酒饮

之，差。

又方：刮青竹茹二升，以水三升，煮令五六沸，然后绞去滓。以竹茹汤温服之。此方亦通治劳复。

又方：矾石一分，消三分，末，以大麦粥清，可方寸匕，三服，热毒随大小便出。

又方：取蓼子一大把，水捼取汁，饮一升。干者，浓[8]取汁服之。葱头捣，以苦酒和服，亦佳。

又方：蚯蚓数升[9]，绞取汁，服之良。

若差[10]后，病男接[11]女，病女接男。安者阴易[12]，病者发复[13]，复者亦必死。

卒阴易病，男女温病差后，虽数十日，血脉未和，尚有热毒，与之交接者，即得病，曰阴易。杀人甚于时行，宜急治之。令[14]人身体重，小腹急，热上肿[15]胸，头重不能举，眼中生瞇[16]，膝拘胫急欲死。

方：取妇人裈[17]亲阴上者，割取烧末，服方寸匕，日三，小便即利，而阴微肿者，此当愈。

得童女裈亦良，若女病，亦可用男裈。

又方：鼠矢（两头尖者）二七枚，蓝一把，水五升，煮取二升，尽服之，温覆取汗。

又方：蚯蚓二十四枚，水一斗，煮取三升，一服，仍取汗，并良。

又方：末干姜四两，汤和顿服，温覆取汗，得解止。

又方：男初觉，便灸阴[18]三七壮，若已尽，甚至百壮，即愈。眼无妨，阴道疮复常。

两男两女，并不自相易，则易之为名，阴阳交换之谓也。

凡欲病人不复：

取女人手足爪二十枚，又取女中下裳带一尺，烧灰，以酒若米饮服之。

大病差后，小劳便鼻衄。

方：左顾牡蛎十分，石膏五分。捣末，酒服方寸匕，日三四，亦可蜜丸服，如梧子大，服之。

大病差后，多虚汗，及眼[19]中流汗。

方：杜仲、牡蛎分等，暮卧水服，五匕则停，不止更作。

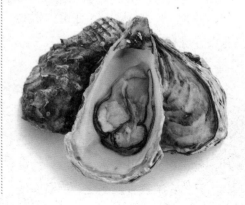

又方：甘草二两，石膏二两。捣末，以浆服方寸匕，日二服，差。

又方：龙骨、牡蛎、麻黄根，末，杂粉以粉身，良。

又，差复虚烦不得眠，眼[20]中痛疼[21]懊憹[22]。

豉七合，乌梅十四枚。水四升，先煮梅，取二升半，内豉，取一升半，分再服。无乌梅，用栀子十四枚亦得。

又方：黄连四两，芍药二两，黄芩一两，胶三小挺[23]。水六升，煮取三升，分三服。亦可内乳子黄二枚。

又方：千里流水一石（扬之万度），二斗半[24]，半夏二两（洗之），秫米一斗[25]，茯苓四两。合煮得五升，分五服。

**附方**

《梅师方》治伤寒差后，交接发动[26]，困欲死，眼不开，不能语。

方：栀子三十枚，水三升，煎取一升，服。

【注释】

1.鉏：当作"鉏（shàn）"，同"鳝"。

2.栏良：道藏本、六醴斋本并作"弥良"。

3.伏鸡子：即在孵育的鸡蛋。伏，鸟类伏在卵上孵育小鸟，今作"孵"。

4.觉：四库本、六醴斋本作"食"。蓝川慎认为当作"觉食"二字。

5.便：当作"使"。

6.便：四库本作"使"。

7.猳（jiā）独：公猪。

8.浓：蓝川慎谓"浓"下当脱"煮"字。

9.数升：《证类本草·蚯蚓》引《百一方》作"数条"，义长。

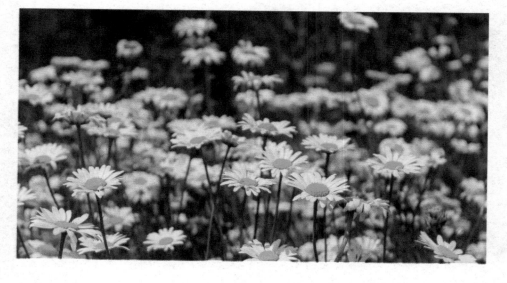

上篇 急症先驱葛洪奇方妙治

**急症先驱葛洪**

**奇方妙治**

10. 差：六醴斋本作"病差"。

11. 接：交接。

12. 安者阴易：六醴斋本作"病名阴阳易"。阴易，通称"阴阳易"，古人指外感病未恢复而通过房事传给对方的病证。

13. 病者发复：六醴斋本无"者发复"三字。

14. 令：四库本作"治"。

15. 肿：《伤寒论》卷七《辨阴阳易差后劳复病证并治法》、《医心方》卷十四《治伤寒交接劳复方》并作"冲"。

16. 瞱：眵瞱，即眼屎。

17. 裈（kūn）：同"裩"，内裤。

18. 灸阴：《外台秘要》卷三《天

行阴阳易方》引《深师》类方作"灸阴头"，较长。

19. 眼：当作"眠"。

20. 眼：《医心方》卷十四《治伤寒病后汗出方》引《葛氏方》作"眠"。义长，当从。

21. 痟疼：疼疼。

22. 懊憹（ào náo）：烦闷。

23. 挺：量词，用于棒状物。

24. 二斗半：《外台秘要》卷二《伤寒不得眠方》此上有"澄取"二字。

25. 一斗：《外台秘要》卷二《伤寒不得眠方》作"一升"，是。《灵枢·邪客》同。

26. 发动：古俗语，指旧病复发。

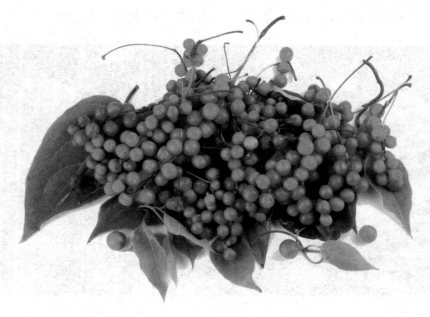

# 治瘴气疫疠温毒诸方

辟瘟疫药干散[1]：

大麻仁、柏子仁、干姜、细辛各一两，附子半两（炮）。捣筛，正旦[2]以井华水，举家各服方寸匕。疫极则三服，日一服。

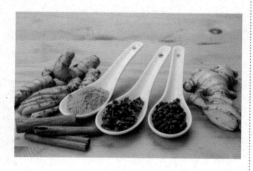

老君神明白散[3]：

术一两，附子三两，乌头四两，桔梗二两半，细辛一两。捣筛，正旦服一钱匕，一家合药，则一里无病。此带行，所遇病气皆消。若他人有得病者，便温酒服之方寸匕，亦得。病已四五日，以水三升，煮散，服一升，覆取汗出也。

赤散方：

牡丹五分，皂荚五分，炙之，细辛、干姜、附子各三分，肉桂二分，真珠四分，踯躅四分。捣筛为散，初觉头强邑邑[4]，便以少许内[5]鼻中，吸之取吐，温酒服方寸匕，覆眠得汗，即差。晨夜行，及视病，亦宜少许以内粉，粉身佳。牛马疫，以一匕着舌下，溺灌，日三四度，甚妙也。

度瘴散，辟山瘴恶气。若有黑雾欲勃[6]及西南温风，皆为疫疠之候。

方：麻黄、椒各五分，乌头三分，细辛、术、防风、桔梗、桂、干姜各一分。捣筛，平旦酒服一盏[7]匕，辟毒诸恶气，冒雾行，尤宜服之。

太乙流金[8]方：

雄黄三两，雌黄二两，矾石、鬼箭各一两半，羖羊角二两。捣为散，三角绛囊贮一

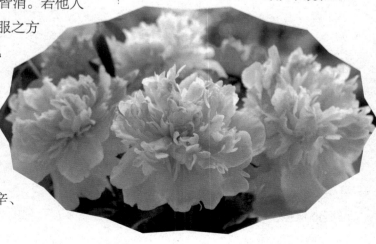

上篇 急症先驱葛洪奇方妙治

两，带心前并门户上。月旦[9]青布
裹一刀圭。中庭烧温，病人亦烧熏之，
即差。

辟天行疫疬：

雄黄、丹砂、巴豆、矾石、附子、
干姜分等。捣，蜜丸，平旦向日吞之
一丸，如胡麻大，九日止，令无病。

常用辟温病散方：

真珠、肉桂各一分，贝母三分[10]
（熬之），鸡子白（熬令黄黑）三分。
捣筛，岁旦服方寸匕。若岁中多病，
可月月朔望[11]服之，有病即愈。病
人服者，当可大效。

虎头杀鬼[12]方：

朱砂、雄黄、雌黄各一两半，鬼
臼、皂荚、芜荑各一两。捣筛，以蜡
蜜和如弹丸，绛囊贮，系臂，男左女
右。家中悬屋四角。月朔望夜半，中
庭烧一丸[13]。一方有菖蒲、藜芦，
无鬼臼、皂荚，作散带之。

赵泉黄膏方：

大黄、附子、细辛、干姜、椒、
桂各一两，巴豆八十枚（去心、皮）。
捣细，苦酒渍之宿[14]。腊月猪膏二斤，
煎三上三下，绞去滓，蜜器贮之，初
觉勃色便热[15]，如梧子大一丸，不差，
又服。亦可火炙以摩身体数百遍，佳。
并治贼风走游皮肤，并良。可预合之，
便服即愈也。

单行方术[16]：

西南社中柏东南枝，取暴[17]干，
末，服方寸匕，立差。

又方：正月上寅日，捣女青屑，
三角绛囊贮，系户上帐前，大吉。

又方：马蹄木[18]（捣屑）二两，
绛囊带之，男左女右。

又方：正月朔旦及七月，吞麻子、
小豆各二七枚。又，各二七枚投井中。
又，以附子二枚，小豆七枚，令女子
投井中。

又方：冬至日，取雄赤鸡作腊，
至立春煮食尽，勿分他人。二月一
日[19]，取东行桑根（大如指），悬
门户上，又人人带之。

又方：埋鹊于圈前。

断温病令不相染。

着断发[20]仍使长七寸，盗著病
人卧席下。

又方：以绳度所住户中壁，屈绳
结之。

又方：密以艾灸病人床四角，各
一壮，不得令知之，佳也。

又方：取小豆，新布囊贮之，
置井中三日出，举家男服十枚，女服
二十枚。

又方：桃木中虫矢，末，服方
寸匕。

又方：鲍鱼头，烧三指撮，小豆

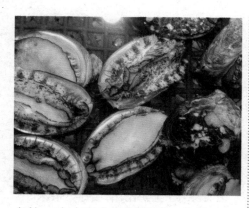

七枚，合末服之，女用豆二七枚。

又方：熬豉杂土[21]酒渍，常将服之。

又方：以鲫鱼密致卧下，勿令知之。

又方：柏子仁，细辛，糵[22]米，干姜三分，附子一分。末，酒服方寸匕，日服三，服十日。

又方：用麦蘗，服糵米、干姜（又云麻子仁），可作三种服之。

**附方**

《外台秘要》辟瘟方：取上等朱砂一两，细研，白蜜和丸，如麻子大，常以太岁日平旦，一家大小，勿食诸物，面向东立，各吞三七丸，永无疾疫。

【注释】

1. 辟瘟疫药干散：《外台秘要》卷四《辟温方》作"《古今录验》许季山所撰干敷散"，附注云："《肘后》作'敷干'，《抱朴子》作

'敷于'。"

2. 正（zhēng）旦：农历正月初一。

3. 白散：本方又见于卷八第七十二，诸本同；《医心方》卷十四《避伤寒方》亦作"白散"；四库本本处作"散白"，"白"字属下作"白术"。

4. 邑邑：当作"色色"，疼痛貌。

5. 内：同"纳"。

6. 欲勃：浓郁而盛。

7. 盏：四库本、《医心方》卷十四《避伤寒方》并作"钱"。

8. 太乙流金：《外台秘要》卷四《辟温方》作"太乙流金散"。

9. 月旦：指农历每月初一。按，"月"上《备急千金要方》卷九《辟温》、《外台秘要》卷四《辟温方》并有"若逢大疫之年以"七字，《千金翼方》卷十《阴易病已后劳复》作"若逢大疫之年，以朔旦平明时"。

10. 贝母三分：据《肘后方》卷八第七十二篇同方，"贝母三分"下当有"杏仁二分"四字。

11. 朔望：朔日和望日。分别是农历每月的初一和十五。

12. 虎头杀鬼：《外台秘要》卷四《辟温方》引《千金》作"虎头杀鬼丸"。

13. 丸：《外台秘要》卷四《辟温方》后有"忌生物血"四字。

急症先驱葛洪

奇方妙治

14. 宿：《外台秘要》卷一《杂疗伤寒汤散丸方》作"一宿"。

15. 初觉勃色便热：《外台秘要》卷一《杂疗伤寒汤散丸方》、《备急千金要方》卷九《伤寒膏》并作"伤寒赤色发热"，可从。勃色，亦作"敕色"，恶寒貌。又，二书此下并有"酒服"二字。

16. 单行方术：《肘后方》卷八第七十二同方无"术"字。

17. 暴：同"曝"，曝晒。

18. 马蹄木：《证类本草·马蹄》无"木"字。

19. 二月一日：《外台秘要》卷四《辟温方》作"正旦"。《备急千金要方》卷九《辟温》作"正月旦"。

20. 断发：《医心方》卷第十四《避伤寒病方》作"断汲水绠"。

21. 杂土：蓝川慎谓当作"杂术"。按，第七十二篇同方作"新米"二字。

22. 穄（jì）：穄子，不黏的黍类，又名"糜（méi）子"。

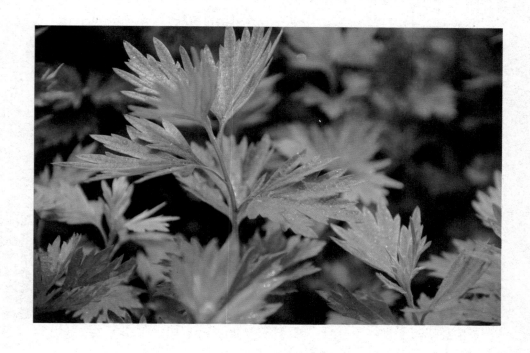

# 治寒热诸疟方

治疟病方：

鼠妇、豆豉二七枚[1]，合捣令相和。未发时服二丸，欲发时服一丸。

又方：青蒿一握，以水二升渍，绞取汁，尽服之。

又方：用独父蒜[2]于白炭上烧之，末，服方寸匕。

又方：五月五日，蒜一片（去皮，中破之，刀割），令容巴豆一枚（去心、皮，内蒜中，令合）。以竹挟，以火炙之，取可热，捣为三丸。未发前服一丸。不止，复与一丸。

又方：取蜘蛛一枚芦管中，密塞管中[3]，以绾[4]颈，过发时乃解去也。

又方：日始出时，东向日再拜，毕，正长跪，向日义[5]手，当闭气，以书墨注其管两耳中，各七注；又丹书舌上，言子曰死，毕，复再拜，还去勿顾，安卧勿食，过发时断，即差。

又方：多煮豉汤，饮数升，令得大吐，便差。

又方：取蜘蛛一枚，着饰[6]中，合丸吞之。

又方：临发时，捣大附子，下筛，以苦酒和之，涂背上。

又方：鼠妇虫子四枚各一，以饴

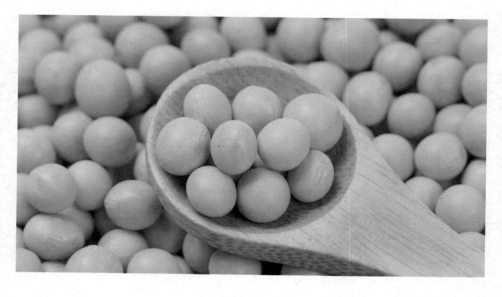

上篇　急症先驱葛洪奇方妙治

糖裹之丸，服便断，即差。

又方：常山（捣，下筛成末）三两，真丹一两（白蜜和）。捣百杵，丸如梧子。先发服三丸，中服三丸，临卧服三丸，无不断者。常用，效。

又方：大开口，度上下唇，以绳度心头，灸此度下头百壮，又灸脊中央五十壮，过发时，灸二十壮。

又方：破一大豆（去皮），书一片作"日"字，一片作"月"字，左手持"日"，右手持"月"，吞之立愈。向日服之，勿令人知也。

又方：皂荚三两（去皮，炙），巴豆二两（去心、皮）。捣，丸如大豆大。一服一枚。

又方：巴豆一枚（去心、皮），射罔如巴豆大，枣一枚（去皮）。合捣成丸。先发各服一丸，如梧子大也。

又方：常山、知母、甘草、麻黄等分。捣，蜜和丸如大豆，服三丸，比[7]发时令过毕。

又方：常山三两，甘草半两。水、酒各半升，合煮取半升，先发时一服，比发令三服尽。

又方：常山三两（锉），以酒三升，渍二三日，平旦作三合服。欲呕之，临发又服二合，便断。旧酒亦佳，急亦可煮。

又方：常山三两，秫米三百粒。以水六升，煮取三升，分之服，至发时令尽。

又方：若发作无常，心下烦热。取常山二两，甘草一两半，合[8]以水六升，煮取二升，分再服，当快吐，仍断，勿饮食。

老疟久不断者：

常山三两，鳖甲一两（炙），升麻一两，附子一两，乌贼骨一两。以酒六升，渍之，小令近火，一宿成，服一合，比发可数作。

又方：藜芦、皂荚各一两（炙），巴豆二十五枚。并捣，熬令黄，依法捣，蜜丸如小豆。空心服一丸，未发时一丸，临发时又一丸，勿饮食。

又方：牛膝茎叶一把（切），以酒三升服，令微有酒气，不即断，更作，不过三服而止。

又方：末龙骨方寸匕，先发一时，以酒一升半，煮三沸，及热尽服，温覆取汗，便即效。

又方：常山三两，甘草半两，知母一两。捣，蜜丸，至先发时，服如梧子大十丸，次服减七丸八丸，后五六丸，即差。

又方：先发二时，以炭火床下[9]，令脊脚极暖被覆，过时乃止。此治先寒后热者。

又方：先炙鳖甲（捣末）方寸匕，至时令三服尽，用火炙，无不断。

又方：常山三两，捣筛，鸡子白和之丸，空腹三十丸，去发食久三十丸，发时三十丸，或吐或否也，从服药至过发时，勿饮食。

治温疟不下食：

知母、鳖甲（炙）、常山各二两，地骨皮三两（切），竹叶一升（切），石膏四两。以水七升，煮二升五合，分温三服。忌蒜、热面、猪、鱼。

治瘴疟：

常山、黄连、豉（熬）各三两，附子二两（炮）。捣筛，蜜丸。空腹服四丸，欲发三丸，饮下之，服药后至过发时，勿吃食。

若兼诸痢者：

黄连、犀角各三两，牡蛎、香豉各二两（并[10]熬），龙骨四两。捣筛，蜜丸，服四十丸，日再服，饮下。

无时节发者：

常山二两，甘草一两半，豉五合（绵裹）。以水六升，煮取三升。再服，快吐。

无问年月，可治三十年者：

常山、黄连各三两。酒一斗，宿渍之，晓以瓦釜煮取六升，一服八合，比发时令得三服，热当吐，冷当利，服之无不差者，半料合服得。

劳疟积久，众治不差者：

生长大牛膝一大虎口，以水六升，煮取二升，空腹一服，欲发一服。

禳[11]一切疟：

是日抱雄鸡，一时令作大声，无不差。

治一切疟，乌梅丸方：

甘草二两，乌梅肉（熬）、人参、桂心、肉苁蓉、知母、牡丹各二两，常山、升麻、桃仁（去皮、尖，熬）、乌豆皮（熬膜取皮[12]）各三两，桃仁研，欲丸入之。捣筛，蜜丸，苏屠臼捣一万杵。发日，五更酒下三十丸，平旦四十丸，欲发四十丸，不发日空腹四十丸，晚三十丸，无不差。徐服后十余日，吃肥肉发之也。

乞[13]见疟：

白驴蹄二分（熬），大黄四分，绿豆三分（末），砒霜二分，光明砂半分，雄黄一分。捣，蜜丸如梧子。发日平旦冷水服二丸。七日内忌油。

附方

《外台秘要》治疟不痊：

干姜、高良姜等分，为末，每服一钱，水一中盏，煎至七分服。

《圣惠方》治久患劳疟、瘴等方：

用鳖甲三两，涂酥，炙令黄，去裙为末。临发时，温酒调下二钱匕。

治疟：

用桃仁一百个（去皮、尖），于乳钵中细研成膏，不得犯生水，候成膏，入黄丹三钱，丸如梧子大，每服三丸，当发日，面北，用温酒吞下。如不饮酒，井花水亦得。五月五日午时合，忌鸡、犬、妇人见。

又方：用小蒜，不拘多少，研极烂，和黄丹少许，以聚为度，丸如鸡头大，候干。每服一丸，新汲水下，面东服，至妙。

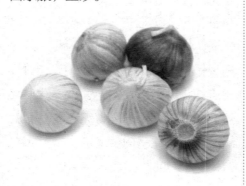

【注释】

1. 二七枚：当作"各二七枚"。

2. 独父蒜：常例当作"独头蒜"或"独子蒜"，即不分瓣的蒜。"独父蒜"得名不详。

3. 管中：二字似衍。

4. 绾（wǎn）：盘绕，系结。

5. 乂："叉"的俗字。

6. 饰：同"饭"。

7. 比：及，等到。

8. 合：按，本方似与下文"无时节发者"一条重，彼条此处作"豉五合"，义长。

9. 床下：似当作"置床下"。

10. 并：同"并"。

11. 瓤（ráng）：去除。

12. 膜取皮：似当作"摩取皮"。

13. 乞：为"乞"的俗字，此似当作"凡"。

# 治卒发癫狂病方

治卒癫疾方：

灸阴茎上宛宛中三壮，得小便通，则愈。

又方：灸阴茎上三壮，囊下缝二七壮。

又方：灸两乳头三壮，又灸足大指本蔡[1]毛中七壮，灸足小指本节七壮。

又方：取葶苈一升，捣三千杵，取白犬倒悬之，以杖犬，令血出，承取以和葶苈末，服如麻子大一丸，三服取差。

又方：莨菪子三升，酒五升，渍之，出，曝干，渍尽酒止，捣服一钱匕，日三。勿多，益狂。

又，《小品》癫狂莨菪散：

莨菪子三升，末之，酒一升，渍多日，出，捣之，以向汁和绞去滓，汤上煎，令可丸，服如小豆三丸，日三。口面当觉急，头中有虫行者，额及手足应有赤色处，如此必是差候。若未见，服取尽矣。

又方：末房葵[2]，温酒服一刀圭至二三，身润[3]又小不仁为候。

又方：自缢死者绳，烧三指撮，服之。

凡癫疾，发则仆地，吐涎沫，无知，彊掠[4]起如狂，反遗粪者，难治。

治卒发狂方：

烧虾蟆（同蟆），捣末，服方寸匕，日三服之，酒服。

又方：卧其人着地，以冷水淋其面，为终日淋之。

治卒狂言乱语方：

针其足大拇指爪甲下人少许，即止。

**附方**

《斗门方》治癫痫：

用艾于阴囊下谷道正门当中间，随年数灸之。

《千金方》治风癫百病：

麻人四升，水六升，猛火煮，令牙生[5]，去滓，煎取七合，旦空心服，或发或不发，或多言语，勿怪[6]之。但人摩手足须定，凡进三剂愈。

又方：治狂邪发无时，披头大叫[7]，欲杀人，不避水火。苦参，以蜜丸如梧子大，每服十丸，薄荷汤下。

《外台秘要》治风痫，引胁牵痛，发作则吐，耳如蝉鸣。

天门冬（去心、皮），曝干，捣筛，

上篇 急症先驱葛洪奇方妙治

049

酒服方寸匕。若人久服，亦能长生。

《广利方》治心热风痫：

烂龙角，浓研汁，食上服二合，日再服。

《经验后方》治大人小儿久患风痫，缠喉嗄嗽[8]，遍身风疹[9]，急中涎潮。

等此[10]药不大吐逆，只出涎水，小儿服一字[11]。瓜蒂不限多少，细碾为末。壮年一字，十五已下、老怯半字。早晨井花水下。一食顷，含沙糖[12]一块，良久涎如水出。年深涎尽，有一块如涎布水上，如鉴矣。涎尽，食粥一两日。如吐多困甚，即咽麝香汤一盏，即止矣。麝细研，温水调下。昔天平尚书觉昏眩，即服之，取涎有效。

《明皇杂录》云：开元中有名医纪朋者，观人颜色谈笑，知病深浅，不待诊脉。帝闻之，召于掖庭中，看一官人，每日昃[13]则笑歌啼号，若狂疾，而足不能履地。朋视之曰：此必因食饱而大促力，顿仆[14]于地而然。乃饮以云母汤，令熟寐，觉而失所苦。问之乃言：因太华公主载诞，宫中大陈歌吹，某乃主讴，惧其声不能清且长，吃狴蹄羹，饱而当筵歌大曲，曲罢觉胸中甚热，戏于砌台上高而坠下，久而方惺[15]，病狂，足不能及地。

【注释】

1. 藂：同"丛"。

2. 房葵：常例作"防葵"。

3. 润：蓝川慎谓"润"通"瞤"，

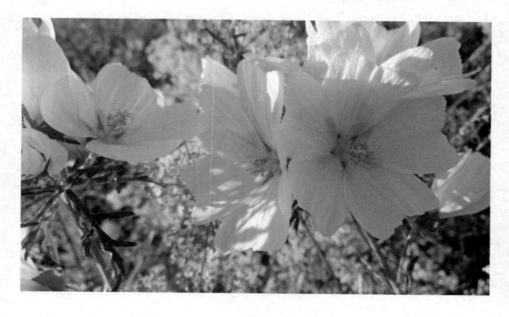

可参。

4. 彊掠：《诸病源候论》卷二《五癫病候》作"彊倞（jìng）"，当从。彊，同"强"。倞，《说文》："彊也。"

5. 牙生：指煮烂开裂。

6. 恠："怪"的俗字。

7. 叫："叫"的俗字。

8. 唊嗽：亦作"呷嗽"。《诸病源候论》卷十四《呷嗽候》："呷嗽者，犹是咳嗽也。其胸膈痰饮多者，嗽则气动于痰，上搏喉咽之间，痰气相击，随嗽动息，呼呷有声，谓之呷嗽。"

9. 风瘮：即"风疹"，亦称"风瘾"。因感受风邪皮肤上突起的瘙痒瘾疹。

10. 等此：四库本作"此等"；《普济方》卷一百《痫》两引此方，一方无"等"字，一方连行写，"等"字当属上；六醴斋本"等"作"盖"。

11. 一字：古人以铜钱抄取散药，钱面抄满药不滑脱为一钱匕，取其四分之一为一字。

12. 沙糖：即砂糖。《本草纲目·沙糖》〔集解〕引吴瑞曰："稀者为蔗糖，干者为沙糖。"

13. 日昃：谓太阳偏西，即午后时。

14. 顿仆：跌倒。

15. 惺：清醒。六醴斋本作"醒"，《证类本草·云母》作"苏"。

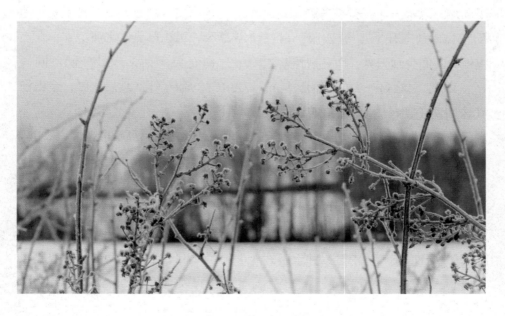

# 治卒得惊邪恍惚方

治人心下虚悸方：

麻黄、半夏等分。捣，蜜丸，服如大豆三丸，日三，稍增之。半夏，汤洗去滑，干。

若惊忧怖迫逐[1]，或惊恐失财，或激愤惆怅，致志气错越，心行违僻不得安定者：

龙骨、远志、茯神、防风、牡蛎各二两，甘草七两，大枣七枚。以水八升，煮取二升，分再服，日日作之，取差。

又方：茯苓、干地黄各四两，人参、桂各三两，甘草二两，麦门冬一升（去心），半夏六两（洗滑），生姜一斤。以水一斗，又杀乌鸡，取血及肝心，煮三升[2]，分四服，日三夜一。其间少食无爽，作三剂，差。

又方：白雄鸡一头（治如食[3]），真珠四两（切[4]），薤白四两。以水三升，煮取二升，宿勿食，旦悉食鸡等及饮汁尽。

又有镇心、定志诸丸，在大方中。

治女人独言独笑，悲思恍惚者：

雄黄一两，人参一两，防风一两，五味子一升。捣筛。清旦以井水服方寸匕，三服差。

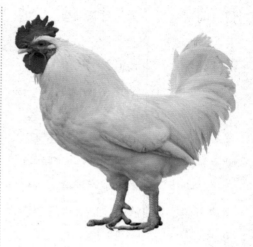

附方

《张仲景》主心下悸，半夏麻黄丸。二物等分，末，蜜丸如小豆，每服三丸，日三。

《简要济众方》每心脏不安，惊悸善忘，上膈风热，化痰。

白石英一两，朱砂一两，同研为散，每服半钱。食后夜卧，金银汤调下。

心中客热，膀胱间连胁下气妨，常旦[5]忧愁不乐，兼心忪者：

取莎草根二大斤，切，熬令香，以生绢袋贮之，于三大斗无灰清酒中浸之，春三月浸一日即堪服，冬十月后，即七日，近暖处乃佳。每空腹服一盏，日夜三四服之，常令酒气相续，以知[6]为度。若不饮酒，即取莎草根十两，加桂心五两，芜荑三两，和捣为散，以蜜和为丸，捣一千杵，丸如梧子大。每空腹以酒及姜蜜汤饮汁等下二十丸，日再服，渐加至三十丸，以差为度。

【注释】

1. 逐：四库本同；《普济方》卷十八《怔忡惊悸》引作"遂"，属下，于文较顺，当从。

2. 煮三升：似当作"炙取三升"。

3. 治如食：四库本作"治如食法"，义胜。治，宰杀清洗。

4. 切：此字疑衍。

5. 常旦：《普济方》卷十六《心宵》作"籽口"。

6. 知：病愈或好转。

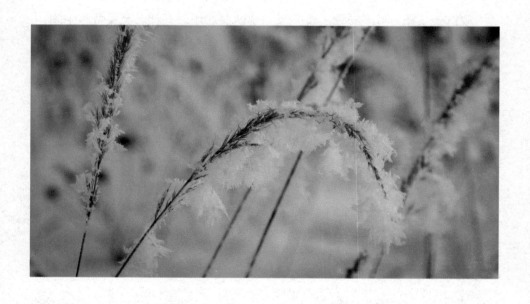

急症先驱葛洪
奇方妙治

治卒中急风，闷乱欲死方：

灸两足大指下横文中，随年壮。又别有续命汤。

若毒急不得行者：

内筋急者，灸内踝；外筋急者，灸外踝上。二十壮。

若[1]有肿痹虚者：

取白蔹二分，附子一分，捣，服半刀圭，每日可三服。

若眼上睛垂[2]者：

灸目两眦后，三壮。

若不识人者：

灸季胁头各七壮。此胁小肋屈头也。

不能语者：

灸第二槌[3]或第五槌上，五十壮（又别有不得语方，在后篇中矣）。

又方：豉、茱萸各一升，水五升，煮取二升，稍稍服。

若眼反口噤，腹中切痛者：

灸阴囊下第一横理，十四壮。又别有服膏之方。

若狂走，欲斫刺人，或欲自杀，骂詈不息：

灸两口吻头赤肉际，各一壮。又灸两肘屈中，五壮。又灸背胛中间，三壮，三日报灸[4]三。仓公秘法，又应灸阴囊下缝，三十壮。又别有狂邪方。

若发狂者：

取车毂[5]中脂如鸡子，热温淳苦酒，以投脂，甚搅令消，服之令尽。

若心烦恍惚，腹中痛满，或时绝而复苏者：

取釜下土五升，捣筛，以冷水八升和之，取汁尽服之。口已噤者，强

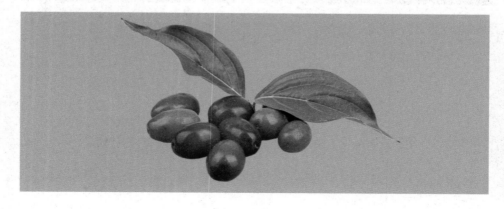

开，以竹筒灌之，使得下，入便愈，甚妙。

若身体角弓反张，四肢不随，烦乱欲死者：

清酒五升，鸡白矢一升，捣筛，合和，扬之千遍，乃饮之，大人服一升，日三，少五合，差。

若头身无不痛，颠倒烦满欲死者：

取头垢如大豆大，服之。并囊贮大豆，蒸熟，逐痛处熨之，作两囊，更番为佳。若无豆，亦可蒸鼠壤土，熨。

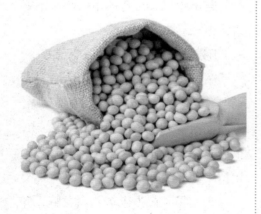

若但腹中切痛者：

取盐半斤，熬令[6]尽，着口中。饮热汤二升，得便吐，愈。

又方：附子六分，生姜三两（切）。以水二升，煮取一升，分为再服。

若手足不随，方：

取青布烧作烟，就小口器中熏痛处。

又方：豉三升，水九升，煮取三升，分三服。又，取豉一升，微熬，囊贮，渍三升酒中，三宿，温服，微令醉为佳。

若身中有掣痛，不仁不随处者：

取干艾叶一纠[7]许，丸之，内瓦甑下，塞余孔[8]，唯留一目[9]。以痛处着甑目下[10]，烧艾以熏之，一时间愈矣。

又方：取朽木[11]削之，以水煮令浓，热灼灼尔，以渍痛处，效。

若口噤不开者：

取大豆五升，熬令黄黑，以酒五升，渍取汁。以物强发口而灌之，毕，取汗。

又方：独活四两，桂二两。以酒水二升，煮取一升半，分为三服，开口与之，温卧，火炙，令取汗。

若身直不得屈伸反复者：

取槐皮（黄白者）切之，以酒共水六升，煮取二升，去滓，适寒温，稍稍服之。

又方：刮枳树皮，取一升，以酒一升，渍一宿，服五合至一升，酒尽更作，差。

若口喝僻者：

衔奏[12]灸口吻口横文间，觉火热便去艾，即愈。勿尽艾，尽艾则太过。若口左僻，灸右吻；右僻，灸左吻。又，灸手中指节上一丸，喎右灸左也。又有灸口喎法，在此后也。

又方：取空青末，着口中，入咽即愈。姚同。

又方：取蜘蛛子摩其偏急颊车[13]上，候视正则止。亦可向火摩之。

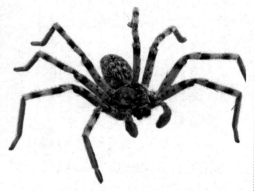

又方：牡蛎、矾石、附子、灶中黄土分等。捣末，以三岁雄鸡冠血和敷，急上，持水着边，视欲还正，便急洗去药。不着更涂上，便愈。

又方：鳖甲、乌头[14]涂之，欲正，即揭去之。

若四肢逆冷，吐清汁，宛转[15]啼呼者：

取桂一两，哎咀，以水三升，煮取二升，去滓，适寒温，尽服。

若关节痛疼：

蒲黄八两，附子一两（炮），合末之，服一钱匕，日三，稍增至方寸匕。

若骨节疼烦，不得屈伸，近之则痛，短气得汗[16]出，或欲肿者：

附子二两，桂四两，术三两，甘草二两。水六升，煮取三升，分三服，汗出愈也。

若中暴风，白汗[17]出如水者：

石膏、甘草各等分。捣，酒服方寸匕。日移一丈，辄一服也。

若中缓风，四支不收者：

豉三升，水九升，煮取三升，分为三服，日二作之。亦可酒渍煮饮之。

若卒中风瘫，身体不自收，不能语，迷昧[18]不知人者：

陈元狸骨膏至要，在备急药方中。

**附方（头风头痛附）**

《经验方》治急中风，目瞑牙噤，无门下药者，用此末子，以中指点末，揩齿三二十，揩大牙左右，其口自开，始得下药，名开关散[19]：

天南星（捣为末）、白龙脑二件各等分，研，自五月五日午时合。患者只一字至半钱。

《简要济众》治中风口噤不开，涎潮吐方：

用皂角一挺[20]，去皮，涂猪脂，灸令黄色，为木。每服一钱匕，非时[21]温酒服。如气实脉大，调二钱匕；如牙关不开，用白梅揩齿，口开即灌药，以吐出风涎，差。

治中风不省人事，牙关紧急者：

藜芦一两（去芦头，浓煎），防风（汤浴过，焙干，碎切，炒微褐色）。捣为末。每服半钱，温水调下，以吐出风涎为效。如人行二里，未吐，再服。

又，治胆风毒气，虚实不调，昏沉睡多。

酸枣仁一两（生用），金挺蜡茶二两（以生姜汁涂炙，令微焦）。捣罗为散。每服二钱，水七分，煎六分，无时温服。

《孙尚药》治卒中风，昏昏若醉，形体惽闷，四肢不收，或倒或不倒，或口角似斜，微有涎出，斯须不治，便为大病，故伤人也。此证风涎潮于上膈，痹气不通，宜用急救稀涎散：

猪牙皂角四挺（须是肥实不虫蛀[22]，削去黑皮），晋矾一两（光明通莹者），二味同捣罗为细末，再研为散。如有患者，可服半钱，重者三字匕，温水调灌下。不大呕吐，只是微微涎稀令出，或一升二升，当时惺惺[23]，次缓而调治。不可便大段[24]治，恐过伤人命。累经效，不能尽述。

《梅师方》疗瘫缓[25]风，手足嚲曳[26]，口眼㖞斜，语言謇涩，履步不正，神验乌龙丹：

川乌头（去皮、脐）、五灵脂各五两。右为末，入龙脑、麝香，研令细匀，滴水丸如弹子大。每服一丸，先以生姜汁研化，次暖酒调服之，一日两服，空心晚食前服。治一人，只

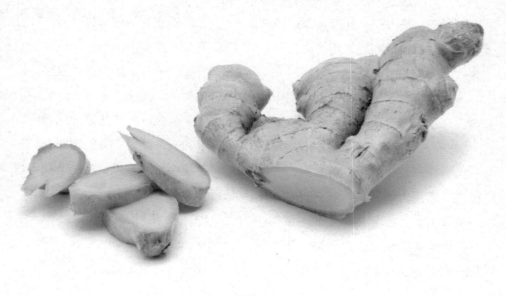

三十丸，服得五七丸，便觉抬得手，移得步，十丸可以自梳头。

《圣惠方》治一切风疾，若能久服，轻身明目，黑髭驻颜：

用南烛树，春夏取枝叶，秋冬取根皮，拣择，细锉五升，水五斗，慢火煎取二斗，去滓，别于净锅中，慢火煎如稀饧[27]，以瓷瓶贮，温酒下一匙，日三服。

又方：治风立有奇效。用木天蓼一斤，去皮，细锉，以生绢袋贮，好酒二斗浸之，春夏一七日，秋冬二七日后开。每空心、日午、初夜合温饮一盏，老幼临时加减。若长服，日只每朝一盏。

又方：治中风口㖞。巴豆七枚，去皮烂研。㖞左涂右手心，㖞右涂左手心。仍以煖水一盏，安向手心，须臾即便正，洗去药，并频抽掣中指。

又方：治风头旋。用蝉壳二两，微炒为末，非时温酒下一钱匕。

《千金方》治中风，面目相引偏僻，牙车急，舌不可转：

桂心，以酒煮取汁，故布蘸搨[28]病上，正即正[29]。左㖞搨右，右㖞搨左，常用大效。

又方：治三年中风不较[30]者：松叶一斤（细切之），以酒一斗，煮取三升，顿服，取汗出，立差。

又方：主卒中风，头面肿。杵杏仁如膏，傅之。

又方：治头面风，眼眴鼻塞，眼暗冷泪。杏仁三升，为末，水煮四五沸。洗头冷汗尽，三度差。

《外台秘要》治卒中风口㖞：

皂角五两（去皮），为末，三年大醋和，右㖞涂左，左㖞涂右，干及[31]傅之，差。

又，治偏风及一切风。桑枝（锉）一大升，用今年新嫩枝，以水一大斗，煎取二大升，夏用井中沉，恐酢坏。每日服一盏，空心服，尽又煎服，终身不患偏风。若预防风，能服一大升，佳。

又，主风，身体如虫行。盐一斗，水一石，煎减半，澄清，温洗三五度。治一切风。

《葛氏方》治中风寒，瘫[32]直口噤不知人：

鸡屎白一升，熬令黄，极热，以酒三升和，搅去滓，服。

《千金翼方》治热风汗出心闷：

水和云母服之。不过，再服，立差。

《箧中方》治风头及脑掣痛不可禁者，摩膏主之：

取牛蒡茎叶，捣取浓汁二升，合无灰酒一升，盐花一匙头，慢火煎令稠成膏，以摩痛处，风毒散自止。

亦主时行头痛。摩时须极力，令作热，乃速效。冬月无叶，用根代之亦可。

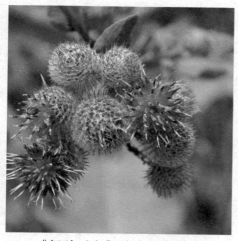

《经验后方》治中风及壅滞：

以旋覆花（洗尘令净），捣末，炼蜜丸，如梧子大。夜卧，以茶汤下五丸至七丸十丸。

又方：解风熟，疏积热、风壅，消食化气、道血、大解壅滞。大黄四两，牵牛子四两（半生半熟），为末，炼蜜为丸，如梧子大。每服茶下一十丸。如要微动，吃十五丸。冬月宜服，并不搜搅[33]人。

《集验方》治风热心躁，口干狂言，浑身壮热及中诸毒，龙脑甘露丸：

寒水石半斤，烧半日，净地坑内，盆合四面，湿土壅起，候经宿取出，入甘草（末）、天竺黄各二两，龙脑二分，糯米膏丸，弹子大，蜜水磨下。

《食医心镜》主中风，心肺风热，手足不随，及风痹不任，筋脉五缓，恍惚烦躁。

又，主风挛拘急偏枯，血气不通利。

鴈[34]肪四两，炼，滤过。每日空心暖酒一盃[35]，肪一匙头，饮之。

《同经》曰：治历节诸风，骨节疼痛，昼夜不可忍者：

没药半两（研），温酒调二钱，日三服，大佳。

《外台秘要》方疗历节诸风，百节酸痛不可忍：

松脂三十斤，炼五十遍，不能五十遍，亦可二十遍。用以炼酥三升，温和松脂三升，熟搅令极稠，旦空腹以酒服方寸匕，日三。数食面粥为佳，慎血腥、生冷、酢物、果子一百日，差。

又方：松节酒。主历节风，四肢疼痛如解落。

松节二十斤，酒五斗，渍二七日。服一合，日五六服。

《斗门方》治白虎风所患不以[36]，积年久治无效，痛不可忍者：

用脑麝[37]、枫柳皮不限多少，细锉焙干，浸酒，常服，以醉为度，即差。今之寄生枫树上者，方堪用，其叶亦可制砒霜粉，尤妙矣。

《经验后方》治白虎风，走注疼

痛，两膝热肿：

黑附子（炮裂，去皮、脐）一两，为末，每服温酒调下二钱匕，日再服。

《外台秘要》治疬疡风及三年：

酢磨乌贼鱼骨。先布磨，肉赤即傅之。

又，治疬疡风。酢磨硫黄傅之，止。

《圣惠方》治疬疡风：

用羊蹄菜根于生铁上，以好醋磨，旋旋刮取，涂于患上。未差，更入硫黄少许，同磨，涂之。

《集验方》治颈项及面上白驳<sup>[38]</sup>，浸淫渐长，有似癣，但无疮，可治。

鳗鲡鱼脂傅之。先拭剥<sup>[39]</sup>上，刮使燥痛，后以鱼脂傅之，一度便愈，甚者不过三度。

《圣惠方》治白驳：

用蛇蜕，烧末，醋调，傅上，佳。

又方：治中风烦热，皮肤瘙痒。用醍醐<sup>[40]</sup>四两，每服酒调下半匙。

《集验方》治风气客于皮肤，瘙痒不已：

蜂房（炙过）、蝉蜕等分，为末，酒调一钱匕，日三二服。

又方：蝉蜕、薄苛<sup>[41]</sup>等分，为末，酒调一钱匕，日三服。

《北梦琐<sup>[42]</sup>言》云：有一朝士见梁奉御，诊之曰：风疾已深，请速归去。朝士复见鄜州马医赵鄂者，复

诊之，言疾危，与梁所说同矣。曰：只有一法，请官人试吃消梨<sup>[43]</sup>，不限多少，咀龁<sup>[44]</sup>不及，绞汁而饮。到家旬日，唯吃消梨，顿爽矣。

《千金方》治头风头痛：

大豆三升，炒令无声，先以贮一斗二升，瓶一只，贮九升清酒，乘豆热，即投于酒中，蜜泥封之七日，温服。

《孙真人方》治头风痛：

以豉汤洗头，避风，即差。

《千金翼》治头风：

捣葶苈子，以汤淋取汁，洗头上。

又，主头风、沐头。吴茱萸二升，水五升，煮取三升，以绵染拭发根。

《圣惠方》治头风痛。每欲天阴雨，风先发者：

用桂心一两，为末，以酒调如膏，用傅顶上并额角。

陈藏器《拾遗》序云：头疼欲死。

鼻内吹硝石<sup>[45]</sup>末，愈。

《日华子》云：治头痛。

水调决明子，贴太阳穴。

又方：决明子作枕，胜黑豆。治头风，明目也。

《外台秘要》治头疼欲裂：

当归二两，酒一升，煮取六合，饮至再服。

《孙兆口诀》云：治头痛。

附子（炮）、石膏（煅）等分为末，入脑麝少许，茶酒下半钱。

《斗门方》治卒头痛：

白僵蚕，碾为末，去丝，以熟水[46]二钱匕，立差。

又方：治偏头疼。用京芎，细锉，酒浸服之，佳。

《博济方》治偏头疼，至灵散：

雄黄、细辛等分，研令细。每用一字[47]已下，左边疼，吹入右鼻；右边疼，吹入左鼻，立效。

《经验后方》治偏头疼，绝妙：

荜茇，为末，令患者口中含温水，左边疼，令左鼻吸一字；右边疼，令右鼻吸一字，效。

《集验方》治偏正头疼：

谷精草一两，为末，用白面调，摊纸花子[48]上，贴疼处，干又换。

偏头疼方：用生萝卜汁一蚬壳，仰卧，注鼻。左痛注左，右痛注右，左右俱注亦得，神效。

《外台秘要》头风白屑如麸糠。

方：竖截楮木，作枕，六十日一易新者。

【注释】

1. 若：本条原连属上条。蓝川慎认为"若"以下当另起，据此分段。

2. 若眼上睛垂：《备急千金要方》卷八《诸风》作"眼戴精上插"。

3. 槌：通"椎"，脊椎骨。

4. 报灸：重复灸。

5. 毂（gǔ）：车轮中间插车轴的部分。

6. 令：《证类本草·食盐》作"令水"。

7. 纠：《医心方》卷三《治中风身体不仁方》引作"斜"，当从。

8. 孔：《医心方》卷三《治中风身体不仁方》作"目"。

9. 目：孔洞。此指瓮箅（隔屉）上的孔。

10. 下：《医心方》卷三《治中风身体不仁方》引作"上"。

11. 朽木：《医心方》卷三《治中风身体不仁方》引作"好术"。

12. 奏：《医心方》卷三《治中风口喎方》同。该书原校认为当作"桊"。桊（juàn），亦作"桊"，穿在牛鼻上的小木棍或小铁环，可衔于口中。

13. 颊车：下巴骨。此指下巴。

14. 鳖甲、乌头：《医心方》卷三《治中风口喎方》作"鳖血和乌头"。

15. 宛转：腹痛屈伸貌。

16. 得汗：《医心方》卷三《治中风四支不屈伸方》作"自汗"。

17. 白汗：《医心方》卷三《治中风四支不屈伸方》作"白汗"。

18. 迷昧：昏迷糊涂。

急症先驱葛洪 奇方妙治

19. 开关散：三字原在下行行首，据文义移。

20. 挺：量词，用于挺直物。一支皂荚为一挺。

21. 非时：犹言"无时"，谓不限时。

22. 蚛（zhòng）：虫蛀，虫咬过的。

23. 惺惺：清醒。

24. 大段：十分。此指用重剂治疗。

25. 瘫缓：即今之"瘫痪"。

26. 軃（duǒ）曳：肢体困顿无力之貌。

27. 饧：特指饴糖。

28. 搨（tà）：同"拓"。《备急千金要方》卷八《风懿》作"拓"。

29. 正即正：《备急千金要方》卷八《风懿》作"正则止"，四库本作"正即止"，六醴斋本作"当即正"。

30. 较：亦作"校"，病愈。四库本作"效"。

31. 及：当作"乃"。四库本正作"乃"。

32. 瘟：《证类本草·丹雄鸡》引《葛氏方》作"痊"。

33. 搜搅：扰动。

34. 鴈："雁"的俗字。

35. 盃：同"杯"。

36. 以：四库本作"已"。

37. 脑麝：龙脑与麝香的合称。

38. 白驳：白斑。

39. 剥：借作"驳"。

40. 醍醐：炼制酥酪时，上层提制出的油。

41. 薄苛：即薄荷。四库本正作"薄荷"。

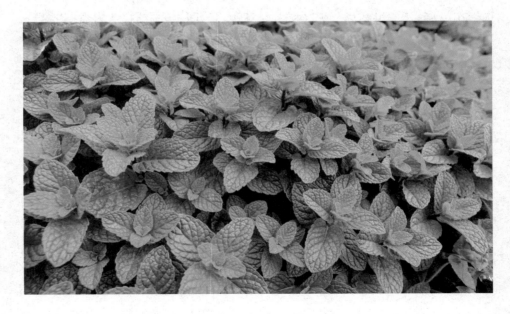

42.琐：同"琐"。

43.消梨：梨的一种，又称香水梨、含消梨。体大、形圆，可入药。

44.龁（hé）：咬，嚼。

45.消石：又称"火硝"，可制火药。今例作"硝石"。

46.熟水：四库本作"熟水下"。

47.一字：见前《治卒发癫狂病方第十七》注。四库本作"一匙"，可参。

48.纸花子：又称"纸花"，裁切好的纸片。明代刘若愚《酌中志·内臣佩服纪略》："纸花者，即白纸裁成方叶如碗大，备写字、唾痰、擦手之用。"古代又作治疗疮、疡、癌、疽等外科疾患的医用贴纸。

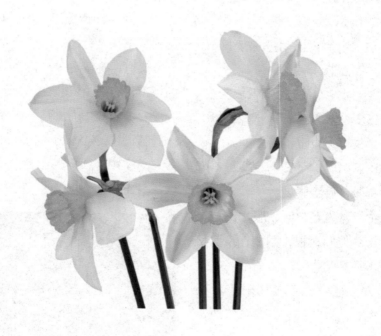

上篇　急症先驱葛洪奇方妙治

# 治卒风瘖不得语方

治卒不得语方：

以苦酒煮芥子[1]，薄[2]颈一周，以衣苞[3]，一日一夕乃解，即差。

又方：煮大豆，煎其汁令如饴，含之。亦但[4]浓煮，饮之。

又方：煮豉汁，稍服之一日，可美酒半升中搅，分为三服。

又方：用新好桂，削去皮，捣筛，三指撮，着舌下，咽之。

又方：锉谷[5]枝叶，酒煮热灰中，沫出，随多少饮之。

治卒失声，声噎不出方：

橘皮五两[6]，水三升，煮取一升，去滓，顿服，倾合服之。

又方：浓煮苦竹叶，服之，差。

又方：捣襄荷根，酒和，绞饮其汁。此本在杂治中。

又方：通草、干姜、附子、茯神各一两，防风、桂、石膏各二两，

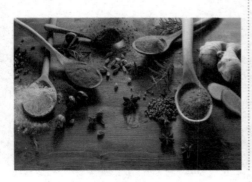

麻黄一两半，白术半两，杏仁三十枚。十物，捣筛，为末，蜜丸如大豆大。一服七丸，渐增加之。凡此皆中风。又，有竹沥诸汤甚多，此用药虽少，而是将治所患，一剂不差，更应服之。

又方：针大槌[7]旁一寸五分，又刺其下，停针之。

又方：矾石、桂，末，绵裹如枣，内舌下，有唾[8]出之。

又方：烧马勒嚼[9]铁令赤，内一升苦酒中，破一鸡子，合和，饮之。

若卒中冷，声嘶哑者：

甘草一两，桂二两，五味子二两，

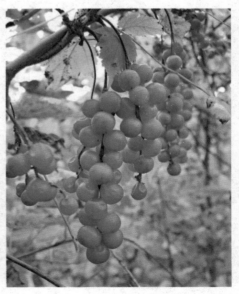

杏仁十枚，生姜八两（切）。以水七升，煮取二升，为二服，服之。

**附方**

《经验后方》治中风不语。独活一两（锉），酒二升，煎一升，大豆五合，炒有声，将药酒热投，盖良久。温服三合，未差，再服。

又方：治中风不语，喉中如拽锯声，口中涎沫。取藜芦一分，天南星一个，去浮皮，却脐子上陷一个坑子，内入陈醋一橡斗子，四面用火逼[10]令黄色，同一处捣，再研极细，用生蜜为丸，如赤豆大。每服三丸，温酒下。

《圣惠方》治中风，以大声咽喉不利：以襄荷根二两，研，绞取汁，酒一大盏相和，令匀，不计时候，温服半盏。

**【注释】**

1. 苨子：《外台秘要》卷十四《风失音不语方》、《证类本草·芥子》引《肘后方》并作"芥子"。

2. 薄：通"傅"，敷药。即今"敷"字。

3. 苞：通"包"，包扎。

4. 但：六醴斋本作"可"。

5. 谷：树名，亦称构树、楮树。

6. 两：《医心方》卷三《治声嗄不出方》作"具"。

7. 大槌：同"大椎"。

8. 唾：《医心方》卷三《治声嗄不出方》作"唾吐"。

9. 噺：同"衔"，四库本正作"衔"。

10. 逼：通"煏"，火烤干。《玉篇》："煏，火干也。"

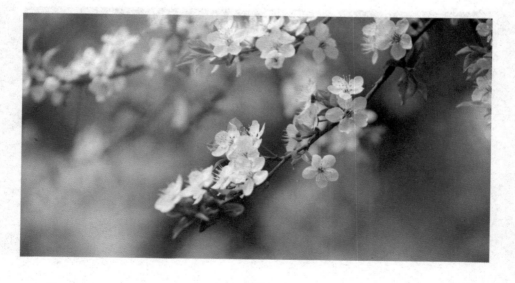

上篇　急症先驱葛洪奇方妙治

## 治风毒脚弱痹满上气方

脚气[1]之病，先起岭南，稍[2]来江东，得之无渐，或微觉疼痹，或两胫小满，或行起忽弱[3]，或小腹不仁，或时冷时热，皆其候也，不即治，转上入腹，便发气，则杀人。治之多用汤、酒、摩膏，种数既多，不但一剂，今只取单效用，兼灸法：

取好豉一升，三蒸三曝干，以好酒三斗渍之，三宿可饮，随人多少。欲预防，不必待时，便与酒煮豉服之，脚弱其得小愈，及更营诸方服之，并及灸之[4]。

次服独活酒方：

独活五两，附子五两（生用，切）。以酒一斗，渍经三宿，服从一合始，以微痹为度。

又方：白矾石二斤，亦可用钟乳（末），附子三两，豉三升。酒三斗，渍四五日，稍饮之。若此有气，加苏子二升也。

又方：好硫黄三两（末之），牛乳五升。先煮乳水五升，仍[5]内硫黄，煎取三升。一服三合亦可。直以乳煎硫黄，不用水也。卒无牛乳，羊乳亦得。

又方法：先煎牛乳三升，令减半，以五合，辄服硫黄末一两，服毕，厚盖取汗，勿令得风，中间更一服，暮又一服。若已得汗，不复更取，但好将息，将护之。若未差愈，后数日中

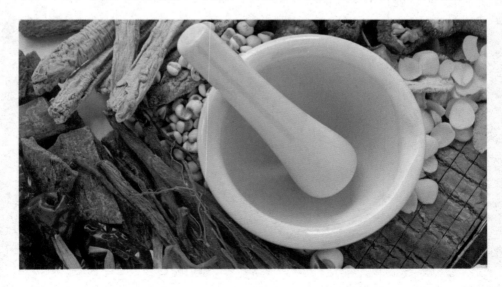

亦可更作。若长将，亦可煎为丸，北人服此治脚多效，但须极好硫黄耳，可预备之。

若胫已满，捏之没指者：

但勒[6]饮乌犊牛溺二三升，使小便利，息[7]渐渐消。当以铜器，尿取新者为佳。无乌牛，纯黄者，亦可用之。

又方：取牵牛子，捣，蜜丸，如小豆大，五丸[8]。取令小便利。亦可正尔[9]，吞之，其子黑色，正似棶子[10]核形，市人亦卖之。

又方：三白根，捣碎，酒饮之。

又方：酒若水煮大豆，饮其汁。又，食其汁。又食小豆亦佳。又，生研胡麻，酒和服之，差。

又方：大豆三升，水一斗，煮取九升，内清酒九升，又煎取九升，稍稍饮之，小便利，则肿歇也。

其有风引、白鸡、竹沥、独活诸汤，及八风、石斛、狗脊诸散，并别在大方中。

金芽[11]酒最为治之要，今载其方：

蜀椒、茵芋、金牙、细辛、莨草、干地黄、防风、附子、地肤、蒴藋、升麻各四两，人参三两，羌活一斤，牛膝五两。十四物，切，以酒四斗，渍七日，饮二三合，稍加之。亦治口不能言、脚屈，至良。

又，有侧子酒，亦效。

若田舍贫家，此药可酿。枚薁及松节、松叶皆善。

枚薁（净洗，锉之）一斛，以水三斛，煮取九斗，以渍曲，及煮去汁[12]。取一斛，渍饭，酿之如酒法，熟即取饮，多少任意。可顿作三五斛。若用松节叶，亦依准此法，其汁不厌浓也。患脚屈，积年不能行，腰脊挛痹，及腹内紧结者，服之不过三五剂，皆平复。如无酿，水边商陆亦佳。

其灸法，孔穴亦甚多，恐人不能悉皆知处，今止疏[13]要者，必先从上始，若直灸脚，气上不泄则危矣。

先灸大椎。在项上大节高起者，灸其上面一穴耳。

若气[14]，可先灸百会五十壮，穴在头顶凹中也。

肩井各一百壮。在两肩小近头凹处，指捏之，安令正得中穴耳。

次灸膻中五十壮。在胸前两边对乳胸厌骨解间，指按觉气翕翕尔[15]是也。一云：正胸中一穴也。

次灸巨阙。在心厌尖尖四下[16]一寸，以尺度之。凡灸以上部五穴，亦足治其气。若能灸百会、风府、胃管及五藏腧，则益佳，视病之宽急耳。诸穴出《灸经》，不可具载之。

次乃灸风市百壮。在两髀[17]外，

上篇　急症先驱葛洪奇方妙治

可平倚垂手直掩髀上，当中指头大筋上，捻[18]之自觉好也。

次灸三里二百壮。以病人手横掩下[19]，并四指，名曰一夫[20]，指至膝头骨下，指中节是其穴，附胫骨外边，捻之凹凹然也。

次灸上廉，一百壮。又灸三里下一夫[21]。

次灸下廉，一百壮。又在上廉下一夫。

次灸绝骨，二百壮。在外踝上三寸余，指端取踝骨上际，屈指头四寸便是，与下廉颇相对，分间二穴也。

此下一十八穴，并是要穴，余伏兔、犊鼻穴，凡灸此壮数，不必顿毕，三日中报灸[22]合尽。

又方：孔公孽二斤，石斛五两。酒二斗，浸，服之。

**附方**

《斗门方》治卒风毒，肿气急痛：

以柳白皮一斤，锉，以酒煮令热。帛裹熨肿上，冷再煮，易之，甚妙也。

《圣惠方》治走注风毒疼痛：

用小芥子，末，和鸡子白，调傅之。

《经验后方》治风毒，骨髓疼痛：

芍药二分，为末，夹绢袋[23]贮，酒三升，渍五日。每服二合，日

三服。

《食医心镜》除一切风湿痹，四肢拘挛：

苍耳子三两，捣末，以水一升半，煎取七合，去滓，呷之。

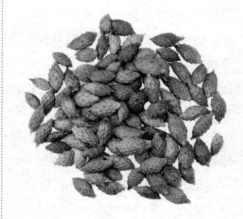

又，治筋脉拘挛，久风湿痹，下气，除骨中邪气，利肠胃，消水肿，久服轻身益气力。

薏苡仁一升，捣，为散，每服以水二升，煮两匙末，作粥。空腹食。

又，主补虚，去风湿痹。

醍醐二大两，暖酒一杯，和醍醐一匙，饮之。

《经验方》治诸处皮裹面痛：

何首乌，末，姜汁调成膏。痛处以帛子裹之，用火炙鞋底，熨之，妙。

《孙真人方》主脚气及上气：

取鲫鱼（一尺长者）作脍，食一两顿，差。

《千金翼》治脚气冲心：

白矾二两，以水一斗五升，煎三五沸，浸洗脚，良。

《广利方》治脚气冲烦，闷乱不识人：

大豆一升，水三升，浓煮取汁，顿服半升。如未定，可更服半升，即定。

苏恭云：凡患脚气，每旦任意饱食，午后少食，日晚不食，如饥可食豉粥。若暝不消，欲致霍乱者，即以高良姜一两，打碎，以水三升，煮取一升，顿服尽，即消，待极饥，乃食一碗薄粥，其药唯极饮之，良。若卒无高良姜，母姜一两代之，以清酒一升，煮令极熟，和汁食之，虽不及高良姜，亦大效矣。

《唐本注》云：脚气，煮莶草浓汁，渍之，多差。

《简要济众》治脚气连腿肿满，久不差方：

黑附子一两，去皮脐，生用，捣为散，生姜汁调如膏。涂傅肿上，药干再调涂之，肿消为度。

【注释】

1. 脚气：古病证名，以腿脚软弱为主症。

2. 稍：逐渐。

3. 忽弱：《外台秘要》卷十九《脚气痹弱方》作"忽屈弱"。

4. 及更……灸之：蓝川慎谓二"及"字都当作"乃"。

5. 先煮……仍：《外台秘要》卷十九《脚气痹弱方》作"以水五升，先煮乳水至五升，乃"。

6. 勒：《证类本草·牛角鳃》作"勤"。

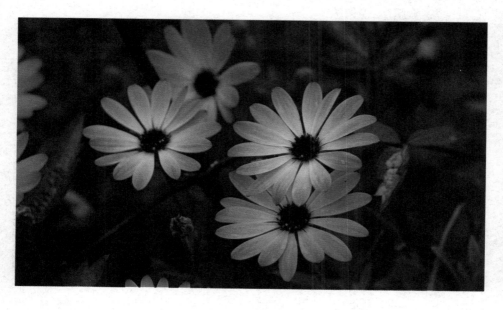

上篇　急症先驱葛洪奇方妙治

7. 息：《证类本草·牛角鳃》下无此字。

8. 五丸：《外台秘要》卷十九《脚气痹弱方》作"每服五丸，生姜汤下"。

9. 正尔：亦作"直尔"，径直地。

10. 梂（qiú）子：栎（lì）树的果实。

11. 金芽：当依下文作"金牙"。一种石类药，金黄色者良，故名。

12. 及煮去汁：《外台秘要》卷十九《脚气痹弱方》作"又以水二斛，煮汁"。

13. 疏：分条记述。

14. 若气：二字义不足，疑有误。

15. 翁翁尔：气流的样子。

16. 尖尖四下：蓝川慎所据底本（版本未详）作"突尖正下"。

17. 髀：大腿。

18. 捻：古同"捏"。

19. 下：当作"膝下"。

20. 一夫：针灸中量取长度的方法，平展手四指（除大拇指），中节横宽为一夫，亦即同身寸三寸。

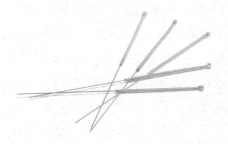

21. 又灸……夫：《备急千金要方》卷七第一类似条作"在三里下一夫"。据此，"又"当作"又云"，或"灸"宜作"在"。

22. 报灸：重复灸。

23. 夹绢袋：复层的绢袋。

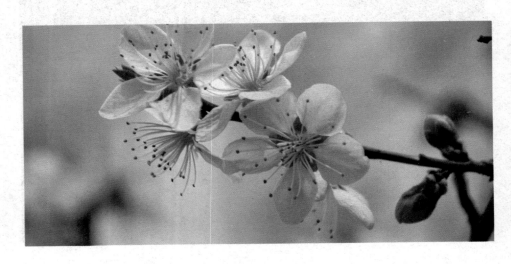

# 治服散卒发动困笃方

凡服五石[1]护命、更生及钟乳寒食之散，失将和节度，皆致发动其病，无所不为。若发起仓卒，不以渐而至者，皆是散势也，宜及时救解之。

若四肢身外有诸一切痛违常者，皆即冷水洗数百遍，热有所冲，水渍布巾，随以榆[2]之。又，水渍冷石以熨之，行饮暖酒，逍遥起行。

若心腹内有诸一切疾痛违常，烦闷惛恍[3]者，急解之：

取冷热[4]，取温酒饮一二升，渐渐稍进，觉小宽，更进冷食。其心痛者，最急，若肉冷，口已噤，但折齿下热酒，差。

若腹内有结坚热癖，使[5]众疾者，急下之：

栀子十四枚，豉五合。水二升，煮取一升，顿服之。热甚，已发疮者，加黄芩二两。

癖食犹不消，恶食畏冷者，更下：

好大黄（末）半升，芒硝半升，甘草二两，半夏、黄芩、芫花各一分。捣为散，藏密器中。

欲服，以水八升，先煮大枣二十枚，使烂，取四升，去枣，乃内药五方寸匕，搅和，着火上，三上三下，毕，分三服。且一服便利者，亦可停。若不快，更一服。下后即作酒粥，食二升，次作水殨[6]进之。不可不即食，胃中空虚，得热入，便杀人矣。

得下后应长将备急：

大黄、葶苈、豉各一合，杏仁、巴豆三十枚，捣，蜜丸如胡豆大，且服二枚。利者减之，痞者加之。

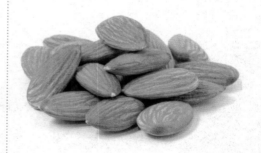

解散汤方丸散酒甚多，大要在于将冷，及数自下，惟取通利，四体欲常劳动，又不可失食致饥，及馊饭臭鱼肉，兼不可热饮食、厚衣、向火、冒暑远行，亦不宜过风冷。大都每使于体粗堪任为好。若已病发，不得不强自浇[7]耳。所将药，每以解毒而冷者为宜。服散觉病去，停住，后二十日三十日便自服。常若留结不消，犹致烦热，皆是失度，则宜依法防治。此法乃多为贵乐人用，而贱苦者服之，更少发动，当以得寒劳故也。恐脱[8]在危急，故略载此数条，以备忽卒。余具大方中。

附方

《圣惠方》治乳石发动，壅热，心闷，吐血：

以生刺蓟，捣，取汁，每服三合，入蜜少许，搅匀，服之。

食疗云[9]：若丹石热发。

菇[10]根和鲫鱼煮作羹，食之，三两顿，即便差耳。

【注释】

1.五石：五石散。以五种石药配制而成。具体处方不一。

2.搨：当作"搚"，同"拓"。扑贴，厚敷。

3.惛恍：犹言"恍惚"。惛，同"昏"。

4.取冷热：三字不谐。六醴斋本无此三字，四库本无"取"字。

5.使：《医心方》卷十九《服石发动救解法》作"便生"。

6.水飧（sūn）：水泡饭。飧，同"飱"。《玉篇》："飱，水和饭也。"

7.浇：以大量冷水浇淋身体以取冷。这是古人服石发热的主要后续补救手段。

8.脱：或。

9.食疗云：依例当作"食疗方"。六醴斋本作"食疗去"。

10.菇：茭白。

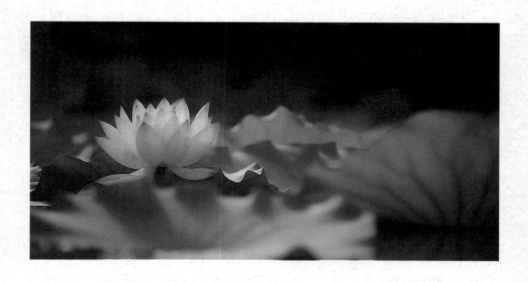

治卒上气，鸣息便欲绝。

方：捣韭绞汁，饮一升许，立愈。

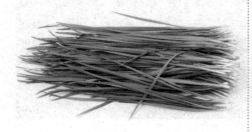

又方：细切桑根白皮三升，生姜三两，吴茱萸半升。水七升，酒五升，煮三沸，去滓，尽服之，一升入口则气下。千金不传方。

又方：茱萸二升，生姜三两。以水七升，煮取二升，分为三服。

又方：麻黄四两，桂、甘草各二两，杏仁五十枚（熬之）。捣为散，温汤服方寸匕，日三。

又方：末人参，服方寸匕，日五六。

气嗽不问多少时者，服之便差。

方：陈橘皮、桂心、杏仁（去尖、皮，熬）。三物，等分，捣，蜜丸。每服饭后须茶汤下二十丸。

忌生葱。史侍郎传。

治卒厥逆上气，又[1]两心胁下痛满，奄奄[2]欲绝方。

温汤令灼灼尔，以渍两足及两手，数易之也。

此谓奔豚病，从卒惊怖忧迫[3]得之，气下纵纵冲心胸[4]，脐间筑筑[5]，发动有时，不治杀人。诸方用药皆多，又必须杀豚，唯有一汤但可办耳：

甘草二两，人参二两，桂心二两，茱萸一升，生姜一斤，半夏一升。以水一斗，煮取三升，分三服。此药宜预蓄，得病便急合之。

又方：麻黄二两，杏仁一两（熬令黄）。捣散，酒散[6]方寸匕，数服之，差。

治卒乏气，气不复报[7]肩息。

方：干姜三两，哎咀，以酒一升，渍之。每服三合，日三服。

又方：度[8]手拇指，折度心下，灸三壮，差。

又方：麻黄三两（先煎，去沫），甘草二两。以水三升，煮取一升半，分三服。差后，欲令不发者，取此二物，并熬杏仁五十枚，蜜丸服，如桐子大四五丸，日三服，差。

又方：麻黄二两，桂、甘草各一

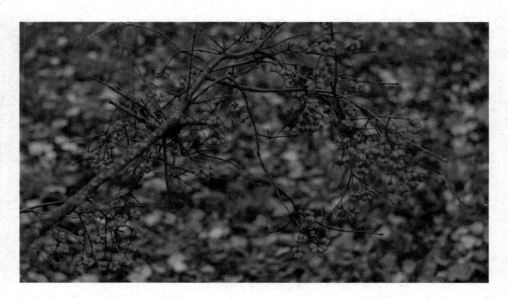

两，杏仁四十枚。以水六升，煮取二升，分三服。此三方，并各[9]小投杯汤，有气疹[10]者，亦可以药捣作散，长将服之。多冷者，加干姜三两；多痰者，加半夏三两。

治大走马及奔趁[11]喘乏，便饮冷水，因得上气发热。

方：用竹叶三斤，橘皮三两。以水一斗，煮取三升，去滓，分为三服，三日一剂，良。

治大热行极，及食热饼，竟饮冷水过多，冲咽不即消，仍以发气，呼吸喘息。

方：大黄、干姜、巴豆等分，末，服半钱匕，若得吐下，即愈。

若犹觉停滞在心胸，膈中不利者：

瓜蒂二分，杜蘅三分，人参一分。

捣筛，以汤服一钱匕，日二三服，效。

治肺痿咳嗽，吐涎沫，心中温温[12]，烟燥[13]而不渴者：

生姜五两，人参二两，甘草二两，大枣十二枚。水三升，煮取一升半，分为再服。

又方：甘草二两，以水三升，煮取一升半，分再服。

又方：生天门冬（捣取汁）一斗，酒一斗，饴一升，紫菀[14]四合。铜器于汤上煎可丸，服如杏子大一丸，日可三服。

又方：甘草二两，干姜三两，枣十二枚，水三升，煮取一升半，分为再服。

卒得寒冷上气。

方：干苏叶三两，陈橘皮四两，

酒四升，煮取一升半，分为再服。

治卒得咳嗽。

方：用釜月下土[15]一分，豉七分。捣，为丸梧子大，服十四丸。

又方：乌鸡一头（治如食法），以好酒渍之半日，出鸡，服酒。一云：苦酒一斗，煮白鸡，取三升，分三服，食鸡肉。莫与盐食则良。

又方：从大椎下第五节下、六节上空间，灸一处，随年[16]。并治上气。

又方：灸两乳下黑白肉际，各百壮，即愈。亦治上气。灸智前对乳一处，须随年壮也。

又方：菍[17]人三升，去皮，捣，着器中，蜜封头，蒸之一炊倾，出曝干，绢袋贮，以内二斗酒中六七日，可饮四五合，稍增至一升，吃之。

又方：饴糖六两，干姜六两（末之），豉二两。先以水一升，煮豉，三沸，去渣，内饴糖，消，内干姜。分为三服。

又方：以饴糖杂生姜屑，蒸三斗米下。食如弹子丸，日夜十度服。

又方：猪肾二枚（细切），干姜三两（末）。水七升，煮二升，稍稍服，覆取汗。

又方：灸乌[18]心，食之，佳。

又方：生姜汁、百部汁，和同，合煎，服二合。

又方：百部根四两，以酒一斗，渍再宿，火暖，服一升，日再服。

又方：椒二百粒（捣，末之），杏仁二百枚（熬之），枣百枚（去核）。合捣，令极熟，稍稍合如枣许大，则服之。

又方：生姜三两（捣取汁），干姜屑三两，杏仁一升（去皮，熬）。合捣为丸。服三丸，日五六服。

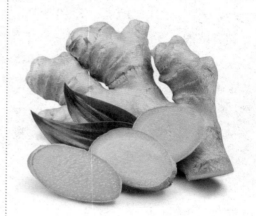

又方：芫花一升，水三升，煮取一升，去渣，以枣十四枚，煎令汁尽。一日一食之，三日讫。

又方：熬捣葶苈一两，干枣三枚。水三升，先煮枣，取一升，去枣，内葶苈，煎取五合。

大人分三服，小儿则分为四服。

又，华佗五嗽丸：灸皂荚、干姜、桂等分。捣，蜜丸如桐子，服三丸，日三。

又方：错[19]取松屑[20]一分，

上篇　急症先驱葛洪奇方妙治

桂二分，皂荚二两（炙，皮子）。捣，蜜丸如桐子大，服十五丸，小儿五丸，日一二服。

又方：屋上白蚬壳，捣末，酒服方寸匕。

又方：末浮散石[21]服。亦蜜丸。

又方：猪胰[22]一具，薄切，以苦酒煮，食令尽，不过二服。

又方：芫花二两，水二升，煮四沸，去滓，内白糖一斤，服如枣大。勿食咸酸。亦治久咳嗽者。

治久咳嗽上气十年二十年，诸药治不差。

方：猪胰三具，枣百枚，酒三升，渍数日，服三二合，加至四五合，服之不久，差。

又方：生龟一只，着坎中就溺之，令没，龟死，渍之三日出，烧末，以醇酒一升，和屑如干饭。顿服之，须臾大吐，嗽囊出，则差。小儿可服半升。

又方：生龟三（治如食法），去肠，以水五升，煮取三升，以渍曲，酿秫米四升，如常法，熟，饮二升，令尽，此则永断。

又方：蝙蝠除头[23]，烧令焦，末，饮服之。

**附方**

《孙真人方》治咳嗽：

皂荚（烧，研碎）二钱匕，豉汤下之。

《十全傅[24]救方》治咳嗽：

天南星一个大者（炮令裂），为末，每服一大钱，水一盏，生姜三片，煎至五分，温服，空心、日午、临卧时各一服。

《箧中方》治咳嗽含膏丸：

曹州葶苈子一两（纸衬，熬令黑），知母、贝母各一两。三物，同捣筛，以枣肉半两，别销砂糖一两半，同入药中，和为丸，大如弹丸。每服以新绵裹一丸含之，徐徐咽津，甚者不过三丸。今医亦多用。

《崔知悌》疗久嗽熏法：

每旦取款冬花如鸡子许，少蜜拌花使润，内一升铁铛中，又用一瓦碗[25]钻一孔，孔内安一小竹筒，笔管亦得，其筒稍长作，碗、铛相合及撞筒处，皆面涂之，勿令漏气，铛下着炭，少时款冬烟自从筒出，则口含筒，吸取烟咽之。如胸中少闷，须举头，即将指头捻筒头，勿使漏烟气，吸烟使尽，止。凡如是五日一为之，待至六日，则饱食羊肉馎饦一顿，永差。

《胜金方》治久嗽、暴嗽、劳嗽金粟丸：

叶子雌黄一两，研细，用纸筋泥固济小合子[26]一个，令干，勿令泥厚，将药入合子内，水调赤石脂，封合子口，更以泥封之，候干，坐合子于地上，上面以末[27]入窑瓦坯子弹子大，拥合子令作一尖子，上用炭十斤，簇定，顶上着火一熨斗，笼起，令火从上渐炽，候火消三分去一，看瓦坯通赤，则去火，候冷，开合子取药，当如镜面光明红色，入乳钵内细研，汤浸蒸饼心为丸，如粟米大。每服三丸五丸，甘草水服，服后睡良久，妙。

崔元亮《海上方》疗嗽单验方：

取好梨（去核），捣取汁一茶椀，着椒四十粒，煎一沸，去滓，即内黑锡一大两，消讫。细细含咽，立定。

孟说云：卒咳嗽。

以梨一颗，刺作五十孔，每孔内以椒一粒，以面裹于热火灰中煨令熟，出，停冷，去椒，食之。

又方：梨一颗（去核），内酥、蜜，面裹，烧令熟，食之。

又方：取梨肉，内酥中煎，停冷，食之。

又方：捣梨汁一升，酥一两，蜜一两，地黄汁一升，缓火煎，细细含咽。凡治嗽皆须待冷，喘息定后方食，熟食之反伤矣，冷嗽更极，不可救。如此者，可作羊肉汤饼饱食之，便卧少时。

《千金方》治小儿大人咳逆上气：

杏仁三升（去皮、尖），炒令黄，杵如膏，蜜一升，分为三分[28]，内杏仁，杵令得所，更内一分，杵如

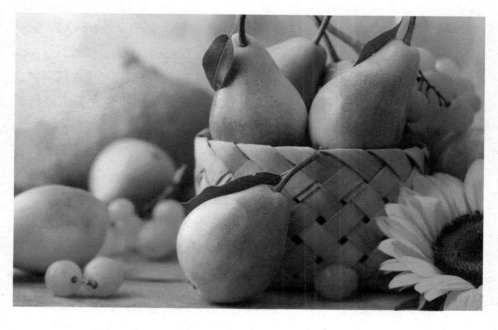

膏，又内一分，杵熟止。先食含之，咽汁。

《杨氏产乳》疗上气急满，坐卧不得方：

鳖甲一大两，炙令黄，细捣马散，取灯心一握，水二升，煎取五合。食前服一钱匕，食后蜜水服一钱匕。

刘禹锡《传信方》：李亚治一切嗽及上气者：

用干姜（须是台州至好者）、皂荚（炮，去皮、子，取肥大无孔者）、桂心（紫色辛辣者，削去皮）。三物，并别捣，下筛了[29]，各称等分，多少任意，和合后更捣筛一遍，炼白蜜和搜[30]，又捣一二十杵。每饮服三丸，丸稍加大，如梧子，不限食之先后，嗽发即服，日三五服。噤[31]食葱、油、咸、腥、热面，其效如神。刘在淮南与李同幕府，李每与人药而不出方，或讥其吝，李乃情话曰：凡人患嗽，多进冷药，若见此方，用药热燥，即不肯服，故但出药。多效。试之，信之。

《简要济众》治肺气喘嗽：

马兜铃二两（只用裹面子，去却壳，酥半两，入椀内，拌和匀，慢火[32]炒干），甘草一两（炙）。二味为末，每服一钱，水一盏，煎六分。温呷，或以药末含咽津，亦得。

治痰嗽喘急不定：

桔梗一两半，捣罗为散，用童子小便半升，煎取四合，去滓，温服。

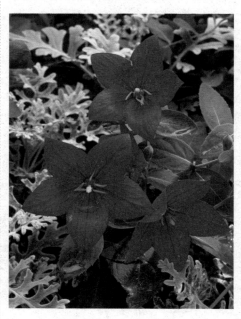

杨文蔚治痰嗽，利胸膈方：

栝楼（肥实大者，割开子净洗，槌破刮皮，细切，焙干），半夏四十九个（汤洗十遍，槌破，焙）。捣罗为末，用洗栝楼熟水并瓤同熬成膏，研细为丸如梧子大。生姜汤下二十丸。

《深师方》疗久咳逆上气，体肿短气胀满，昼夜倚壁不得卧，常作水鸡声者，白前汤主之：

白前二两，紫菀、半夏（洗）各三两，大戟七合（切）。四物，以水一斗，渍一宿，明日煮取三升，分三服。禁食羊肉饧，大佳。

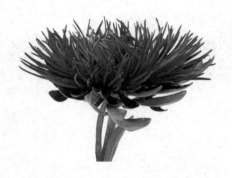

《梅师方》治久患暇呷[33]咳嗽，喉中作声不得眠：

取白前捣为末，温酒调二钱匕服。

又方：治上气咳嗽，呷呀息气，喉中作声唾黏。以蓝实叶水浸良久，捣绞取汁一升，空腹顿服。须臾，以杏仁研取汁煮粥食之。一两日将息，依前法更服，吐痰尽，方差。

《兵部手集》治小儿大人咳逆短气，胸中吸吸[34]，咳出涕唾，嗽出臭脓涕粘：

淡竹沥一合，日三五服，大人一升。

《圣惠方》治伤中，筋脉急，上气咳嗽：

用枣二十枚（去核），以酥四两，微火煎，入枣肉中，滴尽酥。常含一枚，微微咽之。

《经验后方》定喘化涎：

猪蹄甲四十九个，净洗控干，每个指甲内半夏、白矾各一字，入罐子内封闭，勿令烟出，火煅通赤，去火，细研，入麝香一钱匕。人有上喘咳，用糯米饮下，小儿半钱，至妙。

《灵苑方》治咳嗽上气、喘急、嗽血、吐血：

人参（好者）捣为末，每服三钱匕，鸡子清调之，五更初服便睡。去枕仰卧，只一服愈。年深者，再服。忌腥、咸、鲊、酱、面等，并勿过醉饱，将息佳。

席延赏治虚中有热，效嗽脓血，口舌咽干，又不可服凉药：

好黄耆[35]四两，甘草一两（为末），每服三钱。如茶点羹粥中，亦可服。

《杜壬方》治上焦有热，口舌咽中生疮，嗽有脓血：

桔梗一两，甘草二两，为末，每服二钱，水一盏，煎六分，去滓，温服，食后细呷之。亦治肺壅。

《经验方》治咳嗽甚者，或有吐血新鲜：

桑根白皮一斤，米泔浸三宿，净刮上黄皮，锉细，入糯米四两，焙干。一处捣为末。每服米饮调下一两钱。

《斗门方》治肺破出血，忽嗽血不止者：

用海犀膏一大片，于火上炙令焦黄色，后以酥涂之，又炙再涂，令通透，可碾为末，用汤化三大钱匕，放

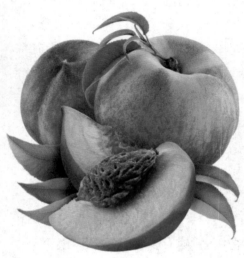

冷服之，即血止。水胶是也，大验。

《食医心镜》主上气咳嗽，胸膈痞满气喘：

桃仁三两（去皮、尖），以水一升，研取汁，和粳米二合，煮粥食之。

又，治一切肺病，咳嗽脓血不止。

好酥五斤，熔三遍，停取凝，当出醍醐，服一合，差。

又，主积年上气咳嗽，多痰喘促，唾脓血。

以萝卜子一合，研，煎汤，食上服之。

【注释】

1. 又：疑当作"叉"。《外台秘要》卷十二引此方，宋本作"气又"二字，明本作"气支"二字。

2. 奄奄：气息微弱濒死的样子。

3. 迫：《外台秘要》卷十二作"迫"，六醴斋本亦作"迫"。又，前文第十八中类似语亦作"惊忧怖迫"。

4. 气下……心胸：《外台秘要》卷十二作"气从下上，上冲心胸"，语义较顺。

5. 筑筑：谓气频频上冲，如筑杵捣物的样子。

6. 散：据文义当作"服"。四库本作"下"。

7. 气不复报：谓呼吸不相接续。

8. 度：度量。下一"度"指度量所得之长度，名词。按，本条前后数方《外台秘要》中紧连，蓝川慎谓当中不应插入灸法条，应系错入。

9. 各：《外台秘要》卷十《卒上气方》作"名"。

10. 气疹：气病。《外台秘要》卷十《卒上气方》作"气疾"。

11. 奔趁：奔逐。趁，同"趂"，追逐。

12. 温温：四库本作"呩呩"。温温，通"愠愠"，心胸郁积甚则泛恶欲吐的样子。

13. 烟燥：四库本作"咽燥"，六醴斋本作"烦燥"。按，本条出于《金匮要略》，《金匮要略》卷上《肺痿肺痈咳嗽上气病脉证并治》作"咽燥"。

14.紫苑：依药名常例，当作"紫菀"。

15.釜月下土：即锅底黑灰。亦称釜下墨、釜底墨、锅脐墨等。

16.随年：《外台秘要》卷十《上气方》引《肘后》作"随年壮"。指根据年龄确定艾灸数。

17.秨："桃"的异体字。

18.乌：指乌鸦。

19.错：同"锉"，锉磨。

20.松屑：当作"铅屑"。《外台秘要》卷九《卒效嗽方》作"炉中取铅屑"。

21.浮散石：似即浮石。

22.胫：同"胰"。

23.头：《证类本草·伏翼》作"翅足"。

24.傅："博"的俗字。

25.椀：同"碗"。

26.合子：即"盒子"。

27.末：《证类本草·雌黄》作"未"。

28.分：同"份"。

29.了（liǎo）：结束，完成。

30.搜：同"溲"，用水或其他液体调和散末药。

31.噤：当作"禁"。四库本正作"禁"。

32.慢火：即文火，小火。

33.嗄呷：指连续的咳嗽声。

34.吸吸：呼吸短促的样子。

35.黄耆：即黄芪。

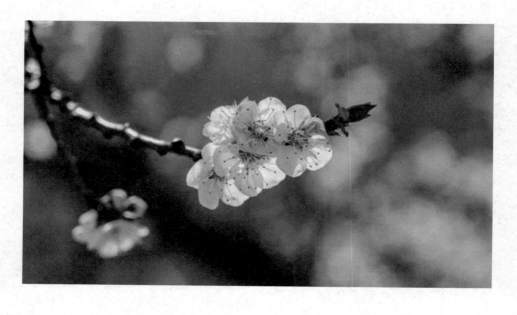

上篇 急症先驱葛洪奇方妙治

# 治卒身面肿满方

治卒肿满，身面皆洪大方：

大鲤一头，醇酒[1]三升，煮之令酒干尽，乃食之。勿用醋[2]及盐、豉他物杂也，不过三两服，差[3]。

又方：灸足内踝下白肉[4]，三壮，差。

又方：大豆一斗，熟煮，漉，饮汁及食豆，不过数度，必愈。小豆尤佳。

又方：取鸡子黄白相和，涂肿处，干复涂之。

又方：杏叶[5]锉，煮令浓，及热渍之。亦可服之。

又方：车下李核中仁十枚（研令熟），粳米三合（研）。以水四升，煮作粥，令得二升，服之，三作加核也[6]。

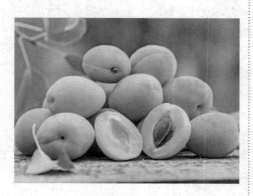

又方：大豆一升，以水五升，煮[7]二升，去豆，内酒八升，更煮九升，分三四服。肿差后，渴，慎不可多饮。

又方：黄牛溺，顿服三升，即觉减。未消，更服之。

又方：章陆[8]根一斤，刮去皮，薄切之，煮令烂，去滓，内羊肉一斤，下葱、豉、盐如食法，随意食之。肿差后，亦宜作此。亦可常捣章陆，与米中半蒸，作饼子食之。

又方：猪肾一枚，分为七脔，甘遂一分，以粉之。火炙令熟，一日一食，至四五，当觉腹胁鸣，小便利。不尔，更进。尽熟剥去皮食之，须尽马佳，不尔，再之。勿食盐。

又方：切章陆一升，以酒三升，渍三宿，服五合至一升，日三服之。凡此满或是虚气，或是风冷气，或是水饮气，此方皆治之。

治肿入腹，苦满急，害饮食。

方：大戟、乌翅末[9]各二两。捣筛，蜜和丸，丸如桐子大。旦服二丸，当下渐退，更取令消，乃止之。

又方：葶苈子七两，椒目三两，茯苓三两，吴茱萸二两。捣，蜜和丸，如桐子大。服十丸，日二服。

又方：鲤鱼一头（重五斤者，以水二斗，煮取斗半，去鱼），泽漆五两，茯苓三两，桑根白皮（切）三升，泽泻五两。又煮取四升，分四服，服之小便当利，渐消也。

又方：皂荚（剥，炙令黄，锉）三升，酒一斗渍，石器煮令沸，服一升，日三服，尽更作。

若肿偏有所起处者：

以水和灰，以涂之，燥复更涂。

又方：赤豆、麻子合捣，以傅肿上。

又方：水煮巴豆，以布沾以拭之。姚云：巴豆三十枚（合皮），哎咀，水五升，煮取三升。

日五拭肿上，随手即减。勿近目及阴。疗身体暴肿如吹者。

若但是[10]肿者：

锉葱，煮令烂，以渍之。日三四度。

又方：菟丝子一升，酒五升，渍二三宿，服一升，日三服，差。

若肿从脚起，稍上进者，入腹则杀人。治之方：

小豆一斛，煮令极烂，得四五斗汁。温以渍膝已下，日二为之，数日消尽。若已入腹者，不复渍，但煮小豆食之。莫杂吃饭及鱼、盐。又，专饮小豆汁。无小豆，大豆亦可用。如此之病，十死一生，急救之。

又方：削楠[11]或桐木，煮取汁，以渍之，并饮少许，加小豆，妙。

又方：生猪肝一具，细切，顿食之。勿与盐乃可。用苦酒，妙。

又方：煮豉汁饮，以滓傅脚。

附方

《备急方》疗身体暴肿满：

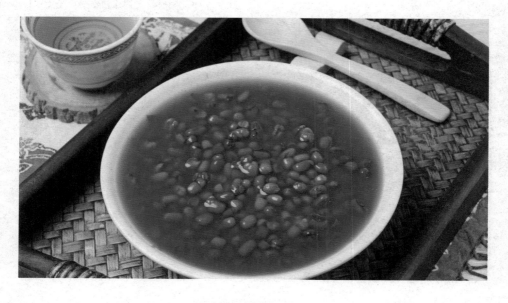

上篇　急症先驱葛洪奇方妙治

榆皮捣屑，随多少，杂米作粥食，小便利。

《杨氏产乳》疗通体遍身肿，小便不利：

猪苓五两，捣筛，煎水三合，调服方寸匕，加至二匕。

《食医心镜》主气喘促、浮肿、小便涩：

杏仁一两（去尖、皮），熬，研，和米煮粥极熟，空心吃二合。

【注释】

1. 醇酒：《外台秘要》卷二十《卒肿满方》、《医心方》卷十《治身面卒肿方》并作"醇苦酒"。下"酒"字亦作"苦酒"，苦酒即醋。但下文云"勿用醋"，疑亦误。

2. 醋：《医心方》卷十《治身面卒肿方》作"饭"。

3. 不过……差：《医心方》卷十《治身面卒肿方》作"不过再作便愈"，《外台秘要》卷二十《卒肿满方》作"不过再作愈"。

4. 白肉：《外台秘要》卷二十《卒肿满方》作"白肉际"。

5. 杏叶：《外台秘要》卷二十《卒肿满方》作"香菜"，即香薷。

6. 三作加核也：《外台秘要》卷二十《卒肿满方》作"日三作未消更增核"。

7. 煮：《医心方》卷十《治身面卒肿方》作"煮取"。

8. 章陆：即"商陆"。

9. 乌翅末：《医心方》卷十《治身面卒肿方》作"乌扇术"。

10. 是：《外台秘要》卷二十《水肿从脚起方》作"两足"。

11. 楠：不详。《外台秘要》卷二十《水胍从脚起方》作"楠"。

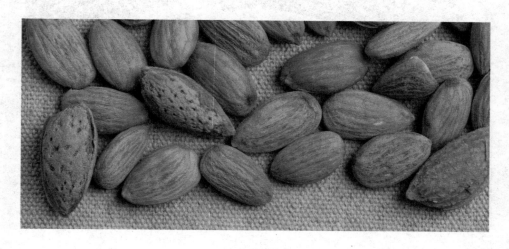

# 治卒大腹水病方

水病之初，先目上肿起，如老蚕色，侠[1]头[2]脉动。股里冷，胫中满，按之没指。腹内转侧有节声，此其候也，不即治，须臾身体稍肿，肚尽胀，按之随手起，则病已成，犹可为治。此皆从虚损大病或下痢后、妇人产后，饮水不即消，三焦受病[3]，小便不利，乃相结渐渐生聚，遂流诸经络故也。治之方：

葶苈一升，熬，捣之于臼上，割生雄鸭鸡[4]，合血共头，共捣万杵，服如梧子，五丸稍加至十丸，勿食盐，常食小豆饭，饮小豆汁，鲤鱼佳也。

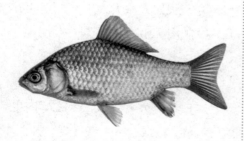

又方：防己[5]、甘草、葶苈各二两。捣，苦酒和丸，如梧子大，三丸，日三服，常服之。取消平乃止。

又方：雄黄六分，麝香三分，甘遂、芫花、人参各二分。捣，蜜和丸，服如豆大，二丸加至四丸，即差。

又方：但以春酒五升，渍葶苈子二升，隔宿稍服一合，小便当利。

又方：葶苈一两，杏仁二十枚（并熬黄色）。捣，分十服，小便去，立差。

又方：《胡洽》水银丸，大治水肿，利小便。姚同。葶苈、椒目各一升，芒硝六两，水银十两，水煮水银三日三夜，乃以合捣六万杵。自相和丸，服如大豆丸，日三服，日增一丸，至十丸，更从一起。差后，食牛羊肉自补，稍稍饮之。

又方：多取柯[6]枝皮，锉，浓煮，煎令可丸，服如梧子大，三丸。须臾，又一丸，当下水，后将服三丸，日三服。此树一名木奴，南人用作船。

又方：真苏合香、水银、白粉等分，蜜丸服，如大豆二丸，日三，当下水，节饮好自养。无苏合，可阙之也。

又方：取草麻绳熟者[7]二十枚，去皮，研之，水解得三合，日一服，至日中许，当吐下，诸水汁结裹。若不尽，三日后更服三十枚，犹未尽，更复作。差后，节饮及咸物等。

又方：小豆一升，白鸡一头（治

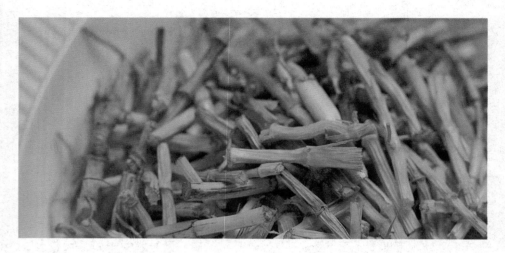

如食法）。以水三斗，煮熟食汁，饮汁，稍稍令尽。

又方：取青雄鸭，以水五升，煮取饮汁一升，稍稍饮令尽，厚覆之取汗，佳。

又方：取胡燕卵中黄，顿吞十枚。

又方：取蛤蝼[8]炙令熟，日食十个。

又方，若唯腹大动摇水声，皮肤黑，名曰水蛊。巴豆九十枚（去皮、心），杏仁六十枚（去皮、尖），并熬令黄。捣，和之。服如小豆大一枚，以水下马度。勿饮酒，佳。

又方：鬼扇，细捣绞汁，服如鸡子，即下水，更复取水蛊[9]，若汤[10]，研麻子汁饮之。

又方：慈弥草[11]三十斤，水三石，煮取一石，去滓，更汤上煎，令可丸，服如皂荚子三丸至五六丸，水

随小便去。节饮，糜粥养之。

又方：白茅根一大把，小豆三升，水三升，煮取干，去茅根，食豆，水随小便下。

又方：鼠尾草、马鞭草各十斤，水一石，煮取五斗，去渣更煎，以粉和为丸，服如大豆大，二丸加至四五丸。禁肥肉，生冷勿食。

肿满者：

白楮树白皮一握，水二升，煮取五合；白槟榔大者二枚，末之。内更煎三五沸，汤成，下少许红雪，服之。

又，将服牛溺、章陆、羊肉臛及香柔[12]煎等。在肿满条中，其十水丸，诸大方在别卷。若止皮肤水，腹内未有者，服诸发汗药，得汗便差，然慎护风寒为急。若唯腹大，下之不去，便针脐下二寸入数分，令水出孔合，须[13]腹减乃止。

**附方**

李绛《兵部手集方》疗水病，无问年月深浅，虽复脉恶，亦主之：

大戟、当归、橘皮各一大两（切）。以水一大升，煮取七合，顿服，利水二三斗，勿怪至重，不过再服便差。禁毒食一年，水下后更服，永不作。此方出《张尚客》。

《外台秘要》治水气：

章陆根白者，去皮，切，如小豆许一大盏，以水三升，煮取一升已上，烂，即取粟米一大盏，煮成粥，仍空心服。若一日两度服，即恐利多，每日服一顿即微利，不得杂食。

又，疗水病肿。

鲤鱼一头（极大者），去头尾及骨，唯取肉，以水二斗，赤小豆一大升，和鱼肉煮，可取二升已上汁，生布绞，去渣，顿服尽。如不能尽，分为二服，后服温令暖。服讫当下利，利尽即差。

又方：卒患肿满，曾有人忽脚肤[14]肿，渐上至膝，足不可践地。至大水，头面遍身大肿胀满。苦瓠白瓤实，捻如大豆粒，以面裹，煮一沸。空心服七枚，至午，当出水一斗，三日水自出不止，大瘦乃差，三年内慎卜口味也。苦瓠须好者，无臁黳[15]，细理妍净者，不尔有毒不用。

《圣惠方》治十种水不差垂死：

用猯[16]肉半斤，切，粳米三合，水三升，葱、椒、姜、豉作粥，食之。

又方：治十种水病，肿满喘促，不得卧。

以蝼蛄五枚，干为末，食前汤调半钱匕至一钱，小便通，效。

《食医心镜》治十种水病，不差，垂死：

青头鸭一只，治如食法，细切，和米并五味，煮令极熟，作粥，空腹食之。

又方：主水气胀满、浮肿，小便涩少。

白鸭一只，去毛肠，洗，餹饭[17]半升，以饭、姜、椒酿鸭腹中，缝定，如法蒸，候熟，食之。

《杨氏产乳》疗身体肿满，水气急，卧不得：

郁李仁一大合，捣为末，和麦面搜作饼子与吃，入口即大便通，利气，便差。

《梅师方》治水肿，坐卧不得，头面身体悉肿：

取东引花桑枝，烧灰，淋汁，煮赤小豆，空心食，令饱。饥即食尽，不得吃饭。

又方：治水肿，小便涩。

黄牛尿，饮一升，日至夜，小便

上篇　急症先驱葛洪奇方妙治

利，差。勿食盐。

又方：治心下有水。

白术三两，泽泻五两（锉）。以水三升，煎取一升半，分服。

《千金翼》治小便不利，膀胱水气流滞：

以浮萍日干，末，服方寸匕，日一二服，良。

《经验方》河东裴氏传经效治水肿及暴肿：

葶苈三两，杵六千下，令如泥，即下汉防己末四两，取绿头鸭，就药臼中截头，沥血于臼中，血尽，和鸭头更捣五千下，丸如梧桐子。患甚者，空腹白汤下十丸，稍可[18]者五丸，频服五日止。此药利小便，有效如神。

《韦宙独行方》疗水肿从脚起，入腹则杀人：

用赤小豆一斗，煮令极烂，取汁四五升，温渍膝以下。若以[19]入腹，但服小豆，勿杂食，亦愈。

李绛《兵部手集方》亦着此法，云曾得效。

【注释】

1.侠：通"夹"。

2.头：《外台秘要》卷二十《大腹水肿方》作"颈"，义长，可从。

3.受病：《外台秘要》作"决漏"。

4.鹢鸡：古代指一种形似天鹅或鹤的大鸟。

5.防己：道藏本作"防风"。

6.柯：柯树，又名"木奴"。

7.草麻绳熟者：语义不通，且后文云"二十枚，去皮"。《外台秘要》卷二十《水瘕方》作"草麻成熟好者"，义洽，当从。草麻，即蓖麻。此指蓖麻子。

8.蛤蝼：《普济方》卷一百九十三作"蛤蜊"，《本草纲目·蝼蛄》引作"蝼蛄"。按，蛤蝼一指河蚌，此处似应指蝼蛄。

9.更复取水盅：《外台秘要》卷二十《水盅方》作"更服取水尽"，义长，当据改。

10.汤：《外台秘要》卷二十《水盅方》作"渴"。

11.慈弥草：道藏本同。不详为何物。

12.香柔：常例作"香茉"，即香薷。

13.须：等待。

14.肤：当作"趺"，脚。

15.黶靨：瓜果外的斑块。

16.猯（tuān）：同"貒"，猪獾。

17.餶饭：疑当作"馈（fēn）饭"。馈饭，蒸至将熟的米饭。四库本作"溃饭"。

18.稍可：谓逐渐好转。

19.以：通"已"，已经。

治卒暴癥，腹中有物如石，痛如刺，昼夜啼呼。不治之，百日死。

方：牛膝二斤，以酒一斗，渍，以蜜封于热灰火小中，温令味出，服五合至一升，量力[1]服之。

又方：用蒴藋根亦如此，尤良。

姚云：牛膝酒，神验也。

又方：多取章陆根，捣，蒸之。以新布借腹上，药披着布上，勿腹上，冷复之，昼夜勿息。

又方：五月五日葫十斤（去皮），桂一尺二寸，灶中黄土如鸭子一枚。合捣，以苦酒和涂，以布揾病，不过三，差。

又方：取柃木（柃，直忍切[2]），烧为灰，淋取汁八升，以酿一斛米，酒成服之，从半合始，不知，稍稍增至一二升，不尽一剂皆愈。此灰入染绛，用叶中酿酒也。

凡癥坚之起，多以渐生，如有卒觉，便牢[3]大，自难治也。腹中症有结积，便害饮食，转羸瘦，治之多用陷冰、玉壶、八毒诸大药，今止取小易得者。

取虎杖根，勿令影临水上者，可得石余，杵熟煮汁，可丸，以秫米五六升，炊饭内，日中涂药后可饭，取差[4]。

又方：亦可取根一升，捣千杵，酒渍之。从少起，日三服。此酒治癥，乃胜诸大药。

又方：蚕矢一石，桑柴烧灰。以水淋之五度，取生鳖长一尺者，内中煮之。烂熟，去骨细擘，锉，更煎令可丸，丸如梧子大，一服七丸，日三。

又方：射罔二两，椒三百粒。捣末，鸡子白和为丸，如大麻子，服一丸，渐至如大豆大，一丸至三丸为度。

又方：大猪心一枚（破头去血），捣末雄黄、麝香当门子五枚，巴豆百枚（去心、皮，生用）。心缝[5]，以好酒于小铜器中煎之。令心没，欲歇[6]随益，尽三升，当糜烂，煎令可丸，如麻子，服三丸，日三服。酒尽不糜者，出捣蜜丸之，良。又，大黄末半斤，朴硝三两，蜜一斤，合于汤上，煎。可丸如梧子，服十丸，日三服之。

治鳖癥伏在心下，手揣见头足，时时转者：

白雌鸡一双，绝食一宿，明旦膏煎饭饲之。取其矢，无问多少，于铜器中以溺和之。火上熬，可捣末，服方寸匕，日四五服，须消尽乃止。常饲鸡取矢，差毕，杀鸡单食之。姚同。

治心下有物，大如杯，不得食者：

葶苈二两（熬之），大黄二两，泽漆四两。捣筛，蜜丸，和捣千杵，服如梧子大，二丸，日三服，稍加。其有陷冰、赭鬼诸丸方，别在大方中。

治两胁下有气结者：

狼毒二两，旋覆花一两，附子二两（炮之）。捣筛，蜜和丸，服如梧子大，二丸，稍加至三丸，服之。

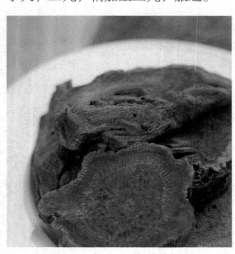

熨癥法：

铜器受二升许，贮鱼膏[7]令深二三寸，作大火炷六七枚，燃之令膏暖，重纸覆症上，以器熨之，昼夜勿息，膏尽更益也。

又方：茱萸三升，碎之，以酒和煮，令熟布帛物裹以熨癥上，冷更均

番用之，症当移去，复逐熨，须臾消止。亦可用好[8]□□□[9]茱萸（末），以鸡子白和射罔服之[10]。

又方：灶中黄土一升[11]，先捣葫熟，内上[12]复捣，以苦酒浇令浥浥[13]，先以涂布一面，仍搶病上，以涂布上，干复易之，取令消止，差。

治妇人脐下结物，大如杯升，月经不通，发作往来，下痢羸瘦。此为气瘕，按之若牢强肉癥者，不可治。未者可治：

末干漆一斤，生地黄三十斤。捣，绞取汁，火煎干漆，令可丸，食后服，如梧子大，三丸，日三服，即差。

附方

《外台秘要》方疗心腹宿癥，卒得癥：

取朱砂细研，搜饭令朱多，以雄鸡一只，先饿二日，后以朱饭饲之，着鸡于板上，收取粪，曝燥为末，温清酒服方寸匕至五钱，日三服。若病困者，昼夜可六服，一鸡少，更饲一鸡，取足服之，俟愈即止。

又，疗食鱼肉等成癥结在腹，并诸毒气方：

狗粪五升，烧，末之，绵裹，酒五升，渍再宿，取清，分十服，日再，已后日三服。使尽随所食，症结即便出矣。

《千金方》治食鱼鲙及生肉住胸膈不化，必成癥瘕：

捣马鞭草汁，饮之一升。生姜水亦得，即消。

又方：治肉癥，思肉不已，食讫复思。

白马尿三升，空心饮，当吐肉，肉不出，即死。

《药性论》云：治癥癖病。

鳖甲、诃梨勒皮、干姜末等分，为丸，空心下三十丸，再服。

宋明帝宫人患腰痛牵心，发则气绝，徐文伯视之曰：发瘕。以油灌之，吐物如发，引之长三尺，头已成蛇，能动摇，悬之滴尽，惟一发。

《胜金方》治膜外气及气块方：

延胡索不限多少，为末，猪胰一具，切作块子，炙熟，蘸药末，食之。

【注释】

1. 力：这里指酒力。

2. 橅，直忍切：这是为"橅"字用古代注音法"反切法"注音。

3. 牢：义同"坚"，坚硬。当是避隋文帝杨坚讳而改。

4. 杵熟……取差：本条语义凌乱。《外台秘要》卷十二《暴癥方》作："净洗干之，捣作末，以秫米五斗炊饭，内搅之，好酒五斗渍封，药消饭浮，可饮一升半。勿食鲑、盐，症当出。"

5. 心缝：此处语义未足。似当有将雄黄、麝香、巴豆纳入猪心的表述。

6. 歇：六醴斋本作"干"。

7. 鱼膏：即鱼脂、鱼油。旧时常用以作灯火燃料。

8. 用好：六醴斋本作"再用好"。

9. □□□□：原书此处有十余字空，《外台秘要》卷十二《疗症方》作"射冈五两"四字。

10. 服之：《外台秘要》卷十二《疗症方》作"涂症上"。

11. 灶中黄土一升：《外台秘要》卷十二《心下大如杯症方》下有"生葫一升"。

12. 上：四库本、《外台秘要》卷十二《心下大如杯症方》并作"土"。

13. 渑渑：湿润的样子。

## 治心腹寒冷食饮积聚结癖方

治腹中冷癖，水谷癖[1]结，心下停痰，两胁痞满，按之鸣转，逆害饮食：

取大蟾蜍一枚（去皮及腹中物，支解之），芒硝（大人一升，中人七合，瘦弱人五合）。以水六升，煮取四升，一服一升。一服后，未得下，更一升，得下，则九日十日一作。

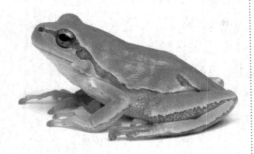

又方：茱萸八两，消石一升，生姜一斤。以洒五升，合煮，取四升，先服一服一升。不痛者，止，勿再服之。下病后，好将养之。

又方：大黄八两，葶苈四两（并熬），芒硝四两（熬令汁尽）。熟捣，蜜和丸，丸如梧子大，食后服三丸，稍增五丸。

又方：狼毒三两，附子一两，旋覆花三两。捣，蜜丸，服如梧子大，食前三丸，日三服。

又方：巴豆三十枚（去心），杏仁二十枚（并熬），桔梗六分，藜芦四分，皂荚三分（并炙之）。捣，蜜和丸，如胡豆大，未食服一丸，日二。欲下病者，服二丸，长将息，百日都好，差。

又方：贝母二两，桔梗二两，矾石一两，巴豆一两（去心、皮，生用）。捣千杵，蜜和丸，如梧子，一服二丸，病后少少减服。

又方：茯苓一两，茱萸三两。捣，蜜丸，如梧子大，服五丸，日三服。

又，治暴宿食留饮不除，腹中为患。

方：大黄、茯苓、芒硝各三两，巴豆一分。捣，蜜丸，如梧子大，一服二丸，不[2]痛止。

又方：椒目二两，巴豆一两（去皮、心，熬）。捣，以枣膏，丸如麻子，服二丸，下，痛止。

又方：巴豆一枚（去心、皮，熬之），椒目十四枚，豉十六粒，合捣为丸，服二丸，当吐利，吐利不尽，更服二丸。服四神丸，下之，亦佳。

中候黑丸，治诸癖结痰癖第一良：

桔梗四分，桂四分，巴豆八分（去心、皮），杏仁五分（去皮），芫花十二分。并熬，令紫色。先捣三味药成末，又捣巴豆、杏仁如膏，合和，又捣二千杵。丸如胡豆大，服一丸取利，至二三丸。儿生十日欲痫，皆与一二丸，如粟粒大。诸腹内不便，体中觉患便服，得一两行利，则好也。

硫黄丸，至热，治人之大冷，夏月温饮食，不解衣者：

硫黄、矾石、干姜、茱萸、桂、乌头、附子、椒、人参、细辛、皂荚、当归，十二种分等，随人多少。捣，蜜丸，如梧子大，一服十丸至二十丸，日三服。若冷痢者，加赤石脂、龙骨，即便愈也。

露宿丸，治大寒冷积聚方：

矾石、干姜、桂、桔梗、附子（炮）、皂荚各三两。捣筛，蜜丸，如梧子大，酒下十丸，加至一十五丸。

附方

《外台秘要》疗癖方：大黄十两（杵，筛），醋三升（和匀），白蜜两匙。煎堪丸，如梧桐子大，一服三十丸，生姜汤吞下。以利为度，小者减之。

《圣惠方》治伏梁气在心下，结聚不散：

用桃奴二两，为末，空心温酒调二钱匕。

《简要济众》治久积冷，不下食，呕吐不止，冷在胃中：

半夏五两（洗过），为末，每服二钱，白面一两，以水和搜，切作碁子[3]，水煮面熟为度。用生姜、醋调和，服之。

【注释】

1. 痫（yǐn）：同"饮"，痰饮。

2. 不：据下二条，似应为"下"。

3. 碁子：即棋子。碁，同"棋"。

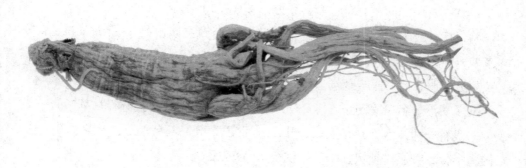

上篇 急症先驱葛洪奇方妙治

# 治胸膈上痰癖诸方

治卒头痛如破，非中冷，又非中风方：

釜月下墨四分，附子三分，桂一分。捣筛，以冷水服方寸匕，当吐。一方，无桂。

又方：苦参、桂、半夏等分。捣下筛，苦酒和，以涂痛，则差。

又方：乌梅三十枚，盐三指撮。酒三升，煮取一升，去滓，顿服，当吐，愈。

此本在杂治中，其病是胸中膈上痰厥气上冲所致，名为厥头痛，吐之，即差。

但单煮米作浓饮二三升许，适冷暖，饮尽二三升，须臾适吐[1]，适吐毕，又饮，如此数过。剧者，须臾吐胆乃止，不损人而即差。

治胸中多痰，头痛不欲食及饮酒，则瘀阻痰。

方：常山二两，甘草一两，松萝一两，瓜蒂三七枚。酒水各一升半，煮取升半，初服七合，取吐。吐不尽，余更分二服，后可服半夏汤。

《胡洽》名粉隔汤：

矾石一两，水二升，煮取一升，内蜜半合，顿服。须臾，未吐，饮少热汤。

又方：杜蘅三两，松萝三两，瓜蒂三十枚。酒一升二合，渍再宿，去滓，温服五合。一服不吐，晚更一服。

又方：瓜蒂一两，赤小豆四两。捣，末，温汤三合，和服，便安卧，欲擿[2]之不吐，更服之。

又方：先作一升汤，投水一升，名为生熟汤，及食三合盐，以此汤送之。须臾欲吐，便摘[3]出；未尽，更服二合。饮汤二升后，亦可更服汤，不复也。

又方：常山四两，甘草半两。水七升，煮取三升，内半升蜜，服一升，不吐，更服。无蜜亦可。

方中能月服一种，则无痰水之患。又，有旋覆五饮，在诸大方中。

若胸中痞寒[4]短气膈[5]者（膈，敷逼切）：

甘草二两，茯苓三两，杏仁五十枚（碎之）。水一斗三升，煮取六升，分当为五服。

又方：桂四两，术、甘草二两[6]，附子（炮）。水六升，煮取三升，分为三服。

膈中有结积，觉骇骇[7]不去者：

藜芦一两（炙，末之），巴豆半两（去皮、心，熬之）。先捣巴豆如泥，入藜芦末，又捣万杵，蜜丸，如麻子大，服一丸至二三丸。

膈中之病，名曰膏肓，汤丸径过，针灸不及，所以作丸含之，令气势得相熏染。有五膈丸方：

麦门冬十分（去心），甘草十分（炙）、椒、远志、附子（炮）、干姜、人参、桂、细辛各六分。捣筛，以上好蜜丸如弹丸。以一丸含，稍稍咽其汁，日三丸，服之。主短气，心智满，心下坚，冷气也。

此疾有十许方，率皆相类[8]，此丸最胜，用药虽多，不合五膈之名[9]，谓忧膈、气膈、恚膈[10]、寒膈，其病各有诊[11]，别在大方中。又有七气方，大约与此大同小别耳。

**附方**

《圣惠方》治痰厥头痛：

以乌梅十个（取肉），盐二钱，酒一中盏，合煎至七分，去滓，非时温服，吐即佳。

又方：治冷痰饮恶心。

用荜茇一两，捣为末，于食前用清粥饮调半钱服。

又方：治痰壅呕逆，心胸满闷不下食。

用厚朴一两，涂生姜汁，炙令黄，为末，非时粥饮调下二钱匕。

《千金翼》论曰：治痰饮吐水，无时节者，其源以冷饮过度，遂令脾胃气羸，不能消于饮食，饮食入胃，则皆变成冷水。反吐不停者，赤石脂散主之：

赤石脂一斤，捣筛，服方寸匕，酒饮自任，稍稍加至三匕，服尽一斤，则终身不吐淡水[12]，又不下痢。补五脏，令人肥健。有人痰饮，服诸药不效，用此方遂愈。

《御药院方》真宗赐高祖相国，去痰清目，进饮食，生犀丸：

川芎十两（紧小者），粟米泔浸，三日换，切片子，日干为末，作两料；每料入麝、脑各一分，生犀半两，重汤煮，蜜杵为丸，小弹子大，茶酒嚼下一丸。痰，加朱砂半两；膈壅，加牛黄一分，水飞铁粉一分；头目昏眩，加细辛一分；口眼㖞斜，炮天南星

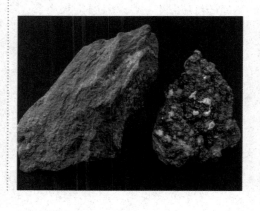

上篇 急症先驱葛洪奇方妙治

一分。

又方：治膈壅风痰。

半夏（不计多少），酸浆浸一宿，温汤洗五七遍，去恶气，日中曝[13]干，捣为末，浆水搜饼子，日中干之，再为末，每五两，入生脑子一钱，研匀，以浆水浓脚[14]，丸鸡头大，纱袋贮，通风处阴干，每一丸，好茶或薄荷汤下。

王氏《博济》治三焦气不顺，胸膈壅塞，头昏目眩，涕唾痰涎，精神不爽。利膈丸：

牵牛子四两（半生、半熟，不蚛[15]），皂荚（涂酥[16]）二两。为末，生姜自然汁煮，糊丸如桐子大，每服二十丸，荆芥汤下。

《经验后方》治头风化痰：

川芎（不计分两），用净水洗浸，薄切片子，日干或焙，杵为末，炼蜜为丸，如小弹子大，不拘时，茶酒嚼下。

又方：治风痰。

郁金一分，藜芦十分。各为末，和令匀，每服一字，用温浆水一盏，先以少浆水调下，余者，水漱口，都服，便以食压之。

《外台秘要》治一切风痰，风霍乱，食不消，大便涩：

诃梨勒三枚，捣取末，和酒顿服，三五度，良。

《胜金方》治风痰：

白僵蚕七个（直者），细研，以姜汁一茶脚，温水调灌之。

又方：治风痰。

以萝卜子为末，温水调一匙头，良久吐出涎沫。如是瘫缓风，以此吐后，用紧疏药[17]服，疏后服和气散，差。

《斗门方》治智膈壅滞，去痰开胃：

用半夏，净洗，焙干，捣罗[18]为末，以生姜自然汁和为饼子，用湿纸裹，于慢火中煨令香，熟水两盏，用饼子一块，如弹丸大，入盐半钱，煎取一盏，温服。能去胸膈壅逆，大压痰毒，及治酒食所伤，其功极验。

【注释】

1.适吐：探吐。适，通"擿（tī）"。

2.擿：探，挑。

3.摘：通"擿"，探，挑。

4.寒：当作"塞"。

5.膈（bì）：气郁结。常例重言作"愊愊"。

6.二两：疑当作"各二两"。

7.骇骇：原指鼓声，引申指胀闷的样子。

8.颣：同"类"。

9.用药……之名：《外台秘要》卷八《五膈方》作"五膈者"三字。

10. 恚膈:《外台秘要》卷八《五膈方》此下有"热膈"。

11. 诊:这里指证候。

12. 淡水:即"痰水"。"淡"为"痰"的古字。

13. 暷:"晒"的俗字。

14. 浆水浓脚:指浆水沉淀的稠汁。

15. 蚛(zhòng):虫蛀,虫咬。

16. 涂酥:六醴斋本作"酥炙",《博济方》卷二《利膈丸》作"涂酥炙"。

17. 紧疏药:紧药和疏药,即收敛药和疏散药。

18. 罗:用筛罗一类器物过筛。

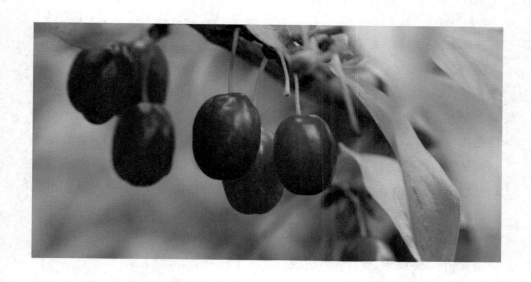

# 治卒患胸痹痛方

胸痹之病,令人心中坚痞忽痛[1],肌中苦痹。绞急如刺,不得俛[2]仰,其胸前皮皆痛[3],不得手犯[4],胸满短气,咳嗽引痛,烦闷自汗出,或彻引背膂,不即治之,数日害人。治之方:

用雄黄、巴豆,先捣雄黄,细筛,内巴豆,务熟捣相入,丸如小豆大,服一丸,不效,稍益之。

又方:取枳实,捣,宜服方寸匕,日三夜一服。

又方:捣栝楼实(大者)一枚,切薤白半升。以白酒七升,煮取二升,分再服,亦可加半夏四两(汤洗去滑,则用之)。

又方:橘皮半斤,枳实四枚,生姜半斤。水四升,煮取二升,分再服。

又方:枳实、桂等分。捣末,橘皮汤下方寸匕,日三服。

仲景方神效。

又方:桂、乌喙、干姜各一分,人参、细辛、茱萸各二分,贝母二分。合捣,蜜和丸,如小豆大,一服三丸,日三服之。

若已差,复发者:

下韭根五斤,捣,绞取汁,饮之愈。

**附方**

《杜壬》治胸膈痛彻背,心腹痞满,气不得通及治痰嗽:

大栝楼去穰,取子熟炒,别研,和子皮,面糊为丸,如梧桐子大,米饮[5]下十五丸。

【注释】

1.坚痞忽痛:《外台秘要》卷十二《胸痹咳唾短气方》作"坚痞急痛"。

2.俛:同"俯"。

3.其胸前皮皆痛:《外台秘要》卷十二《胸痹咳唾短气方》作"其胸前及背皆痛"。

4.不得手犯:谓不能触碰。

5.米饮:指稀饭米汤。

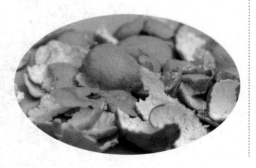

葛氏治卒干呕不息。

方：破鸡子去白，吞中黄数枚，即愈也。

又方：捣葛根，绞取汁，服一升许。

又方：一云蔗汁，温令热，服一升，日三。一方生姜汁，服一升。

又方：灸两腕后两筋中一穴[1]，名间使，各七壮。灸心主尺泽，亦佳。

又方：甘草、人参各二两，生姜四两。水六升，煮取二升，分为三服。

治卒呕哕又厥逆。

方：用生姜半斤（去皮切之），橘皮四两（擘之）。以水七升，煮三升，去渣。适寒温，服一升，日三服。

又方：蘡薁藤，断之当汁出，器承取，饮一升。生葛藤尤佳。

治卒哕不止。

方：饮新汲井水数升，甚良。

又方：痛爪[2]眉中夹[3]，间气[4]也。

又方：以物刺鼻中各一分来许，皂荚内鼻中，令嚏[5]，差。

又方：但闭气仰引之。

又方：好豉二升，煮取汁，服之也。

又方：香苏浓煮汁，顿服一二升，良。

又方：粱米三升，为粉，井花水服之，良。

又方：用枇杷叶一斤，拭去毛，炙，水一斗，煮取三升。服芦根亦佳。

治食后喜呕吐者：

烧鹿角灰二两，人参一两。捣末，方寸匕，日三服。姚同。

治人忽恶心不已。

方：薤白半斤，茱萸一两，豉半升，米一合，枣四枚，枳实二枚，盐（如弹丸）。水三升，煮取一升半，分为三服。

又方：但多嚼豆蔻子，及咬槟榔，亦佳。

治人胃反不受食，食毕辄吐出。

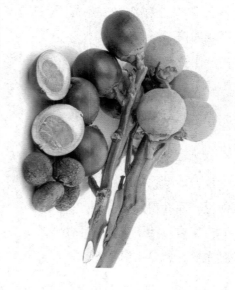

方：大黄四两，甘草二两。水二升，煮取一升半，分为再服之。

治人食毕噫醋[6]及醋心。

方：人参一两，茱萸半斤，生姜六两，大枣十二枚。水六升，煮取二升，分为再服也。

哕不止：

半夏（洗，干），末之，服一匕，则立止。

又方：干姜六分，附子四分（炮）。捣，苦酒丸如梧子，服三丸，日三效。

附方

《张仲景方》治反胃呕吐，大半夏汤：

半夏三升，人参三两，白蜜一升。以水一斗二升，煎扬之一百二十遍，煮下三升半，温服一升，日再。亦治膈间痰饮。

又方：主呕哕。谷不得下，眩悸，半夏加茯苓汤。

半夏一升，生姜半斤，茯苓三两（切）。以水三升，煎取一升半，分温服之。

《千金方》治反胃，食即吐：

捣粟米作粉，和水，丸如梧子大七枚，烂煮，内醋中，细吞之，得下便已。面亦得用之。

又方：治干咳，若手足厥冷，宜食生姜，此是呕家圣药。

治心下痞坚，不能食，胸中呕哕：

生姜八两（细切，以水三升，煮取一升），半夏五合（洗去滑，以水五升，煮取一升）。二味合煮，取一升半，稍稍服之。

又方：主干呕。

取羊乳一杯，空心饮之。

《斗门方》治翻胃[7]：

用附子一个（最大者），坐于砖上，四面着火，渐逼[8]碎，入生姜自然汁中，又依前火逼干。复淬[9]之，约生姜汁尽。尽半椀许，捣罗为末，用粟米饮下一钱，不过三服，差。

《经验方》治呕逆反胃散：

大附子一个，生姜一斤，细锉，煮，研如面糊，米饮下之。

又方：治丈夫妇人吐逆，连日不止，粥食汤药不能下者，可以应用，此候效摩丸。五灵脂（不夹土石，拣精好者，不计多少），捣罗为末，研，狗胆汁和为丸，如鸡头大，每服一丸，煎热生姜酒，摩令极细，更以少生姜酒化以汤，汤药令极热，须是先做下粥，温热得所[10]。左手与患人药吃，不得嗽[11]口，右手急将粥与患人吃，不令太多。

又方：碧霞丹，治吐逆立效。

北来黄丹四两，筛过，用好米醋半升[12]，同药入剑匕[13]内，煎令干，却用炭火三秤。就剑内煨[14]透红，冷，取，研细为末，用粟米饭丸，如桐子大，煎醋汤下七丸，不嚼，只一服。

《孙真人食忌》治呕吐：

以白槟榔一颗（煨），橘皮一分（炙），为末，水一盏，煎半盏服。

《广济方》治呕逆不能食：

诃梨勒皮二两（去核，熬），为末，蜜和丸，如梧桐子大，空心服二十丸，日二服。

《食医心镜》主脾胃气弱，食不消化，呕逆反胃，汤饮不下：

粟米半升，杵细，水和丸，如梧子大，煮令熟，点少盐，空心和汁吞下。

《金匮玉函方》治五噎心膈气滞，烦闷吐逆，不下食：

芦根五两，锉，以水二大盏，煮取二盏，去滓，不计时，温服。

《外台秘要》治反胃。昔幼年经患此疾，每服食饼及羹粥等，须臾吐出。贞观许奉御兄弟[15]及柴、蒋等家，时称名医，奉敕令治，罄竭[16]各人所长，竟不能疗。渐羸惫，候绝朝夕。忽有一卫士云：服驴小便极验，旦服二合，后食唯吐一半；晡时又服二合，人定[17]时食粥，吐即便定。迄至今日午时奏之。大内[18]中五六人患反胃，同服，一时俱差。此药稍有毒，服时不可过多。承取尿，及热服二合，病深七日以来，服之良。后来疗人，并差。

又方：治呕。

麻仁三两（杵，熬），以水研，取汁，着少盐吃，立效。李谏议用，极妙。

又方：治久患咳噫[19]，连咳四五十声者：

取生姜汁半合，蜜一匙头，煎令熟。温服，如此三服，立效。

又方：治咳噫。

生姜四两，烂捣，入兰香叶二两，

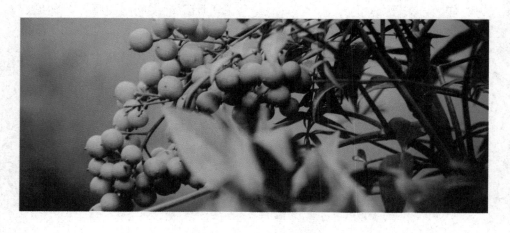

上篇　急症先驱葛洪奇方妙治

椒末一钱匕，盐和面四两，裹作烧饼熟煨，空心吃，不过三两度，效。

《孙尚药方》治诸吃噫[20]：

橘皮二两，汤浸去瓤，锉，以水一升，煎之五合，通热顿服，更加枳壳一两，去瓤炒，同煎之，服，效。

《梅师方》主胃反，朝食暮吐[21]，旋旋吐者：

以甘蔗汁七升，生姜汁一升，二味相和，分马三服。

又方：治醋心。

槟榔四两，橘皮二两，细捣为散，空心生蜜汤下方寸匕。

《兵部手集》治醋心，每醋气上攻如醲醋[22]：

吴茱萸一合，水三盏，煎七分，顿服，纵浓，亦须强服。近有人心如蜇[23]破，服此方后，二十年不发。

【注释】

1. 一穴：《医心方》卷九《治干呕方》作"一夫"。

2. 爪：同"抓"。

3. 夹：《外台秘要》卷六《哕方》作"央"。

4. 间气：《外台秘要》卷六《哕方》作"闭气"。

5. 唼："嚏"的俗字。

6. 噫（ài）醋：谓胃酸返出口中。

7. 翻胃：即"反胃"，本节标题亦作"胃反"。并指食入即吐或延后呕吐之症。

8. 逼：通"煏"，火烘干。《玉篇》："煏，火干也。"

9. 淬：这里指用烤干的附子蘸生姜汁。

10. 得所：得宜，适宜。

11. 嗽：同"漱"。

12. 升：当作"升"。

13. 剑匕：煮水熬药等用的炊具。

14. 煆：当作"煅"。

15. 弟：六醴斋本作"弟"。

16. 罄竭：竭尽，用尽。

17. 人定：古时段名，指天黑后的一段时间，约当亥时。

18. 大内：皇宫。

19. 咳噫：嗳气。

20. 吃噫：义同"呃噫"，呃逆、噫气。

21. 朝食暮吐：道藏本此下有"暮食朝吐"四字。

22. 醲醋：浓醋。

23. 蜇：刺。

治黄疸方：

芜菁子五升，捣筛，服方寸匕，日三，先后十日，愈之。

又方：烧乱发，服一钱匕，日三服。秘方。此治黄疸。

又方：捣生麦苗，水和，绞取汁，服三升，以小麦胜大麦，一服六七合，日三四，此酒疸也。

又方：取藜芦着灰中，炮之，令小变色，捣，下筛，末，服半钱匕，当小吐，不过数服，此秘方也。

又方：取小豆、秫米、鸡屎白各二分。捣筛，为末，分为三服，黄汁当出，此通治面目黄，即差。

疸病有五种，谓黄疸、谷疸、酒疸、女疸、劳疸[1]也。黄汁[2]者，身体四肢微肿，胸满不得汗，汗出如黄柏汗[3]，由大汗出，卒入水所致。

方：猪脂一斤，温令热，尽服之，日三，当下，下则稍愈。

又方：栀子十五枚，栝楼子三枚，苦参三分。捣末，以苦酒渍鸡子二枚令软，合黄白以和药，捣丸，如梧子大，每服十丸，日五六，除热，不吐，即下，自消也。

又方：黄雌鸡一只，治之，锉生地黄三斤，内腹中，急缚仰置铜器中，蒸令极熟，绞取汁，再服之。

又方：生茅根一把，细切，以猪肉一斤，合作羹，尽啜食之。

又方：柞树皮，烧末，服方寸匕，日三服。

又方：甘草一尺，栀子十五枚，黄柏十五分。水四升，煮取一升半，分为再服。此药亦治温病发黄。

又方：茵陈六两，水一斗二升，煮取六升，去滓，内大黄二两，栀子十四枚，煮取三升，分为三服。

又方：麻黄一把，酒五升，煮取二升半，可尽服，汗出，差。

若变成疸者多死，急治之。

方：土瓜根，捣取汁，顿服一升，至三服[4]。须病汗，当小便去[5]，不尔，更服之。

谷疸者，食毕头旋，心怫欲[6]不安而发黄，由失饥大食，胃气冲熏所致。治之方：

茵陈四两，水一斗，煮取六升，去渣，内大黄二两，栀子七枚，煮取二升，分三服，溺去黄汁，差。

又方：苦参三两，龙胆一合，末，牛胆丸如梧子，以生麦汁服五丸，日三服。

酒疸者，心懊痛，足胫满，小便黄，饮酒发赤斑黄黑，由大醉当风入水所致。

治之方：黄耆二两，木兰一两，末之，酒服方寸匕，日三服。

又方：大黄一两，枳实五枚，栀子七枚，豉六合。水六升，煮取二升，分为三服。

又方：芫花、椒目等分，烧末，服半钱，日一两遍。

女劳疸者，身目皆黄，发热恶寒，小腹满急，小便难，由大劳大热交接，交接后入水所致。

治之方：消石、矾石等分，末，以大麦粥饮服方寸匕。日三，令小汗出，小便当去黄汁也。

又方：乱发如鸡子大，猪膏半斤，煎令消尽，分二服。

**附方**

《外台秘要》治黄疸：

柳枝，以水一斗，煮取浓汁半升，服令尽。

又方：治阴黄汗染衣，涕唾黄。

取蔓菁子，捣末，平旦以井花水服一匙，日再。加至两匙，以知为度。每夜小便，重浸少许帛子，各书记小色渐退白，则差。不过服五升。

《图经》曰：黄疸病及狐惑病，并猪苓散主之。

猪苓、茯苓、术等分，杵末，每服方寸匕，水调下。

《食疗》云：主心急黄。

以百合蒸过，蜜和食之，作粉尤佳。红花者，名山丹，不堪食。

治黄疸：

用秦艽一大两，细锉，作两贴子，以上好酒一升，每贴半升酒，绞取汁，去渣，空腹分两服，或利便止，就中[7]好酒人易治。凡黄有数种，伤酒曰酒黄，夜食误食鼠粪亦作黄，因劳发黄，多痰涕，目有赤脉，日益憔悴，或面赤恶心者是。崔元亮用之，及治人皆得[8]，方极效。

秦艽须用新罗文[9]者。

《伤寒频要》[10]疗男子妇人黄疸病，医不愈，耳目[11]悉黄，食饮不消。胃中胀热，生黄衣，在胃中有干尿[12]使病尔。

用煎猪脂一小升，温热顿服之，日三。燥屎下去，乃愈。

又方：治黄百药不差。

煮驴头熟，以姜齑啖之，并随多少饮汁。

又方：治黄疸，身眼皆如金色。

不可使妇人鸡犬见，取东引桃根，切细如筋[13]若钗股以下者一握，以水一大升，煎取一小升，适温，空腹

104

顿服。后三五日，其黄离离<sup>[14]</sup>如薄云散，唯眼最后差，百日方平复。身黄散后，可时时饮一盏清酒，则眼中易散。不饮则散迟。忌食热面、猪、鱼等肉。此是徐之才家秘方。

《正元广利方》<sup>[15]</sup>疗黄，心烦热，口干，皮肉皆黄：

以秦艽十二分，牛乳一大升，同煮，取七合，去滓。分温再服，差。此方出于许仁则。

【注释】

1. 黄疸……劳疸：《证类本草·豚卵》引《肘后方》作"黄疸、谷疸、酒疸、黑疸、女劳疸"。

2. 汁：《证类本草·豚卵》引《肘后方》作"汗"。

3. 汗：六醴斋本、《证类本草·豚卵》引《肘后方》并作"汁"，当据改。

4. 至三服：《证类本草·王瓜》引《肘后方》作"平旦服食后"，《外台秘要》卷四《黑疸方》作"平旦服至食时"。

5. 须病……便去：六醴斋本作"须发汗或小便去"。

6. 怫（fú）欲：忧郁不舒。

7. 就中：其中。

8. 得：六醴斋本作"此"。

9. 新罗文：道藏本、四库本并作"新好罗文"。文，同"纹"。

10.《伤寒频要》：六醴斋本、四库本并作"《伤寒类要》"，与《证类本草·豚卵》条相合。

11. 耳目：《证类本草·豚卵》条同，《外台秘要》卷四《黄疸方》作"身目"。

12. 在胃中有干尿：《证类本草·豚卵》作"盖胃中有干屎"，当据改"尿"字。

13. 筯：同"箸"。

14. 离离：消散的样子。

15.《正元广利方》：原名"《贞元集要广利方》"，亦称"《贞元广利方》"。唐代李适撰于贞元十二年（796），以此得名。历史传抄中因避宋仁宗赵祯名讳改"贞"为"正"。

上篇　急症先驱葛洪奇方妙治

105

葛氏，治卒腰痛诸方，不得俛[1]仰方：

正立倚小竹，度其人足下至脐，断竹，及以度后当脊中，灸竹上头处，随年壮。毕，藏竹，勿令人得矣。

又方：鹿角长六寸，烧，捣末，酒服之。鹿茸尤佳。

又方：取鳖甲一枚，炙，捣筛，服方寸匕，食后，日三服。

又方：桂八分，牡丹四分，附子二分。捣末，酒服一刀圭，日再服。

治肾气虚衰，腰脊疼痛，或当风卧湿，为冷所中，不速治，流入腿膝，为偏枯冷痹，缓弱，宜速治之。

方：独活四分，附子一枚（大者，炮），杜仲、茯苓、桂心各八分，牛膝、秦艽、防风、芎䓖、芍药六分，细辛五分，干地黄十分（切）。水九升，

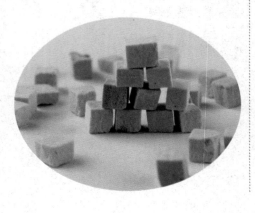

煮取三升，空腹分三服，如行八九里进一服，忌如前，顿服三剂。

治诸腰痛，或肾虚冷，腰疼痛，阴萎方：

干漆（熬烟绝）、巴戟天（去心）、杜仲、牛膝各十二分，桂心、狗脊、独活各八分，五加皮、山茱萸、干薯蓣各十分，防风六分，附子四分。炼蜜丸，如梧子大，空腹酒下二十丸，日再。加减，以知为度也，大效。

胁痛如打方：

大豆半升，熬令焦，好酒一升，煮之令沸，熟[2]饮取醉。

又方：芫花、菊花等分，踯躅花半斤。布囊贮，蒸令热，以熨痛处，冷复易之。

又方：去穷骨上一寸，灸七壮，其左右一寸，又灸七壮。

又，积年久瘀[3]，有时发动方：

干地黄十分，甘草五分，干漆五分，水[4]五分，桂一尺。捣筛，酒服一匕，日三服。

又方：六七月取地肤子，阴干，末，服方寸匕，日五六服。

治反腰有血痛方：

捣杜仲三升许，以苦酒和，涂痛

上，干复涂，并灸足肿[5]白肉际，三壮。

治臀[6]腰痛：

生葛根，嚼之，咽其汁，多多益佳。

又方：生地黄，捣，绞取汁三升，煎取二升，内蜜一升，和一升，日三服，不差，则更服之。

又方：灸腰眼中，七壮。

肾腰者，犹如反腰，忽转而倪[7]之。

治腰中常冷，如带钱方：

甘草、干姜各二两，茯苓、术各四两。水五升，煮取三升，分为三服（《小品》云：温）。

治胁卒痛如打方：

以绳横度两乳中间，屈绳从乳横度，以趁[8]痛胁下，灸绳下屈处，三十壮，便愈。此本在杂治中。

《隐居效方》腰背痛方：

杜仲一斤，切，酒二斗，渍十日，服三合。

附方

《千金方》治腰脚[9]疼痛：

胡麻一升（新者），熬令香，杵筛，日服一小升，计服一斗，即永差。酒饮、蜜汤、羹汁皆可服之，佳。

《续千金方》治腰膝疼痛伤败：

鹿茸（不限多少），涂酥，灸紫色，为末，温酒调下一钱匕。

《经验方》治腰脚痛：

威灵仙一斤，洗，干，好酒浸七日，为末，面糊丸桐子大，以浸药酒，下二十丸。

《经验后方》治腰疼神妙：

用破故纸，为末，温酒下三钱匕。

又方：治肾 虚腰脚无力。

生栗，袋贮，悬干，每日平明吃十余颗，次吃猪肾粥。

又方：治丈夫腰膝积冷痛，或顽麻无力。

菟丝子（洗，秤）一两，牛膝一两。同浸于银器内，用酒过一寸，五日曝干，为末，将元[10]浸酒，再入少醇酒作糊，搜和丸，如梧桐子大，空心酒下二十丸。

《外台秘要》疗腰痛：

取黄狗皮，灸，裹腰痛处，取煖彻为度，频即差也。徐伯玉方同。

《斗门方》治腰痛：

用大黄半两，更入生姜半两，同切如小豆大，于铛内炒令黄色，投水两碗，至五更初，顿服，天明取下腰间恶血物，用盆器贮，如鸡肝样，即痛止。

又方：治腰重痛。

用槟榔，为末，酒下一钱。

《梅师方》治卒腰痛，暂[11]转不得：

鹿角一枚，长五寸，酒二升，烧鹿角令赤，内酒中，浸一宿，饮之。

崔元亮《海上方》治腰脚冷风气：以大黄二大两，切如棋子，和少酥炒，令酥尽入药中，切不得令黄焦，则无力，捣筛，为末，每日空腹以水大三合，入生姜两片如钱，煎十余沸，去姜，取大黄末两钱，别置椀子中，以姜汤调之，空腹顿服，如有余姜汤，徐徐呷之令尽，当下冷脓多恶物等，病即差，止。古人用毒药攻病，必随人之虚实而处置，非一切而用也。姚僧垣初仕，梁武帝因发热，欲服大黄。僧垣曰：大黄乃是快药，至尊年高，不可轻用。帝弗从，几至委顿[12]。元帝常有心腹疾，诸医咸谓宜用平药，可渐宣通。僧垣曰：脉洪而实，此有宿食，非用大黄无差理。帝从而遂愈。以此言之，今医用一毒药而攻众病，其偶中病，便谓此方之神奇；其差误，乃不言用药之失。如此者众矣，可不戒哉！

《修真方》神仙方：

菟丝子一斗，酒一斗，浸良久，漉出暴干，又浸，以酒尽为度。每服二钱，温酒下，日二服，后吃三五匙水饭压之。至三七日加至三钱匕，服之令人光泽，三年老变为少，此药治腰膝去风，久服延年。

【注释】

1. 俛：同"俯"。

2. 熟：四库本作"热"。

3. 疢："疹"的俗字，此处借作"疢（chèn）"，疾病。六醴斋本、四库本均作"痛"。

4. 水：《外台秘要》卷十七《久腰痛方》作"白术"。

5. 肿：《医心方》卷六《治㮰腰方》作"踵"。踵，脚跟。

6. 臀（guì）腰痛：指突发性腰痛。《诸病源候论》卷五《腰背病诸候》："卒然伤腰致痛，谓疢腰。"《医心方》卷六《治㮰腰痛方》引作"㮰（概）腰痛"。

7. 俛：疑通"踠"，又作"踒"，筋骨折伤。《医心方》卷六《治㮰腰痛方》作"挽"。

8. 趍：同"趋"，此指移向。《医心方》卷六《治㮰腰痛方》作"起"。

9. 脚：腿。

10. 元：同"原"，原先。

11. 暂：突然。

12. 委顿：疲困。

# 治虚损赢瘦不堪劳动方

治人素有劳根，苦作便发，则身百节皮肤，无处不疼痛，或热筋急。

方：取白柘东南行根一尺，刮去上皮，取中间皮以烧屑，亦可细切捣之。以酒服三方寸匕，厚覆取汗，日三服。无酒，以浆服之。白柘，是柘之无刺者也。

治卒连时不得眠方：

暮以新布火炙以熨目，并蒸大豆，更番囊贮枕，枕冷复更易热，终夜常枕热豆，即立愈也。

此二条本在杂治中，并皆虚劳，患此疾，虽非乃飚急[1]，不即治，亦渐瘵人。后方劳救，为力数倍，今故略载诸法。

凡男女因积劳虚损，或大病后不复常，若四体沉滞，骨肉疼酸，吸吸[2]少气，行动喘惙[3]；或小腹拘急，腰背强痛，心中虚悸，咽干唇燥，面体少色；或饮食无味，阴阳废弱，悲忧惨戚，多卧少起。久者积年，轻者才百日，渐至瘦削，五脏气竭，则难可复振。

治之汤方：

甘草二两，桂三两，芍药四两，生姜五两（无者，亦可用干姜），大枣二七枚。以水九升，煮取三升，去渣。内饴八两，分三服，间日复作一剂，后可将诸丸散耳。黄耆加二两，人参二两，为佳。若患痰满及溏泄，可除饴耳。姚同。

又方：乌雌鸡一头（治如食法），以生地黄一斤（切），饴糖二升，内腹内，急缚，铜器贮，瓮中蒸五升米久。须臾取出，食肉，饮汁，勿啖盐，三月三度作之。姚云神良，并止盗汗。

又方：甘草一两，白术四两，麦门冬四两，牡蛎二两，大枣二十枚，胶三两。水八升，煮取二升，再服。

又方：黄耆、枸杞根白皮、生姜三两[4]，甘草、麦门冬、桂各二两，生米三合。水九升，煮取三升，分四服。

又方：羊肾一枚（切），术一升。以水一斗，煮取九升，服一升，日二三服，一日尽。冬月分二日服，日可再服。

又，有建中肾沥汤法诸丸方：

干地黄四两，茯苓、薯蓣、桂、牡丹、山茱萸各二两，附子、泽泻一两。捣，蜜丸，如梧子，服七丸，日三，加至十丸。

此是张仲景八味肾气丸方，疗虚

上篇　急症先驱葛洪奇方妙治

109

劳不足，大伤饮水，腰痛，小腹急，小便不利。又云长服，即去附子，加五味子，治大风冷。

又方：苦参、黄连、菖蒲、车前子、悲冬[5]，枸杞子各一升。捣，蜜丸如梧子大，服十丸，日三服。

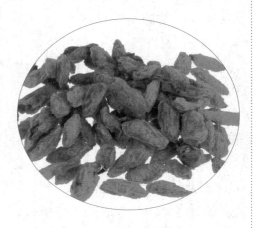

有肾气大丸法诸散方：

术一斤，桂半斤，干地黄、泽泻、茯苓各四两。捣筛，饮服方寸匕，日三两服，佳。

又方：生地黄二斤，面一斤。捣，炒干，筛，酒服方寸匕，日三服。

附方

枸杞子酒，主补虚，长肌肉，益颜色，肥健人，能去劳热：

用生枸杞子五升，好酒二斗。研，挼[6]，匀碎，浸七日，漉去渣，饮之。初以三合为。始，后即任意饮之。《外台秘要》同。

《食疗》补虚劳，治肺劳，止渴，去热风。

用天门冬（去皮、心），入蜜煮之，食后服之。若曝干入蜜丸，尤佳。亦用洗面，甚佳。

又方：雀卵白，和天雄末、菟丝子末，为丸，空心酒下五丸。主男子阴痿不起，女子带下，便溺不利，除疝瘕，决痈肿，续五脏气。

《经验方》暖精气，益元阳：

白龙骨、远志等分，为末，炼蜜丸，如梧桐子大，空心卧时，冷水下三十丸。

又方：除盗汗及阴汗。

牡蛎，为末，有汗处粉之。

《经验后方》治五劳七伤，阳气衰弱，腰脚无力，羊肾苁蓉羹法：

羊肾一对（去脂膜，细切），肉苁蓉一两（酒浸一宿，刮去皱皮[7]，细切），相和作羹，葱白、盐五味等，如常法事治[8]，空腹食之。

又方：治男子女人，五劳七伤，下元久冷，乌髭鬓，一切风病，四肢疼痛，驻颜壮气。

补骨脂一斤，酒浸一宿，放干，却用乌油麻一升，和炒，令麻子声绝，即播[9]去，只取补骨脂为末，醋煮面糊丸，如梧桐子大，早晨温酒，盐汤下二十丸。

又方：固阳丹。

菟丝子二两（酒浸十日，水淘[10]，焙干为末），更入杜仲一两（蜜炙）。捣，用薯蓣末，酒煮为糊，丸如梧桐子大，空心用酒下五十丸。

《食医心镜》益丈夫，兴阳，理腿膝冷：

淫羊藿一斤，酒一斗浸，经三日，饮之，佳。

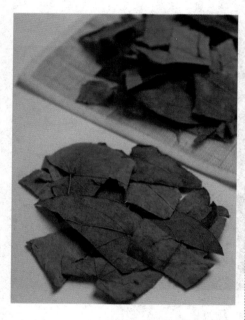

《御药院》治脚膝风湿，虚汗少力，多疼痛及阴汗：

烧矾作灰，细研末，一匙头，沸汤投之，淋洗痛处。

《外台秘要》补虚劳，益髓，长肌，悦颜色，令人肥健：

鹿角胶，炙，捣，为末，以酒服方寸匕，日三服。

又，治骨蒸。

桃仁一百二十枚（去皮、双人[11]、留尖），杵和为丸，平旦井花水顿服令尽，服讫，量性饮酒令醉，仍须吃水，能多最精。隔日又服一剂，百日不得食肉。

又，骨蒸，亦曰内蒸，所以言内者，必外寒内热附骨也，其根在五脏六府之中，或皮燥而无光。蒸作之时，四肢渐细，足肤[12]肿者：

石膏十分，研如乳法，和水[13]服方寸匕，日再，以体凉为度。

崔元亮《海上方》疗骨蒸鬼气：

取童子小便五大斗（澄过），青蒿五斗（八月九月采，带子者最好，细锉），二物相和，内好大釜中，以猛火煎取三大斗，去滓，净洗釜，令干，再泻汁，安釜中，以微火煎可二大斗。即取猪胆十枚，相和煎一大斗半，除火待冷，以新瓷器贮，每欲服时，取甘草二三两，熟炙，捣末，以煎和，捣一千杵为丸。空腹粥饮下二十丸，渐增至三十丸，止。

【注释】

1. 虽非乃飚急：六醴斋本作"虽非急飙，若"，四库本作"虽非飙急，若"。

2. 吸吸：呼吸急促的样子。

3. 喘慑：喘促气短。

4. 三两：疑当作"各三两"。

5. 悲冬：六醴斋本、四库本并作"忍冬"。

6. 搦（nuò）：按压。

7. 皴（cūn）皮：皱缩的表皮。

8. 如常法事治：谓按日常加工的方法加工。

9. 簸：通"簸"，利用风力扬去麻子。

10. 水淘：六醴斋本在"菟丝子二两"下。

11. 双人：谓核中有两个果仁的。人，同"仁"。

12. 肤：四库本同，六醴斋本作"肤"。当作"跌"，脚。

13. 水：六醴斋本作"冰"。按，此证为骨蒸发热，其治疗要求"体凉为度"，故作"冰"，似可从。

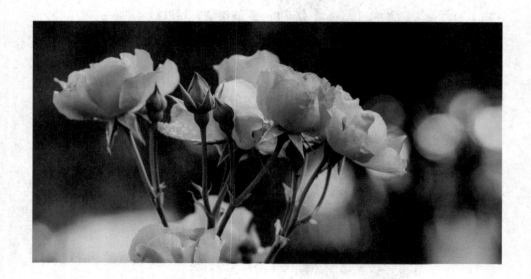

# 治脾胃虚弱不能饮食方

治卒得食病，似伤寒，其人但欲卧，七八日不治杀人。

方：按其脊两边有陷处，正灸陷处两头，各七壮，即愈。

治食鱼鲙[1]及生肉，住胸膈中不消化，吐之又不出，不可留，多使成症。

方：朴消（如半鸡子）一枚，大黄一两。凡二物，㕮咀，以酒二升，煮取一升，去滓，尽服之，立消。若无朴消者，芒消代之，皆可用。

治食生冷杂物，或寒时衣薄当风，或夜食便卧，不即消，心腹烦痛，胀急，或连日不化。

方：烧地令极热，即敷[2]薄荐莞席[3]，向[4]卧，覆取汗，即立愈也。

治食过饱烦闷，但欲卧而腹胀：

方：熬面令微香，捣，服方寸匕。得大麦生面益佳，无面，以糜亦得。

此四条本在杂治中，皆食饮脾胃家事，令胃气允实，则永无食患。食[5]宜先治其本，故后疏诸法。

腹中虚冷，不能饮食，食辄不消，羸瘦致之，四肢尪弱[6]，百疾因此互生[7]：

生地黄十斤，捣绞取汁，和好面三斤，以日曝干，更和汁，尽止。末[8]，食后服半合，日三，稍增至三合。

又方：面半斤，麦蘖五升，豉五合，杏仁二升。皆熬令黄香，捣筛，丸如弹，服一枚，后稍增之。

又方：大黄、芍药各半斤。捣，

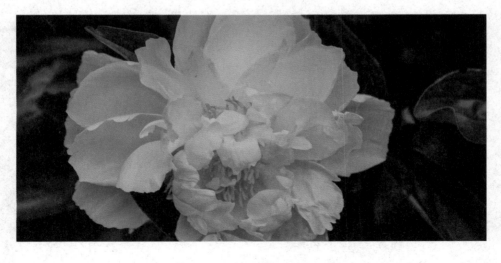

上篇　急症先驱葛洪奇方妙治

末之，芒消半斤，以蜜三斤，于铜器中汤上煎，可丸如梧子大，服七丸至十丸。

又方：麹一斤，干姜十两，茱萸一升，盐一弹。合捣，蜜和如弹丸，日三服。

又方：术二斤，麹一斤（熬令黄）。捣，蜜丸如梧子大，服三十丸，日三。若大冷，可加干姜三两。若患腹痛，加当归三两。赢弱，加甘草二两，并长将息，徐以麹术法。疗产后心下停水，仍须利之。

治脾胃气弱，水谷不得下，遂成不复受食。

方：大麻子三升，大豆炒黄香。合捣筛，食前一二方寸匕，日四五服，佳矣。

治饱食便卧，得谷劳病，令人四肢烦重，嘿嘿[9]欲卧，食毕辄甚。

方：大麦蘖一升，椒一两（并熬），干姜三两。捣末，服方寸匕，日三四服。

**附方**

《食医心镜》治脾胃气冷，不能下食，虚弱无力，鹘突羹[10]：

鲫鱼半斤，细切，起作鲙，沸豉汁热投之，着胡椒、干姜、莳萝、橘皮等末，空腹食之。

《近世方》主脾胃虚冷，不下食，积久赢弱成瘵者：

温州白干姜一物，浆水煮，令透心润湿，取出焙干，捣筛，陈廪米煮粥饮，丸如桐子，一服三五十丸，汤使任用，其效如神。

《食疗》治胃气虚，风热不能食：

生姜汁半鸡子壳，生地黄汁少许，蜜一匙头，和水三合，顿服，立差。

《经验方》治脾元气发歇，痛不可忍者：

吴茱萸一两，桃仁一两，和炒，令茱萸焦黑，后去茱萸，取桃仁，去皮、尖，研细，葱白三茎煨熟，以酒浸，温分二服。

《经验后方》治脾胃进食：

茴香二两，生姜四两，同捣令匀，净器内湿纸盖一宿，次以银石器中文武火[11]炒令黄焦，为末，酒丸如梧子大，每服十丸至十五丸，茶酒下。

《外台秘要》治久患气胀：

乌牛尿，空心温服一升，日一服，气散即止。

【注释】

1. 鱼鲙（kuài）：这里指生鱼片。鲙，同"脍"，细切肉。

2. 敷：铺开。

3. 薄荐莞（guān）席：指薄席。荐，草席。莞，又名水葱，茎高五六尺，可织席。《普济方》卷二十三《脾胃虚冷水谷不化》作"薄荐若莞席"。

4. 向：诸本同，难解。"向"下疑缺一方位词。

5. 食：疑当为"食患"二字重义。

6. 尪（wāng）弱：消瘦羸弱。

7. 互生：轮流发生。

8. 未：当作"末"。

9. 嘿嘿：同"默默"，谓神疲语静。

10. 鹘突羹：谓杂合之羹。鹘突，同"糊涂"。

11. 文武火：小而弱的火为文火，大而猛的火为武火。

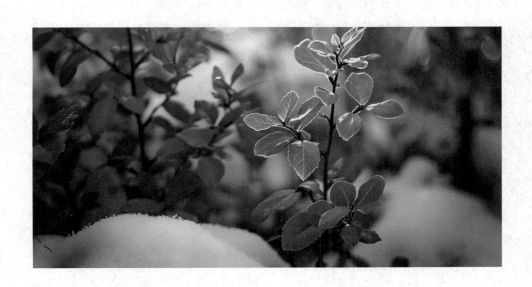

上篇 急症先驱葛洪奇方妙治

# 治卒绝粮失食饥惫欲死方

粒食者，生人[1]之所资，数日乏绝，便能致命。《本草》有不饥之文，而医方莫言斯术者，当以其涉在仙奇之境，非庸俗所能遵故也。遂使荒馑之岁，饿尸横路，良可哀乎！今略载其易为者云。

若脱值奔窜在无人之乡，及堕坠谿谷、空井、深塚之中，四顾迥绝，无可借口者，便须饮水服气，其服法如左：

闭口以舌料[2]上下齿，取津液而咽之，一日得三百六十咽便佳。渐习乃可至千，自然不饥。三五日小疲极[3]，过此便渐轻强。复有食十二时、六戊者诸法，恐危逼之地，不能晓方面及时之早晚，故不论此。若有水者，卒无器，便与左手贮。祝曰：丞掾吏之赐，真乏粮，正赤黄，行无过城下，诸医以自防。毕，三叩[4]齿，右手指三叩左手，如此三遍，便饮之。后复有盂器贮水，尤佳。亦左手执，右手以物扣之如法。日服三升，便不复饥，即差。

若可得游涉之地，周行山泽间者：
但取松、柏叶，细切，水服二合。

日中二三升，便佳。又，掘取白茅根，洗净，切，服之。

此三物得行曝燥，石上捣碎服，服者食方寸[5]辟[6]一日。又，有大豆者，取含光明币热[7]。以水服，尽此则解十日。赤小豆亦佳。得熬二豆黄，末，服一二升，辟十日。草中有术、天门冬、麦门冬、黄精、葳蕤、贝母，或生或熟，皆可单食。树木上自耳[8]及檀、榆白皮，并可辟饥也。

若遇荒年谷贵，无以充粮，应须药济命者：

取稻米一斗，淘汰之，百蒸百曝，捣，日一飧[9]，以水。得三十日都止，则可终身不食，日行三百里。

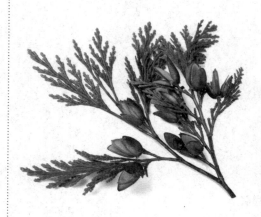

116

又方：粳米一斗，酒三升，渍之，出曝之，又渍，酒尽止出，稍食之，渴饮之，辟三十日。足一斛二升，辟周年。

有守中丸药法：

其疏诸米豆者，是人间易得易作，且不乖[10]谷气，使质力无减耳。恐肉秒之身，忽然专御药物，或非所堪。若可得频营[11]，则自更按余所撰谷方中求也。

**附方**

《圣惠方》绝谷升仙不食法：

取松实，捣为膏，酒调下三钱，日三，则不饥。渴饮水，勿食他物，百日身轻，日行五百里。

《野人闲话》云：伏虎尊师炼松脂法。

十斤松脂，五度以水煮过，令苦味尽，取得后，每一斤炼了松脂。入四两茯苓末，每晨水下一刀圭。即终年不食，而复延龄，身轻清爽。

《抱朴子》云：汉成帝时，猎者于终南山见一人，无衣服，身皆生黑毛，跳坑越涧如飞，乃密伺其所在，合围取得，乃是一妇人。问之，言：我是秦之宫人，关东贼至，秦王出降，惊走入山，饥无所食，泊[12]欲饿死，有一老公教我吃松柏叶实。初时苦涩，后稍便吃，遂不复饥，冬不寒，夏不热。此女是秦人，至成帝时，三百余载也。

【注释】

1.生人：人民。《医心方》卷二十六《断谷方》引作"生民"。"人"当为"民"，唐代时避李世民讳而改字。

2.料：料弄，撩动。

3.疲极：疲劳。"极"亦"疲"，同义连用。

4.叩：敲击。

5.方寸：似当作"方寸匕"，脱一"匕"字。

6.辟：指辟谷，即不吃饭食。

7.取含光明币热：《医心方》卷二十六《断谷方》作"取三升，搂令光明遍热"。含，当作"令"。币热，遍热。币，同"匝"，周遍。

8.自耳：《医心方》卷二十六《断谷方》作"白耳"，似指白木耳。

9.飡：同"餐"。

10.乖：反，背。

11.营：谋求。

12.泊（jì）：及，到。

急症先驱葛洪奇方妙治 上篇

117

# 治痈疽妬乳诸毒肿方

《隐居效方》治羊[1]疽疮,有虫痒:

附子八分,藜芦二分,末,敷之,虫自然出。

《葛氏》疗妬发[2],诸痈疽发背及乳[3]方:

比[4]灸其上百壮。

又方:熬粢粉令黑,鸡子白和[5]之,涂练上以贴痈,小穿练上,作小口泄毒气,燥易之,神秘。

又方:釜底上[6]捣,以鸡子中黄和涂之。加少豉,弥良。

又方:捣黄柏末,筛,鸡子白和,厚涂之,干复易,差。

又方:烧鹿角,捣末,以苦酒和涂之,佳。

又方:于石上水磨鹿角,取浊汁涂痈上,干复易,随手消。

又方:末半夏,鸡子白和涂之。水磨,傅,并良。

又方[7]:神效。水磨,出《小品》。

又方:醋和茱萸,若捣姜或小蒜傅之,并良。

一切恶毒肿:

蔓菁根一大握(无,以龙葵根代之),乳头香一两(光明者),黄连一两(宣州者),杏仁四十九枚(去

尖用),柳木取三四钱(白色者)。各细锉,捣三二百杵,团作饼子,厚三四分,可肿处大小贴之,干复易,立散。别贴膏药治疮处,佳。

《葛氏》疗痈发数十处方:

取牛矢烧,捣末,以鸡子白和涂之,干复易,神效。

又方:用鹿角、桂、鸡屎,别捣,烧,合和,鸡子白和涂,干复上。

又,痈已有脓,当使坏方:

取白鸡两翅羽肢[8]各一枚,烧服之,即穿。姚同。

又方:吞薏苡子一枚,勿多。

又方:以苦酒和雀矢,涂痈头上,如小豆[9]。

《葛氏》若已结痈,使聚不更长,方:

小豆,末,涂。若鸡子白和尤佳,即差。

又方:芫花,末,胶汁和贴上,燥复易,化为水。

若溃后,脓血不止,急痛:

取生白楸叶,十重贴上,布帛宽缚之[10]。

乳肿:

桂心、甘草各二分,乌头一分

（炮）。捣为末，和苦酒涂，纸覆之，脓化为水，则神效。

《葛氏》妇女乳痈妬[11]肿：

削柳根皮，熟捣，火温，帛囊贮熨之，冷更易，大良。

又方：取研米槌煮令沸，絮中覆乳，以熨上，当用二枚互熨之[12]，数十回止。姚云：神效。

乳痈方：

大黄、罔草、伏龙肝（灶下黄土也）、生姜各二分。先以三物，捣筛，又合生姜捣，以醋和涂，乳痈则止，极验。《刘涓子》不用生姜，用生姜[13]，四分[14]分等。余比见用鲫鱼立验。此方《小品》，佳。

姚氏乳痈：

大黄、鼠粪（湿者）、黄连各一分。

二物为末，鼠矢更捣，以黍米粥清[15]和敷乳四边，痛即止，愈。无黍米，用粳米并得。

又方：牛马矢敷，并佳，此并消去。

《小品》妬方[16]：

黄芩、白饮、芍药分等。末，筛，浆服一钱匕，日五服。若右乳结者，将左乳汁服；左乳结者，将右乳汁服。散消根。姚同此方，必愈。

姚方：捣生地黄，傅之，热则易。小豆亦佳。

又云：二三百众疗不差[17]，但坚紫色者：

用前柳根皮法。云熬令温，熨肿，一宿愈。

凡乳汁不得泄，内结，名妬乳，乃急于痈。

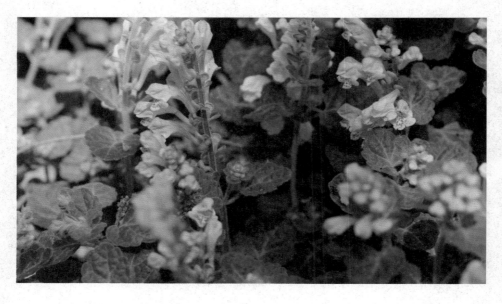

《徐玉》疗乳中瘰疬起痛：

方：大黄、黄连各三两，水五升，煮取一升二合，分三服，得下，即愈。

《葛氏》卒毒肿起急痛。

方：芜菁根（大者），削去上皮，熟捣，苦酒和如泥，煮三沸，急搅之出，敷肿，帛裹上。日再三易，用子亦良。

又方：烧牛矢，末，苦酒和，敷上，干复易。

又方：水和石灰封上，又苦酒磨升麻若青木香或紫檀，以磨傅上，良。

又方：取水中萍子草[18]，熟捣，以敷上。

又，已入腹者：

麝香、薰陆香、青木香、鸡舌香各一两。以水四升，煮取二升，分为再服。

若恶核肿结不肯散者：

吴茱萸、小蒜分等，合捣傅之。丹蒜亦得。

又方：捣鲫鱼以傅之。

若风肿多痒，按之随手起，或隐瘮[19]。

方：但令痛[20]以手摩抒抑按，日数度，自消。

又方：以苦酒磨桂若独活，数傅之，良。

身体头面忽有暴肿处如吹。

方：巴豆三十枚，连皮碎，水五升，煮取三升，去滓，绵沾以拭肿上，趁[21]手消，勿近口。

皮肉卒肿起，狭长赤痛名膈[22]。

鹿角五两，白蔹一两，牡蛎四两，附子一两。捣筛，和苦酒，涂帛上，燥复易。

《小品》痈结肿坚如石，或如大核，色不变，或作石痈不消。

鹿角八两（烧作灰），白蔹二两（粗理黄色），磨石一斤（烧令赤）。三物捣作末，以苦酒和泥，厚涂痈上，燥更涂，取消止。内服连翘汤下之。姚方云：烧石令极赤，内五升苦酒中；复烧，又内苦酒中，令减半止，捣石和药。先用所余苦酒，不足，添上用。

《姚方》若发肿至坚，而有根者，名曰石痈。

当上灸百壮，石子当碎出。不出者，可益壮。痈、疽、瘤、石痈、结筋、瘰疬，皆不可就针角[23]。针角者，少有不及祸者也。

又，痈未溃方：

冈草末，和鸡子白，涂纸令厚，贴上，燥复易，得痛，自差。

痈肿振焮不可帐[24]方：

大黄，捣筛，以苦酒和，贴肿上，燥易，不过三，即差减，不复作，脓自消除，甚神验也。

痈肿未成脓：

取牛耳垢封之，即愈。

若恶肉不尽者，食[25]肉药食去，以膏涂之，则愈。

食肉方：

取白炭灰、荻灰等分，煎令如膏（此不宜预作），十日则歇。并可与去黑子，此大毒，若用效验，本方用法。

凡痈肿用：

栝楼根、赤小豆，皆当内苦酒中，五宿出，熬之毕，捣为散，以苦酒和，涂纸上，贴肿，验。

《隐居效方[26]》消痈肿：

白蔹二分，藜芦一分，为末，酒[27]和如泥贴上，日三，大良。

疽疮骨出：

黄连、牡蛎各二分，为末，先盐酒洗，后傅。

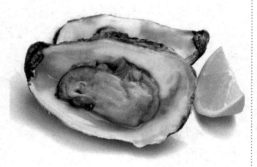

《葛氏》忽得瘭疽[28]着手足肩[29]，累累[30]如米豆，刮汁出，急疗之：

熬芜菁，熟捣，裹，以展转[31]其上，日夜勿止。

若发疽于十指端，及色赤黑，甚难疗，宜按大方，非单方所及。

若骨疽积年，一捏一汁出，不差。

熬末胶饴，勃[32]疮上，乃破生鲤鱼以搨之，如炊顷，刮视有小虫出，更洗傅药，虫尽，则便止，差。

姚方云：瘭疽者，肉中忽生一黡子[33]，如豆粟，剧者如梅李大，或赤，或黑，或白，或青，其黡有核，核有深根，应心小久[34]，四面悉肿疱，黯黮[35]紫黑色，能烂坏筋骨，毒入脏腑，杀人。南方人名为搨着毒。

着厚肉处，皆割之，亦烧铁令赤，烙赤[36]三上，令焦如炭。亦灸黯炮[37]上，百壮为佳。早春酸摹叶，薄其四面，防其长也。饮葵根汁、犀角汁、升麻汁折其热。内外疗依丹毒法也。

《刘涓子》疗痈疽发坏，出脓血气生肉，黄耆膏：

黄耆、芍药、大黄、当归、芎䓖、独活、白芷、薤白各一两，生地黄三两。九物，切，猪膏二升半，煎三上三下，膏成，绞去滓，傅充疮中，摩左右，日三。

又，丹痈疽始发，浸淫进长，并少小丹搨方：

升麻、黄连、大黄、芎䓖各二两，黄芩[38]、芒硝各三两，当归、甘草

121

上篇　急症先驱葛洪奇方妙治

（炙）、羚羊角各一两。九物，咬咀，水一斗三升，煮取五升，去渣，还内铛[39]中，芒硝上[40]杖搅，令[41]成膏。适冷热，贴帛拓肿上，数度，便随手消散。王练甘林所秘方，慎不可近阴。

又，㿔疮，浸淫多汁，日就浸大[42]，胡粉散：

胡粉（熬）、甘草（炙）、蔄茹、黄连各二分。四物，捣散，筛，以粉疮，日三，极验。

诸瘑疮膏方：

蜡、乱发、矾石、松脂各一两，猪膏四两。五物，先下发，发消下矾石，矾石消下松脂，松脂消下蜡，蜡消下猪膏，涂疮上。

赤龙皮汤，洗诸败烂疮方：

槲树皮（切）三升，以水一斗，煮取五升，春夏冷用，秋冬温用，洗乳疮，及诸败疮，洗了则傅膏。

发背上初欲疮，便服此大黄汤：

大黄、甘草（炙）、黄芩各二两，升麻二两，栀子一百枚。五物，以水九升，煮取三升半，服得快下数行便止，不下则更服。

疗发背，及妇人发乳，及肠痈，木占斯散：

木占斯、厚朴（炙）、甘草（炙）、细辛、栝楼、防风、干姜、人参、桔梗、败酱各一两。十物，捣为散，酒服方寸匕，昼七夜四，以多为善。病在上常[43]吐，在下[44]脓血。此谓肠痈之属，其痛肿即不痛，长服，疗诸瘘痔。若疮已溃，便早愈。

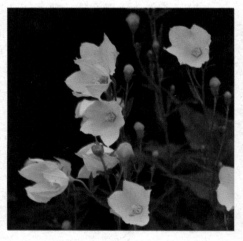

发背无有不疗，不觉肿去，时长服，去败酱。多疗妇人发乳、诸产、症瘕，益良。并《刘涓子》方。

《刘涓子》疗痈消脓，木占斯散方：

木占斯、桂心、人参、细辛、败酱、干姜、厚朴（炙）、甘草（炙）、防风、桔梗各一两。十物，为散，服方寸匕，入咽觉流入疮中。若痈疽灸不发坏者，可服之，疮未坏，去败酱。此药或时有痈令成水[45]者。

痈肿瘰疬，核不消，白蔹傅方：

白蔹、黄连、大黄、黄芩、菵草、赤石脂、吴茱萸、芍药各四分。八物，捣筛，以鸡子白和如泥，涂故帛上，傅之。开小口，干即易之，差。

发背欲死者：

取冬瓜，截去头，合疮上，瓜当烂，截去更合之，瓜未尽，疮已敛小矣，即用膏养之。

又方：伏龙肝，末之，以酒[46]调，厚傅其疮口，干即易，不日平复。

又方：取梧桐子叶，锲[47]上煿成灰，绢罗，蜜调傅之，干即易之。

《痈肿杂效方》疗热肿：

以家芥子并柏叶，捣，傅之，无小愈、大验。得山芥更妙。又，捣小芥子末，醋和作饼子，贴肿及瘰疬，数看，消即止，恐损肉。此疗马附骨，良。

又方：烧人粪作灰，头醋和如泥，涂肿处，干数易，大验。

又方：取黄色雄黄、雌黄色石，烧热令赤。以大醋沃之，更烧醋沃，其石即软如泥，刮取涂肿。若干，醋和，此大秘要耳。

灸肿令消法：

取独颗蒜，横截厚一分，安肿头上，炷如梧桐子大，灸蒜上百壮。不觉消，数数灸，唯多为善，勿令大热。但觉痛即擎起蒜，蒜焦，更换用新者，不用灸损皮肉。如有体干，不须灸。余尝小腹下患大肿，灸即差，每少用之，则可大效也。

又方：生参[48]□□□头上核。又，磁石，末，和醋，傅之。

又方：甘草[49]□□□涂此，蕉子不中食。

又方：鸡肠草傅。

又方：白蔹，末，傅，并良。

又，热肿疖。

炑[50]胶数涂，一日十数度，即差。疗小儿疖子，尤良。每用神效。

一切毒肿，疼痛不可忍者：

搜[51]面团肿头如钱大，满中安椒，以面饼子盖头上，灸令彻，痛即立止。

又方：捣萆麻人[52]，傅之，立差。

手脚心，风毒肿：

生椒（末）、盐（末）等分，以醋和，傅，立差。

痈疽生臭恶肉者：

以白蔺茹散傅之，看肉尽便停。但傅诸膏药，若不生肉，傅黄耆散（蔺茹、黄耆），止一切恶肉。仍不尽者，可以七头赤皮蔺茹为散，用半钱匕和白蔺茹散三钱匕，以傅之。此姚方，差[53]。

恶脉病，身中忽有赤络脉起如蚓状，此由春冬恶风入络脉之中，其血瘀所作。

宜服之五香连翘，镵[54]去血，傅丹参膏，积日乃差。

余度山岭即患。常服五香汤，傅小豆得消。以下并姚方：

恶核病者，肉中忽有核如梅李，小者如豆粒。皮中惨痛[55]，左右走，身中壮热，瘰[56]恶寒是也。此病卒然如起，有毒入腹杀人，南方多有此患。

宜服五香连翘汤，以小豆傅之，立消。若余核，亦得傅丹参膏。

恶肉病者，身中忽有肉，如赤小豆粒突出，便长如牛马乳，亦如鸡冠状。

亦[57]痈宜服漏芦汤，外可以烧铁烙之。日三烙，令稍燋，以升麻膏傅之。

气痛之病，身中忽有一处如打扑之状，不可堪耐，而左右走身中，发作有时，痛静时，便觉其处冷如霜雪所加。此皆由冬温至春暴寒伤之。

宜先服五香连翘数剂，又以白酒煮杨柳皮暖熨之，有赤点点处，宜镵去血也。

五香连翘汤，疗恶肉、恶脉、恶核、瘰疬、风结、肿气痛：

木香、沉香、鸡舌香各二两，麝香半两，薰陆一两，夜干[58]、紫葛、升麻、独活、寄生、甘草（炙）、连翘各二两，大黄三两，淡竹沥三升。十三物，以水九升，煮减半，内竹沥取三升，分三服，大良。

漏芦汤，疗痈疽、丹疹、毒肿、恶肉：

漏芦、白蔹、黄芩[59]、白薇、枳实（炙）、升麻、甘草（炙）、芍药、麻黄（去节）各二两，大黄三两。十物，以水一斗，煮取三升。若无药，用大黄下之，佳。其丹毒，须针镵去血。

丹参膏，疗恶肉、恶核、瘰疬、风结、诸脉肿：

丹参、蒴藋各二两，秦胶、独活、乌头、白及、牛膝、菊花、防风各一两，冈草叶、踯躅花、蜀椒各半两。十二物，切，以苦酒二升，渍之一宿，猪膏四斤，俱煎之，令酒竭，勿过焦，去滓，以涂诸疾上，日五度，涂故布[60]上贴之。此膏亦可服，得大行[61]，即须少少服。《小品》同。

升麻膏，疗丹毒肿热疮：

升麻、白蔹、漏芦、芒硝各二两，黄芩[62]、枳实、连翘、蛇衔[63]各三两，栀子二十枚，蒴藋根四两。十物，切，春令细，纳器中，以水三升，渍半日，以猪脂五升，煎令水竭，去渣，傅之，日五度，若急合，即水煎，极验方。

《葛氏》疗卒毒肿起急痛：

柳白皮，酒煮令热，熨上，痛止。

**附方**

《胜金方》治发脑、发背及痈疽、

热疖、恶疮等：

腊月兔头，细锉，入瓶内密封，惟久愈佳。涂帛上，厚封之。热痛傅之如冰，频换，差。

《千金方》治发背、痈肿，已溃、未溃方：

香豉三升，少与水和，熟捣成泥，可肿处作饼子，厚三分，已上有孔，勿覆，孔上布豉饼，以艾烈[64]其上。灸之使温温而热。勿令破肉，如热痛，即急易之，患当减，快得分稳[65]，一日二度，灸之如先，有疮孔中汁出，即差。

《外台秘要》疗恶寒啬啬[66]，似欲发背，或已生疮肿，瘰瘶[67]起。

方：消石三两，以暖水一升和，令消，待冷，取故青布揲[68]三重，可似赤处方圆，湿布拓之，热即换。频易，立差。

《集验方》治发背：

以蜗牛一百个活者，以一升净瓶入蜗牛，用新汲水一盏，浸瓶中，封系，自晚至明，取出蜗牛放之。其水如涎，将真蛤粉，不以多少，旋调傅，以鸡翎[69]扫之疮上，日可十余度，其热痛止，疮便愈。

崔元亮《海上方》治发背秘法，李北海云此方神授，极奇秘：

以甘草三大两（生捣，别筛末），

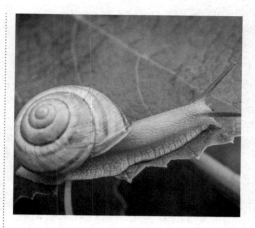

大麦面九两。于大盘中相和，搅令匀，取上等好酥少许，别捻入药，令匀。百沸水搜如饼子剂，方圆大于疮一分。热傅肿上，以油片及故纸隔，令通风，冷则换之。已成脓水，自出；未成，肿便内消。当患肿着药时，常须吃黄耆粥，甚妙。

又一法：甘草一大两，微炙，捣碎，水一大升，浸之。器上横一小刀子，置露中经宿，平明[70]以物搅令沫出，吹沫服之。真但是疮肿发背，皆可服，甚效。

《梅师方》治诸痈疽发背，或发乳房。初起微赤，不急治之，即死。

速消方[71]：

捣苎根，傅之，数易。

《圣惠方》治附骨疽，及鱼眼疮：用狗头骨，烧烟薰之。

《张文仲方》治石痈坚如石，不作脓者：

125

生章陆根，捣，擦之。燥即易，取软为度。

《子母秘录》治痈疽，痔瘘疮，及小儿丹：

水煮棘根汁，洗之。

又方：末蛴螬，傅之。

《小品方》治疽初作：

以赤小豆，末，醋和傅之，亦消。

《博济方》治一切痈肿未破，疼痛，令内消：

以生地黄杵如泥，随肿大小，摊于布上，糁[72]木香末于中，又再摊地黄一重，贴于肿上，不过三五度。

《日华子》云：消肿毒。

水调决明子末，涂。

《食疗》治痈肿：

栝楼根，苦酒中熬燥，捣筛之。苦酒和，涂纸上，摊贴，服金石人宜用。

《杨文蔚方》治痈未溃：

栝楼根、赤小豆等分，为末，醋调涂。

《千金方》治诸恶肿失治，有脓：

烧棘针作灰，水服之，经宿头出。

又方：治痈疮中冷，疮口不合。

用鼠皮一枚，烧为灰，细研，封疮口上。

《孙真人》云：主痈发数处。

取牛粪，烧作灰，以鸡子白和，傅之，干即易。

《孙真人食忌》主一切热毒肿：

章陆根，和盐少许，傅之，日再易。

《集验方》治肿：

柳枝，如脚指大，长三尺，二十枚。水煮令极热，以故布裹肿处，取汤热洗之，即差。

又方：治痈，一切肿未成脓，拔毒。

牡蛎白者，为细末，水调涂，干更涂。

又方：治毒热，足肿疼欲脱。

酒煮苦参，以渍之。

《外台秘要》治痈肿：

伏龙肝，以蒜和作泥，涂用布上，贴之。如干，则再易。

又方：凡肿已溃未溃者，以白胶一片，水渍令软纳纳然[73]，肿之大小[74]，贴当头，上开孔。若已溃还合者，脓当被胶急撮之，脓皆出尽；未有脓者，肿当自消矣。

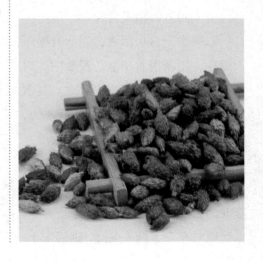

126

又方：烧鲤鱼作灰，酢和，涂之一切肿上，以差为度。

又，疗热毒病，攻手足肿，疼痛欲脱。

方：取苍耳汁，以渍之。

又方：水煮马粪汁，以渍之。

《肘后方》[75]治毒攻手足肿，疼痛欲断：

猪蹄一具，合葱煮，去渣，内少许盐，以渍之。

《经验后方》治一切痈肿无头：

以葵菜子一粒，新汲水吞下，须臾即破。如要两处破，服两粒。要破处，逐粒加之，验。

又方：治诸痈不消，已成脓，惧针不得破，令速决。

取白鸡翅下第一毛，两边各一茎，烧灰，研，水调服之。

又，《梅师方》取雀屎涂头上，即易破。雄雀屎佳。坚者为雄。

谨按：雄黄治疮疡，尚矣。

《周礼·疡医》：凡疗疡以五毒攻之。郑康成注云：今医方有五毒之药，作之，合黄堥[76]，置石胆、丹砂、雄黄、矾石、磁石其中，烧之三日三夜。其烟上着，以鸡羽扫取之，以注创，恶肉、破骨则尽出。故翰林学士杨亿尝笔记：直史馆杨嵎年少时，有疡生于颊，连齿辅车[77]外肿若覆瓯，内溃出脓血，不辍吐之，痛楚难忍。

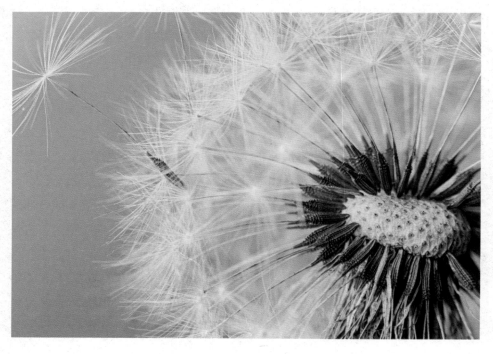

疗之百方，弥年不差。人语之，依郑法，合烧药成，注之创中，少顷，朽骨连两牙溃出，遂愈，后更安宁。信古方攻病之速也。黄垩若今市中所货，有盖瓦合也。近世合丹药，犹用黄瓦瓴[78]，亦名黄垩，事出于古也。

《梅师方》治产后不自[79]乳儿，畜积乳汁结作痈：

取蒲公草，捣，傅肿上，日三四度易之。俗呼为蒲公英，语讹为仆公罂是也。水煮汁服，亦得。

又方：治妬乳乳痈。

取丁香，捣末，水调方寸匕，服。

又方：治乳头裂破。

捣丁香末，傅之。

《千金方》治妬乳：

梁上尘，醋和涂之。亦治阴肿。

《灵苑方》治乳痛，痈初发，肿痛结硬，欲破脓，令一服差。

以北来真桦皮，无灰酒服方寸匕，就之卧，及觉，已差。

《圣惠方》主妇人乳痈不消：

上用白面半斤，炒令黄色，用醋煮糊，涂于乳上，即消。

《产宝》治乳及痈肿：

鸡雅屎，末，服方寸匕，须臾三服，愈。

《梅师方》亦治乳头破裂，方同。

《简要济众》治妇人乳痈，汁不出，内结成脓肿，名妬乳。

方：露蜂房，烧灰，研，每服二钱，水一中盏，煎至六分，去渣，温服。

又方：治吹妳[80]，独胜散。

白丁香半两，捣罗，为散。每服一钱匕，温酒调下，无时服。

《子母秘录》疗吹妳，恶寒状热：

猪肪脂，以冷水浸，榻[81]之。热即易，立效。

杨炎《南行方》治吹妳，疼痛不可忍：

木通一两，自然铜半两（生用）。三味，捣罗为散，每服二钱，温酒调下，不计时候。

《食医心镜》云：治吹妳，不痒不痛，肿硬如石。

以青橘皮二两，汤浸去穰，焙[82]为末。非时温酒下二钱匕。

【注释】

1. 羊：通"痒"。"痒"一义同"疡"，疮疡。

2. 妳发：妳，同"奶"。"奶发"即乳房发痈疽。

3. 痈疽发背及乳：指乳部或背部的痈疽，即发背（乳）痈（疽）。古人习惯说痈疽发在某部。

4. 比：《医心方》卷第十五《治痈疽未脓方》作"但"，《外台秘要》卷二十四《痈疽发背杂疗方》

128

作"皆"。

5. 和：搅和、掺和在一起。

6. 上：当作"土"。《外台秘要》卷二十四《痈疽发背杂疗方》正作"土"。

7. 又方：二字疑衍。本条疑非"又方"，而是前方附语。

8. 羽肢：当作"羽支"，鸟类翅羽两侧的毛。

9. 如小豆：《证类本草·醋》作"如小豆大，即穿"。

10. 宽缚之：《备急千金要方》卷二十二《痈疽》作"缓急得所"，即松紧适宜。

11. 妒：同"妒"。

12. 取研……熨之：《外台秘要》卷三十四《乳痈肿方》作"研米槌二枚，煮令热，以絮巾覆乳上，用二槌更互熨肿"，《备急千金要方》卷二十三《肠痈》作"取研米槌二枚，炙熟，以絮及故帛揄乳上，以槌互熨之"。

13. 生姜：四库本作"干姜"，当从。《外台秘要》卷三十四《乳痈肿方》作"生鱼"。

14. 分：当作"物"。

15. 粥清：谓粥面上层薄汤。

16. 妒方：似当作"妒乳方"。《外台秘要》卷三十四《妒乳疮痛方》作"小品妒乳方"。

17. 二三……不差：《证类本草·柳华》引作"二三三日肿痛不差"，据上下文当作"二三月"。

18. 水中萍子草：即浮萍，一种常见水生草。

19. 隐疹：突起的皮疹，特指皮肤过敏引起的皮疹。疹，同"疹"。

20. 痛：用力。

21. 趁：同"趁"，逐。

22. 腨（biàn）：皮下经脉隆起如辫绳的样子。

23. 针角：针刺和拔火罐。

24. 枨（chéng）：触碰。

25. 食：同"蚀"。

26. 效方：当作"必效方"。《外台秘要》卷二十四《痈肿方》正引作"必效方"。

27. 酒：《外台秘要》卷二十四《痈肿方》引作"苦酒"。

28. 嫖疽：《备急千金要方》卷二十二《瘭（biāo）疽》作"瘭疽"。指局部皮肤炎肿化脓的疮毒，常生于手指头或脚指头。

29. 肩：《备急千金要方》卷二十二《瘭疽》作"肩背"。

30. 累累：硬结连续的样子。

31. 展转：同"辗转"，谓翻来覆去。

32. 勃：通"傅"，后世作"敷"。

33. 黡子：亦作"黯子"，指瘭疽中心深色的疮核。《备急千金要方》卷二十二《瘭疽》作"黠子"。

34. 其靥……小久：《备急千金要方》卷二十二《瘭疽》作"其状不定，有根不浮肿，痛伤之应心，根深至肌，经久"。应心，《外台秘要》卷二十四《瘭疽方》作"痛瘆应心"。小久，六醴斋本、四库本并作"少久"，同"稍久"。

35. 黯默：色暗，不鲜明。

36. 赤：六醴斋本作"毒"。

37. 炮：四库本作"砲"。

38. 黄芩：当作"黄芩"。《墨涓子鬼遗方》正作"黄芩"。

39. 铛（chēng）：一种小型的玩具。

40. 芒硝上：《刘涓子鬼遗方》作"下芒消，上火"，义长。又，"芒"字上六醴斋本有"后下"二字。

41. 令：六礼斋本无此字。

42. 日就浸大：《备急千金要方》卷二十二《瘭疽》同方作"日渐大"。

43. 常：《刘涓子鬼遗方》、《外台秘要》卷二十四《痈疽发背杂疗方》并作"当"。

44. 在下：《刘涓子鬼遗方》重"下"字，义胜。《外台秘要》卷二十四《痈疽发背杂疗方》作"在下当下"。

45. 痈令成水：疑当作"令痈成水"。《刘涓子鬼遗方》作"化痈疽成水"。

46. 酒：疑当作"苦酒"。《千金翼方》卷第二十三《薄贴》作"大醋"。

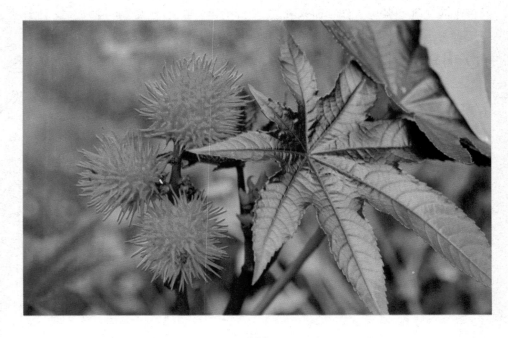

47. 鏊：同"鏊"，平底铁锅，俗称鏊子或鏊盘。

48. 生参：《普济方》卷一百九十三《卒肿满》中本条作"以生参薄切贴头上核佳"。据知以下阙字为"薄切贴"。

49. 甘草：似应作"甘蕉"，古方中多见用甘蕉根敷治肿满。《普济方》卷一百九十三《卒肿满》本条作"以甘蕉根捣烂涂患处蕉子不中食"，据知以下阙字为"根捣烂"。

50. 烿（róng）：火红色。此用同"融"。

51. 搜：同"溲"，拌和。

52. 萆麻人：即蓖麻仁。

53. 以傅……差：似应作"以傅之，差，此姚方"。

54. 镵（chán）：刺。

55. 惨痛：《备急千金要方》卷二十二《瘭疽》作"疹痛"。

56. 瘯：《备急千金要方》卷二十二《瘭疽》作"瘯索"二字。按，"瘯索"为恶寒的样子。

57. 亦：四库本作"内"，与下文"外"相对。

58. 夜干：即射干。

59. 黄芩：当作"黄芩"。

60. 故布：旧布。

61. 大行：大便。

62. 黄芩：当作"黄芩"。

63. 蛇噑：同"蛇衔"。"噑"为"衔"的俗字。

64. 烈：《备急千金要方》卷二十二《发背》作"列"。

65. 分稳：《备急千金要方》卷二十二《发背》作"安稳"。

66. 啬啬：恶寒的样子。

67. 瘾疹：同"稳瘮"，突起的皮疹。特指皮肤过敏引起的皮疹。

68. 揲（dié）：折叠。《外台秘要》卷二十四《发背方》作"叠"。

69. 翎（líng）：鸟翅或尾上长而硬的毛。

70. 平明：平旦，黎明。

71. 消方：二字原另起一行，据文义移。

72. 糁（sǎn）：撒布，混和。

73. 纳纳然：湿软的样子。

74. 肿之大小：《备急千金要方》卷二十二《痛疽》作"称大小"，《外台秘要》卷二十四《痈肿方》作"称肿之大小"。

75. 《肘后方》：六醴斋本作"《又方急》"。

76. 黄垆（wǔ）：瓦器。《周礼·天官·疡医》贾公彦疏："此言黄垆者，见今时合和丹药者，皆用黄瓦缶为之，亦名黄垆。"

77. 辅车：牙床。

78. 甂（lì）："鬲"的异体字。鼎的一种。

79. 自：据文义，当作"见"。

80. 吹妳：即吹奶，证候名。乳房肿胀如吹，属乳腺炎一类。

81. 榻：当作"拓"，厚敷。

82. 焙（bèi）：微火烘烤。

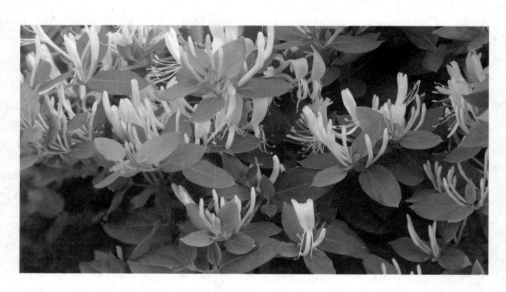

# 治卒发丹火恶毒疮方

《葛氏》大人小儿，卒得恶疮，不可名识者：

烧竹菜，和鸡子中黄，涂，差。

又方：取蛇床子合黄连二两，末，粉疮上。燥者，猪脂和，涂，差。

又方：烧蛇皮，末，以猪膏和，涂之。

又方：煮柳叶若皮，洗之，亦可内少盐。此又疗面上疮。

又方：腊月猪膏一升，乱发如鸡子[1]大，生鲫鱼一头，令煎[2]，令消尽，又内雄黄、苦参（末）二两[3]，大附子一枚（末），绞令凝，以傅诸疮，无不差。《胡洽》疗痈疽疥，大效。

疮中突出恶肉者：

末乌梅屑，傅之。又，末硫黄傅上，燥者[4]，唾和涂之。

恶疮连痂痒痛：

捣扁豆[5]封，痂落即差，近方[6]。

【注释】

1. 鸡子：《医心方》卷十七《治恶疮方》作"鸭子"。

2. 令煎：六醴斋本、《臀心方》卷十七《治恶疮方》并作"合煎"，可从。

3. 二两：疑当作"各二两"。

4. 燥者：道藏本作"燥着"。

5. 扁豆：《普济方》卷二百七十五《一切恶疮》作"扁竹"。

6. 近方：当作"近效方"。《普济方》卷二百七十五《一切恶疮》无此二字。

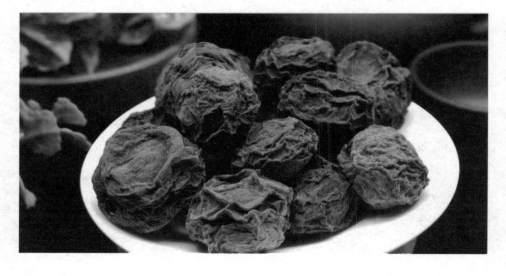

上篇 急症先驱葛洪奇方妙治

## 治瘑癣疥漆疮诸恶疮方

《小品》疗瘑[1]癣疥恶疮方：

水银、矾石、蛇床子、黄连各二两，四物捣筛，以腊月猪膏七合，并下水银，搅万度，不见水银，膏成，傅疮，并小儿头疮，良。袭庆宣[2]加蔄茹一两，疗诸疮，神验无比。

姚疗瘑疥：

雄黄一两，黄连二两，松脂二两，发灰如弹丸。四物，熔猪膏与松脂合，热捣，以薄疮上，则大良。

又，疗恶疮[3]粉方：

水银、黄连、胡粉（熬令黄）各二两。下筛，粉疮。疮无汁者，唾和之。

小儿身中恶疮：

取笋汁，自澡洗，以笋壳作散，傅之，效。

人体生恶疮似火，自烂：

胡粉（熬黑）、黄柏、黄连分等。

下筛，粉之也。

卒得恶疮：

苍耳、桃皮，作屑，内疮中，佳。

头中恶疮：

胡粉、水银、白松脂各二两，腊月猪膏四两，合松脂煎，以水银、胡粉合研，以涂上，日再。《胡洽》云：疗小儿头面疮。又一方加黄连二两。亦疗得秃疮。

恶疮雄黄膏方：

雄黄、雌黄（并末），水银各一两；松脂二两；猪脂半斤；乱发如鸡子大。以上合煎，去渣，内水银，傅疮，日再。

《效方》恶疮食肉雄黄散：

雄黄六分，蔄茹、矾石各二分，末疮中，日二。

疗疮方，最去面上粉刺。

方：黄连八分，糯米、赤小豆各五分，吴茱萸一分，胡粉、水银各六分。捣黄连等，下筛，先于掌中研水银使极细和药使相入，以生麻油总[4]稀稠得所[5]，洗疮拭干，傅之。但是疮即疗，神验不传。

甘家松脂膏，疗热疮，尤㖞[6]脓，不瘢无瘢。

方：松脂、白胶香、薰陆香各一两，当归、蜡各一两半，甘草一两（并切），猪脂、羊肾脂各半合许，生地黄汁亦半合，以松脂等末，内脂膏、地黄汁中，微火煎令黄，下腊[7]，绞去渣。涂布，贴疮，极有验。甘家秘不能传，此是半剂。

地黄膏，疗一切疮已溃者。及灸贴之，无痂生肉去脓。神秘方：

地黄汁一升，松脂二两，薰陆香一两，羊肾脂及牛酥，各如鸡子大。先于地黄汁煎松脂及香令消，即内羊脂、酥，并更用蜡半鸡子大，一时相和，缓火煎，水尽膏成，去渣，涂帛，贴疮，日一二易。加故绯一片，乱发一鸡子许大，疗年深者，十余日即差，生肉秘法。

妇人颊上疮，差后每年又发。甘家秘方，涂之永差：

黄矾石二两（烧令汁尽），胡粉一两，水银一两半，捣筛。矾石、胡粉更筛，先以片许猪脂于瓷器肉[8]，熟研水银令消尽，更加猪脂，并矾石、胡粉，和使黏稠，洗面疮以涂上。又别熬胡粉令黄，涂膏讫，则傅此粉，数日即差。甘家用大验。

疗瘑疮，但是腰脚[9]已下，名为瘑。此皆有虫食之，虫死即差，此方立验：

醋泔淀[10]一椀，大麻子一盏，白沙、盐末各一抄，和掩以傅疮，干更傅。先温泔净洗，拭干，傅一二度，即差。孔如针穴，皆虫食，大验。

《效方》恶疮三十年不愈者：

大黄、黄芩、黄连各一两，为散，洗疮净，以粉之。日三，无不差。又，黄柏分等亦佳。

《葛氏》疗白秃方：

杀猪即取肚，破去屎，及热以反拓头上。须臾，虫出着肚。若不尽，更作取，令无虫即休。

又方：末藜芦，以腊月猪膏和涂之。五月漏芦草烧作灰，膏和使涂之。皆先用盐汤洗，乃傅。

又方：羊蹄草根，独根者，勿见风日及妇女鸡犬，以三年醋研和如泥，生布拭疮令赤，以傅之。

姚方，以羊肉如作脯法，炙令香及热，以拓上，不遇三四日，差。

又方：先以皂荚汤热洗，拭干，以少油麻[11]儿涂，再三，即差。

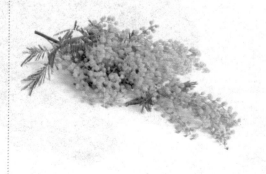

附方

《千金方》治遍身风痒生疮疥：

以蒺藜子苗，煮汤洗之，立差。《千金翼方》同。

又方：茵陈蒿不计多少，煮浓汁，洗之，立差。

《千金翼方》疮癣初生或始痛痒：

以姜黄傅之，抄[12]。

又方：嚼盐，涂之，抄。

又方：漏瘤疮湿，癣痒浸淫，日瘙痒不可忍，搔之黄水出，差后复发。

取羊蹄根，去土，细切，捣，以大醋和，净洗傅上一时间，以冷水洗之，日一傅，差。若为末傅之，抄。

《外台秘要》治癣疮方：

取蟾蜍[13]，烧灰，末，以猪脂和傅之。

又方：治干癣，积年生痂，瘙[14]之黄水出，每逢阴雨即痒。

用斑蝥半两，微炒为末，蜜调，傅之。

又，治疥方：捣羊蹄根，和猪脂涂上，或着盐少许，佳。

《斗门方》治疥癣：

用藜芦，细捣为末，以生油调，傅之。

王氏《博济》治疥癣，满身作疮，不可治者：

何首乌、艾等分。以水煎令浓。于盆内洗之，甚能解痛，生肌肉。

《简要济众》治癣疮久不差：

羊蹄根，捣，绞取汁，用调腻粉少许，如膏，涂傅癣上，三五遍，即

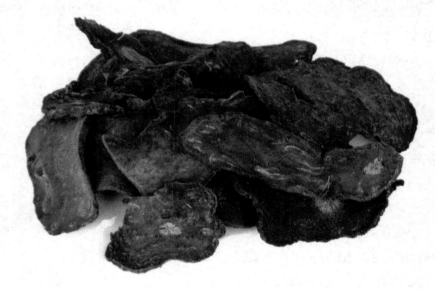

差。如干，即猪脂调和傅之。

《鬼遗方》治疥癣：

松胶香，研细，约酌入少轻粉，衮[15]令匀。凡疥癣上，先用油涂了，擦末，一日便干，顽者三两度。

《圣惠方》治癣湿痒：

用楮叶半斤，细切，捣烂，傅癣上。

《杨氏产乳》疗疮疥：

烧竹叶为末，以鸡子白和之，涂上，不过三四次，立差。

《十全方》治疥疮：

巴豆十粒，火炮过黄色，去皮膜。上顺手[16]研如面，入酥少许，腻粉少许，同研匀。爪破，以竹篦子点药，不得落眼裹及外肾[17]上。如熏炙着外肾，以黄丹涂，甚妙。

《经验方》治五般疮癣：

以韭根，炒存性，旋捣末，以猪脂油调，傅之。三度，差。

《千金方》疗漆疮：

用汤渍芒硝令浓,涂之。干即易之。

谭氏治漆疮：

汉椒汤洗之，即愈。

《千金翼》治漆疮：

羊乳傅之。

《集验方》治漆疮：

取莲叶干者一斤，水一斗，煮取五升。洗疮上，日再，差。

《斗门方》治漆咬：

用韭菜，研，傅之。《食医心镜》同。

《千金方》主大人小儿，风瘙瘾疹，心迷闷方：

巴豆二两，槌破，以水七升，煮取三升，以帛染拭之。

《外台秘要》涂风疹：

取枳实，以醋渍令湿，火炙令热。适寒温，用熨上，即消。

《斗门方》治瘾疹：

楝皮，浓煎，浴之。

《梅师方》治一切疹：

以水煮枳壳为煎，涂之。干即又涂之。

又方：以水煮芒硝涂之。

又，治风瘾疹方：

以水煮蜂房，取二升，入芒硝，傅上。日五度，即差。

《圣惠方》治风瘙瘾疹，遍身痒成疮：

用蚕砂一升，水二斗，煮取一斗二升，去渣。温热得所，以洗之，宜避风。

《千金翼》疗丹瘾疹方：

酪和盐热煮，以摩之，手下消。

又，主大人小儿风疹。

茱萸一升，酒五升，煮取一升，帛染拭之。

137

《初虞世[18]》治皮肤风热，遍身生瘾疹：

牛蒡子、浮萍等分，以薄荷汤调下二钱，日二服。

《经验后方》治肺毒疮如大风疾，绿云散：

以桑叶好者，净洗过。熟蒸一宿后，日干为末，水调二钱匕，服。

《肘后方》[19]治卒得浸淫疮，转有汁，多起心[20]，早治之，续[21]身周匝则杀人：

以鸡冠血傅之，差。

又方：疗大人小儿，卒得月蚀方。

于月望夕取兔屎，及内虾蟇腹中，合烧为灰末，以傅疮上，差。

《圣惠方》治反花疮：

用马齿苋一斤，烧作灰，细研，猪脂调，傅之。

又方：治猪疮胬肉如螳[22]，出数寸。

用硫黄一两，细研，胬肉上薄涂之，即便缩。

《鬼遗方》治一切疮肉出：

以乌梅烧为灰，研末，傅上，恶肉立尽，极妙。

《简要济方》傅疮药：

黄药子四两，为末，以冷水调，傅疮上，干即旋傅之。

《兵部手集》治服丹石人有熟疮，疼不可忍。方：

用纸环围肿处，中心填硝石令满，匙抄水淋之。觉其不热，疼即止。

治头疮，及诸热疮：

先用醋少许，和水净洗，去痂，

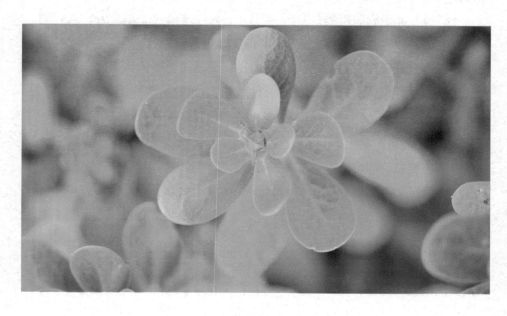

再用温水洗，裛干[23]。百草霜，细研，入腻粉少许，生油调涂，立愈。

治恶疮。

唐人记其事云：江左尝有商人，左膊上有疮如人面，亦无它苦。商人戏滴酒口中，其面亦赤色，以物食之，亦能食，食多则宽，膊内肉胀起；或不食之，则一臂痹。有善医者，教其历试诸药，金石草木之类，悉试之，无苦，至贝母，其疮乃聚眉闭口。商人喜曰：此药可治也。因以小笔筒毁其口，灌之，数日成痂，遂愈。然不知何疾也。谨按：《本经》主金疮，此岂金疮之类欤？

【注释】

1. 瘑（guō）：疮。《广韵》卷二《七歌》："瘑，疮也。"皮肤疥、疸等疮。

2. 袭庆宣：当作"龚庆宣"，形近之误。

3. 恶疮：本方《外台秘要》卷三十《瘑疮方》引《删繁》主治"瘑疮多汁"。

4. 总：聚合，调和。

5. 得所：得宜。

6. 唼：吸吮。此谓该方善引流排脓。

7. 腊：六醴斋本作"蜡"。

8. 肉：当作"内"。道藏本、四库本、六醴斋本并作"内"。

9. 腰脚：腰腿。

10. 醋泔淀：酸泔水下的沉积物。

11. 麻：六醴斋本作"摩"，四库本作"麻油"。

12. 玅：同"妙"。

13. 蟾蜍：同"蟾蜍"，即蛤蟆。

14. 瘙：同"搔"。道藏本作"搔"。

15. 衮：同"滚"，翻转。

16. 顺手：谓顺时针方向。

17. 外肾：指睾丸。

18. 初虞世：宋代医家，字和甫，居于灵泉山（今河南襄城），后为僧人。著有《古今录验养生必用方》（简称《养生必用方》）、《初虞世方》等书。

19. 《肘后方》：六醴斋本作"《又方急》"。

20. 多起心：《外台秘要》卷二十九《侵淫疮》引作"多起于心"。

21. 续：《外台秘要》卷二十九《侵淫疮》引作"绕"。

22. 螘：同"蚁"。

23. 裛干：以吸水物吸干水分。裛，亦作"挹""抑"。干，《济生方》卷八《丁疮》同方作"干后"。

上篇 急症先驱葛洪奇方妙治

# 治卒得癞皮毛变黑方

癞病方：

初觉皮肤不仁，或淫淫[1]苦痒，如虫行，或眼前见物如垂丝，或瘾疹赤黑。此即急疗。

蛮夷酒，佳善。

疗白癞：

苦参五斤，酒三斗，渍，饮勿绝。并取皮根，末，服，效验。

又方：艾千茎，浓煮，以汁渍麹作酒，常饮使醺醺[2]。姚同。

姚方：大蝮蛇一枚，切勿令伤[3]，以酒渍之。大者一斗，小者五升。以糠火温令□□[4]取蛇一寸许，以腊月猪膏和，傅疮，差。

亦疗鼠瘘[5]诸恶疮：

苦参二斤，露蜂房二两，麹二斤。水三斗，渍药二宿，去渣。黍米二升，酿熟，稍饮，日三。一方加蝟皮，更佳。

附方

《圣惠方》治大风[6]癞疾，骨肉疽败，百节疼酸，眉鬓堕落，身体习习[7]痒痛。

以马先蒿，细锉，炒为末，每空心及晚食前，温酒调下二钱匕。

又方：治大风疾，令眉鬓再生。

用侧栢叶，九蒸九曝，捣罗为末，炼蜜和，丸如梧桐子大。日三服，夜一服。熟水[8]下五丸，十丸，百日即生。

又方：治大风，头面髭发脱落。

以桑柴灰，热汤淋取汁洗面，以大豆水研取浆，解泽灰[9]，味弥佳。次用热水入绿豆，□□□[10]取净，不过□□[11]十度，良。三日一沐头，一日一洗面。

又方：治白癜。

用马鞭草不限多少，为末，每服食前，用荆芥薄荷汤，调下一钱匕。

《食疗》治癞：

可取白蜜一斤，生姜二斤。捣取汁。先秤铜铛，令知斤两，即下蜜于

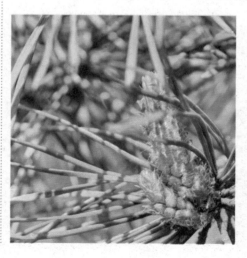

铛中，消之。又秤知斤两，下姜汁于蜜中，微火煎令姜汁尽，秤蜜斤两在即休，药已成矣。患三十年癞者，平旦服枣许大一丸，一日三服，酒饮任下。忌生冷、醋、滑臭物。功用甚多，活人众矣，不能一一具之。

《外台秘要》治恶风疾[12]：

松脂，炼，投冷水中二十次，蜜丸，服二两，饥即服之，日三。鼻柱断离者，三百日差。断盐及房室。

《抱朴子》云：赵瞿病癞，历年医，不差。家乃斋[13]粮弃送于山穴中。瞿自怨不幸，悲欢涕泣。经月，有仙人经穴见之，哀之，具问其详。瞿知其异人也，叩头自陈乞命。于是仙人取囊中药赐之，教其服。百余日，疮愈，颜色悦，肌肤润。仙人再过视之，瞿谢活命之恩，乞遗其方。仙人曰：此是松脂，彼中极多，汝可炼服之。长服，身转轻，力百倍，登危涉险，终日不困。年百岁，齿不堕，发不白，夜卧常见有光大如镜。

《感应神仙传》云：崔言者，职隶左亲骑军。一旦得疾，双眼昏，咫尺不辨人物，眉发自落，鼻梁崩倒，肌肤有疮如癣，皆谓恶疾[14]，势不可救。因为洋州骆谷子归寨使，遇一道流自谷中出，不言名姓，授其方曰：

皂角刺一二斤，为灰，蒸久，晒

研为末，食上浓煎大黄汤，调一钱匕。服一旬，鬓发再生，肌肤悦润，愈，眼目倍常明。得此方后，却[15]入山不知所之。

《朝野佥载》云：商州有人患大风，家人恶之。山中为起茅屋，有乌蛇坠酒罂[16]中。病人不知，饮酒渐差，罂底尚有蛇骨，方知其由也。用道谨按李肇国史补云：李舟之弟患风，或说蛇酒治风，乃求黑蛇，生置瓮中，酝以麹蘖，数日蛇声不绝。及熟，香气酷烈，引满而饮之。须臾，悉化为水，唯毛发存焉。《佥载》之说，恐不可轻用。

【注释】

1. 淫淫：游走性痛痒的样子。

2. 醺醺：酣醉的样子。

3. 切勿令伤：语义不通。《外台秘要》卷三十《白癞方》作："干者，并头尾全，勿令欠少。"

4. □□：四库本作"熟，乃"，可从。道藏本作"下寻"二字。《外台秘要》卷三十《白癞方》作"酒尽"。

5. 鼠瘘：《外台秘要》卷三十《白癞方》引《集验方》同方后注："一云亦疗风瘘恶疮。《肘后》同。"按，后篇为"鼠瘘"类专篇，据《外台》，此"鼠瘘"当为"风瘘"。

上篇　急症先驱葛洪奇方妙治

141

6. 大风：指麻风病。下"癞疾"义同。

7. 习习：游走性痛痒的样子。

8. 熟水：四库本作"热水"。

9. 解泽灰：四库本作"解释灰"。

10. □□□：此处原书约有三字空阙。四库本存小字"阙"字；六醴斋本作"一斗煮"；道藏本作"去皮"；人民卫生出版社本校谓"面濯之"；日人校同，依据不详。似以后者为是。

11. □□：据上下文，似为"沐洗"二字。

12. 恶风疾：指麻风病。

13. 斋：同"赍"，带着。

14. 恶疾：指麻风病。

15. 却：再，又。

16. 罍：古代盛酒或水的瓦器，小口大腹，较大。

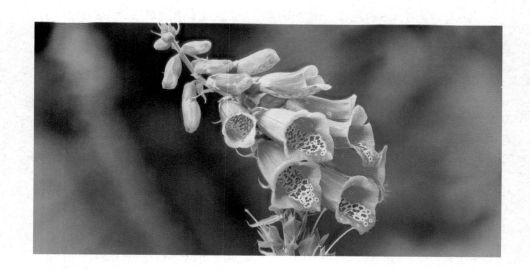

# 治卒得虫鼠诸瘘方

（后有瘰疬[1]）

姚云：凡有肿，皆有相主，患者宜检本方，多发头[2]两边，累累有核。

姚方，鼠瘘[3]肿核痛，未成脓方：

以栢叶傅着肿上，熬盐着叶上，熨令热气下，即消。

《葛氏》卒得鼠瘘，有瘰疬未发疮而速热者，速疗方：

捣乌鸡足[4]，若车前草，傅之。

若已有核，脓血出者：

以热牛屎涂之，日三。

又方：取白鲜皮，煮服一升，富吐鼠子。

又方：取猫狸一物，料理作羹如食法。空心进之，鼠子死出。又，当生吞，其功弥效。

又方：取鼠（中者）一枚，乱发如鸡子大，以三岁腊月猪脂煎之，令鼠骨肉及发消尽。半涂之，半酒服，鼠从疮中出。姚云：秘不传之法。

《刘涓子》鼠瘘方：

以龟壳[5]、甘草（炙）、桂心、雄黄、干姜、狸骨（炙）。六物，分等，捣，下蜜和，内疮中，无不差。先灸作疮，后与药，良。

又方：柞木皮五升，以酒一斗，合煎，熟出皮。煎汁令得二升，服之尽，有宿肉出，愈。

又，瘘疮坐[6]肉膏。

楝树白皮、鼠肉、当归各二两，薤白三两，生地黄五两。腊月猪脂三升煎，膏成，傅之孔上，令生肉。

《葛氏》若疮多而孔小，是蚁瘘。

方：烧鳇鲤甲，猪膏和傅。

又方：烧蜘蛛二七枚，傅，良。

又，瘘方：

煎桃叶、枝作煎，净洗疮了，内孔中，大验方。

《葛氏》若着[7]口里：

东行栋根，细锉，水煮，取清汁[8]含之。数叶，勿咽。

肉瘘[9]方：

槐白皮，捣丸，绵裹，内下部中，傅，效。

鼠瘘方：

石南、生地黄、雌黄、茯苓、黄连各二两。为散，傅疮上，日再。

又方：矾石三分（烧），斑蝥一分（炙，去头足）。捣下，用醋和，服半匕。须臾，瘦虫从小便中出。《删繁方》。

附方

《肘后方》治风瘘：

露蜂房一枚，炙令黄赤色，为末。每用一钱，腊月猪脂匀调，傅疮上。

《千金方》治鼠瘘：

以鸡子一枚，米下熬半日，取出黄，熬令黑，先拭疮上汁，令干，以药内疮孔中，三度，即差。

《圣惠方》治蝼蛄瘘：

用楸叶，烧灰，细研，以泔别浸楸叶。取洗疮，拭之，内少许灰于疮中。

又方：治一切瘘。炼成松脂，末，填疮孔令满，日三四度用之。

【注释】

1. 后有瘰疬：四字原接标题行下。道藏本、四库本并为小字注，据改为另起。

2. 头：似当作"颈"。瘰疬常发颈部。

3. 鼠瘘：即瘰疬，类似现代淋巴结核病。

4. 鸡足：此药可疑，蓝川慎谓或是旱莲草别名。

5. 以龟壳：《外台秘要》卷六十九《九漏》引作"山龟壳"。

6. 坐：四库本作"生"，与方末"令生肉"义合。

7. 若着：若，《外台秘要》卷二十三《诸瘘方》作"苦"。着，附着。

8. 清汁：《外台秘要》卷二十三《诸瘘方》、《证类本草·栋实》并作"浓汁"。

9. 肉瘘：《证类本草·槐实》条引作"内瘘"，《诸病源候论》卷三十四有"内瘘候"。

144

# 治卒阴肿痛癞卵方

《葛氏》男子阴卒肿痛方：

灸足大指第二节下横文理正中央，五壮，佳。姚云：足大指本，三壮。

又方：桃核中仁，熬，末，酒服如弹丸。姚云：不过三。

又方：灶中黄土，末，以鸡子黄和傅之。蛇床子，末，和鸡子黄傅之，亦良。

又方：捣芜菁根，若马鞭草，傅，并良。姚同。

又方：鸡翮[1]六枚（烧），并蛇床子（末）。分等，合服少[2]，随卵左右傅卵，佳[3]。姚方无蛇床子。

小儿阴疝，发时肿痛：

依仙翁前灸法，随左右灸，差。

随[4]痛如刺方：

但服生夜干汁取下，亦可服丸药下之。云作走马汤，亦在尸注中有[5]。

阴丸卒缩入腹，急痛欲死，名阴疝：

狼毒四两，防风二两，附子三两[6]（烧）。蜜丸，服三丸，如桐子大，日夜三度。

阴茎中，卒痛不可忍：

雄黄、矾石各二两，甘草一尺。水五升，煮取二升，渍。姚云：疗大如斗者。

《葛氏》男子阴疮损烂：

煮黄柏洗之，又白蜜涂之。

又方：黄连、黄柏分等，末之。煮取肥猪肉汁，渍疮讫，粉之。

姚方：蜜煎甘草，末，涂之。比者[7]见有阴头肿，项下疮欲断者，猪肉汁渍，依姚方，即神效。

阴蚀欲尽者：

虾蟇、兔矢分等，末，敖[8]疮上。

阴痒汁出：

嚼生大豆黄，涂之。亦疗尿灰疮。

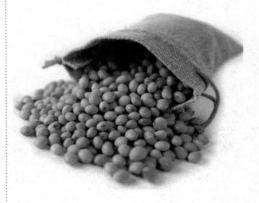

姚疗阴痒生疮：

嚼胡麻，涂之。

葛疗阴囊下湿痒，皮剥：

乌梅十四枚，钱四十文，三指撮医，苦酒一升。于铜器内总渍九日，

上篇 急症先驱葛洪奇方妙治

日洗之。又，煮槐皮若黄柏汁及香叶汁，并良。

疗人阴生疮，浓[9]出臼[10]方：

高昌白矾一小两（捣细），麻仁等分（研），炼猪脂一合于瓷器中，和搅如膏。然后取槐白皮，切，作汤以洗疮上，拭令干。即取膏涂上，然后以楸叶帖[11]上，不过三。

又，阴疮有二种。一者作臼[12]脓出，曰阴蚀疮；二者但亦[13]作疮，名为热疮。若是热[14]，即取黄柏一两，黄芩一两，切，作汤洗之。仍取黄连、黄柏，作末傅之。

女子阴疮：

末硫黄傅上。姚同。又，烧杏仁，捣，涂之。

又方：末雄黄、矾石各二分，麝香半分。捣，傅。姚同。

若阴中痛：

矾石二分（熬），大黄一分，甘草半分。末，绵裹如枣，以导之，取差。

若有息肉突出：

以苦酒三升，渍乌喙五枚，三日，以洗之。日夜三四度。

若苦痒，搔之痛闷：

取猪肝，炙热，内阴中，当有虫着肝。

小儿秃[15]方：

取白头翁根，捣，傅一宿，或作

疮，二十日愈。

灸癞：

但灸其上，又灸茎上，又灸白小腹脉上，及灸脚大指三中，灸一壮[16]。又，灸小指头，随癞左右着灸。

姚氏方：

杨柳枝如足大指大，长三尺，二十枚。水煮令极热，以故纸及氎掩肿处。取热柳枝，更取[17]拄之，如此取得差，止。

又，卵癞。

熟捣桃仁，傅之。亦疗妇人阴肿，燥即易之。

《小品》牡丹散，疗癞偏大气胀。

方：牡丹、防风、桂心、豉（熬）、铁精分等。合捣下，服方寸匕。小儿一刀圭，二十日愈，大良。婴儿以乳汁和如大豆与之。

不用药法，疗癞必差方：

令病人自把糯米饼子一枚，并皂荚刺一百个，就百姓间坐社处[18]。先将皂荚刺分合社人、社官，三老[19]已下各付一针，即出饼子示。从头至尾，皆言从社官已下，乞针捶[20]。社人问云：捶何物？病人云：捶人魁。周匝[21]总遍讫，针并插尽。即时饼[22]却到家，收掌于一处，饼干，癞不觉自散，永差，极神效。

146

### 附方

《千金方》有人阴冷，渐渐冷气入阴囊，肿满恐死，日夜疼闷不得眠：

取生椒，择之令净，以布帛裹着丸囊[23]，令厚半寸。须臾热气大通，日再易之，取消，差。

又，《外台秘要》方：

煮大蓟根汁，服之，立差。

《梅师方》治卒外肾偏肿疼痛：

大黄，末，和醋涂之，干即易之。

又方：桂心，末，和水调方寸匕，涂之。

又方：治卒外肾偏疼。

皂荚和皮为末，水调，傅之，良。

《初虞世方》治水癩[24]偏大，上下不定，疼痛：

牡蛎（不限多少，盐泥固济，炭三斤，煨[25]令火尽，冷，取二两），干姜一两（炮）。右为细末，用冷水调。稀稠得所，涂病处，小便利，即愈。

《经验方》治丈夫本脏气伤膀胱连小肠等气：

金铃子一百个（温汤浸过，去皮），巴豆二百个（槌微破），麸二升。同于铜锅内炒，金铃子赤熟为度，放冷，取出，去核为末，每服三钱，非时，热酒、醋汤调并得，其麸、巴豆不用也。

《外台秘要》治膀胱气急，宜下气：

芫荑，捣，和食盐末，二物等分。以绵裹如枣大，内下部，或下水恶汁，并下气，佳。

又，治阴下湿。

吴茱萸一升，水三升，煮三沸，去渣，洗，痒差。

又，治阴头生疮。

以蜜煎甘草，涂之，差。

《千金方》治丈夫阴头痛，师所不能治：

乌贼鱼骨末，粉傅之，良。

又，《千金翼方》：

鳖甲一枚，烧令末，以鸡子白和，傅之，良。

【注释】

1. 鸡翮（hé）：鸡翅羽。

2. 少：《外台秘要》卷二十六《阴卒肿痛方》引《千金》作"少许"。

3. 傅卵，佳：《外台秘要》卷二十六《阴卒肿痛方》作"取鸡羽"。

4. 随：当作"肿"。《证类本草·射干》引本方谓"治小儿疝发时肿痛如刺"。

5. 亦在尸注中有：走马汤现载于《救卒客忤死方》中。

6. 防风……三两：《外台秘要》卷二十六《阴疝肿缩方》、《医心方》

上篇 急症先驱葛洪奇方妙治

卷七《治阴卵入腹急痛方》并作"防葵一两，附子二两"。

7. 比者：近来。

8. 教："勃"的异体字，在此用同"傅"，后世作"敷"。四库本即作"傅"。

9. 浓：四库本作"脓"。

10. 臼：《外台秘要》卷二十六《阴疮方》、《普济方》卷三百一《阴蚀蚀疮方》并作"作臼"。《证治准绳》卷一百十一《阴疮》作"成坎"，义近。并指疮中脓出尽后的空穴。

11. 帖：用同"贴"，粘贴。

12. 臼：《外台秘要》卷二十六《阴边粟疮》作"白"。

13. 亦：《外台秘要》卷二十六《阴边粟疮》引《必效》作"赤"。

14. 热：《外台秘要》卷二十六《阴边粟疮》引《必效》作"热疮"。

15. 小儿秃：据上下文，当作"小儿癞（颓）"。《外台秘要》卷

三十六《小儿疝气阴癞方》引《小品》作"小儿阴癞"。

16. 又灸……一壮：据文义，"白"字衍，"三"当作"三毛"，"灸一壮"当作"各一壮"。

17. 更取：《外台秘要》卷二十六《疝气及癞方》作"更互"，谓轮替。

18. 坐社处：谓乡里聚集之处。社，古代的基层行政系统，与今"村"相似。

19. 三老：这里指乡里主事的官员。

20. 捶：诸本同，《普济方》卷三百二十六《下部诸疾》引作"摇"，义皆不合。据文义当作"插"，下文正有"针并插尽"之语。

21. 周匝：环周。此指所有人。

22. 即时饼：四库本作"即持饼"。

23. 丸囊：这里指阴囊。

24. 癞："颓"的后起分化字。

25. 煅：当作"煅"。

伤寒方末，亦有眼方。

姚方，目中冷泪出，眥赤痒，乳汁煎方：

黄连三分，蕤仁二分，干姜四分。以乳汁一升，渍一宿，微火煎取三合，去渣。取米大，傅眥。

睛为所伤损破方：

牛旋[1]，日二点，避风。黑睛破，亦差。

**附方**

《范注方》主目中泪出，不得开，即刺痛方：

以盐如大豆许，内目中习习[2]，去盐，以冷水数洗目，差。

《博济方》治风毒上攻，眼肿痒涩，痛不可忍者，或上下睑[3]皆赤烂，浮肾[4]瘀肉侵睛，神效驱风散：

五倍子一两，蔓荆子一两半，同杵，末，每服二钱，水二盏，铜石器内煎及一盏，澄汁。热淋洗，留汁二服，又依前煎淋洗。大能明眼目，去涩痒。

《简要济众》治肝虚，目睛疼，冷泪不止，筋脉痛，及眼羞明怕日，补肝散：

夏枯草半两，香附子一两。共为末，每服一钱，腊茶[5]调下，无时。

《圣惠方》治眼痒急，赤涩，用犬胆汁注目中。

又方：治风赤眼。

以地龙十条，炙干为末，夜卧以冷茶调下，二钱匕。

又方：治伤寒热，毒气攻眼，生白翳。

用乌贼鱼骨二两，不用大皮[6]，杵末，入龙脑少许，更研令细，日三四度，取少许点之。

又方：治久患内障眼。

车前子、干地黄、麦门冬等分。为末，蜜丸，如梧桐子大，服屡效。

治目方用黄连多矣，而羊肝丸尤奇异：

取黄连（末）一大两，白羊子肝一具（去膜）。同于砂盆内研，令极细，众手撚[7]为丸，如梧桐子。每食以暖浆水吞二七枚，连作五剂，差。但是诸眼目疾及障翳、青盲，皆主之。禁食猪肉及冷水。刘禹锡云：有崔承元者，因官治一死罪囚出活之。因后数年，以病自致死。一旦，崔为内障所苦，丧明，逾年后，半夜欢息。独坐时，闻阶除[8]问悉窣[9]之声。崔问为谁，曰：是昔所蒙活者囚，今故报恩至此。遂以此方告讫而没。崔依此合服，不数月眼复明，因传此方于世。

又方：今医家洗眼汤。

以当归、芍药、黄连等分，停细，以雪水，或甜水，煎浓汁，乘热洗，冷即再温洗，甚益眼目。但是风毒、赤目、花臀等，皆可用之。其说云：凡眼目之病，皆以血脉凝滞使然，故以行血药，合黄连治之。血得热即行，故乘热洗之。用者无不神效。

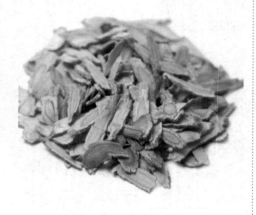

又方：治雀目不计时月。

用苍术二两，捣罗为散，每服一钱，不计时候。以好羊子肝一个，用竹刀子批破，糁[10]药在内，麻绳缠定，以粟米泔一大盏，煮熟为度。患人先熏眼，药气绝，即吃之。《简要济众》治小儿雀目。

《梅师方》治目暗，黄昏不见物者：

以青羊肝，切，淡醋食之，煮亦佳。

又方：治眼睛无故突一二寸者，以新汲水灌渍睛[11]中，数易水，睛自入。

崔元亮《海上方》着此三名，一名西国草，一名毕楞伽，一名覆盆子。治眼暗不见物，冷泪浸淫不止，及青盲、天行目暗等。

取西国草，日暴干，捣令极烂，薄绵裹之。以饮男乳汁[12]中浸如人行八九里久，用点目中，即仰卧。不过三四日，视物如少年。禁酒油面。

《千金方》点小儿黑花眼臀涩痛：

用具齿[13]一两，烧作灰，研如面，入少龙脑，点之，妙。

又方：常服明目洞视。

胡麻一石，蒸之三十遍，末，酒服，每日一升。

又方：古方明目黑发。

槐子，于牛胆中渍，阴干，百日。食后吞一枚，十日身轻，三十日白发黑，百日内通神。

《孙真人食忌》主眼有臀：

取芒消一大两，置铜器中，急火上炼之。放冷后，以生绢细罗[14]点眼角中，每夜欲卧时一度点，妙。

《经验方》退臀明目白龙散：

马牙消光净者，用厚纸裹，令按实。安在怀内着肉处，养一百二十日，取出，研如粉，入少龙脑，同研细。不计年岁深远，眼内生翳膜，渐渐昏暗，远视不明，但瞳人不破散，并医得。每点用药末两米许，点目中。

又方：治内外障眼。

苍术四两（米泔浸七日，逐日换水后，刮去黑皮，细切，入青盐一两，同炒。黄色为度，去盐不用），木贼二两（以童子小便浸一宿，水淘，焙干）。同捣为末，每日不计时候。但饮食蔬菜内调下一钱匕，服甚验。

《经验后方》治虚劳眼暗：

采三月蔓菁花，阴干，为末。以井花水，每空心调下二钱匕。久服长生，可读夜书。

《外台秘要》主目翳及努肉[15]：

用矾石最白者，内[16]一黍米大于翳上及努肉上，即冷泪出，绵拭之。令恶汁尽，其疾日日减，翳自消薄，便差。矾石须真白好者，方可使用。

又，补肝散，治三十年失明。

蒺藜子，七月七日收，阴干，捣散，食后，水服方寸匕。

又，疗盲。

猪胆一枚，微火上煎之。可丸如黍米大，内眼中，食顷，良。

又方：治翳如重者。

取猪胆白皮，曝干，合作小绳子如麤[17]钗股大小，烧作灰，待冷，便以灰点翳上，不过三五度，即差。

又方：轻身，益气，明目。

芜菁子一升，水九升，煮令汁尽，日干。如此三度，捣末，水服方寸匕，日三。

《斗门方》治火眼：

用艾烧令烟起，以碗盖之，候烟上碗成煤，取下，用温水调化，洗火眼，即差。更入黄连，甚妙。

《广利方》治眼筑损，努肉出：

生杏仁七枚，去皮，细嚼，吐于掌中，及热，以绵裹筋头[18]，将点努肉上，不过四五度，差。

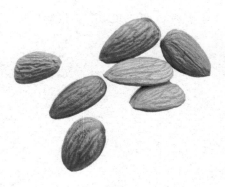

《药性论》云：

空心用盐揩齿，少时吐水[19]中，洗眼，夜见小字，良。

顾含养嫂失明，含尝药视膳，不冠不食。嫂目疾，须用蚺蛇胆，含计尽求不得。有一童子，以一合授含，含开乃蚺蛇胆也。童子出门，化为青鸟而去，嫂目遂差。

【注释】

1.旋：尿。《本草纲目·牛》、《普济方》卷八十二《外物伤目》并作"涎"。

2.习习：痛痒的样子。

3.脸：当作"睑"。形近之误。

4.肾：同"翳"，特指眼中障翳。

5.腊茶：茶的一种。腊，同"腊"，此指早春。以其汁泛乳色，与溶蜡相似，故"腊茶"也称蜡茶。

6.大皮：六醴斋本作"肉皮"，义长。

7.撚：同"捻"，亦同"捏"。搓捏药丸。

8.阶除：台阶。

9.悉宰：即"寒宰"，形容轻微细碎之声。

10.糁：杂和。引申指布撒。

11.睛：六醴斋本作"眼"。目珠为睛，目眶之内为眼。

12.男乳汁：指喂养男儿的母乳。

13.具齿：四库本作"贝齿"。

14.罗：细筛的一种。此指用罗筛东西。

15.努肉：当作"胬肉"，眼病名，即翼状胬肉，通称"胬肉攀睛"，指赤肉由眦角渐向白睛乃至黑睛生长的病证。

16.内：同"纳"，放置。

17.麤："粗"的异体字。

18.裹筋头：《医心方》卷五《治耳聋方》作"缠饬头"。

19.水：六醴斋本作"手"。

152

# 治卒耳聋诸病方

《葛氏》耳卒聋：

取鼠胆，内耳内，不过三，愈。有人云：侧卧沥一胆尽。须臾，胆汁从下边出，初出益[1]聋，半日顷，乃差。治三十年老聋。

又方：巴豆十四枚（捣），鹅脂半两，火镕，内巴豆，和取如小豆，绵裹内耳中，差。日一易。姚云：差三十年聋。

若卒得风，觉耳中怳怳[2]者：

急取盐七升，甑蒸使热，以耳枕盐上，冷复易。亦疗耳卒疼痛，蒸熨。

又方：栝楼根，削令可入耳，以臈[3]月猪脂煎，三沸出，塞耳，每日作，三七日，即愈。

姚氏，耳痛有汁出方：

熬杏仁，令赤黑，捣如膏，以绵裹塞耳，日三易，三日即愈。

聤耳[4]，耳中痛，脓血出。

方：月下灰，吹满耳，令深入，无苦，即自出。

耳聋，菖蒲根丸：

菖蒲根一寸，巴豆一粒（去皮、心）。二物合捣，筛，分作七丸，绵裹，卧即塞。夜易之，十日立愈。黄

汁立差。

耳中脓血出方：

细附子末，以葱涕和灌耳中，良。单葱涕亦佳，侧耳令入耳。

耳中常鸣方：

生地黄，切，以塞耳，日十数易。

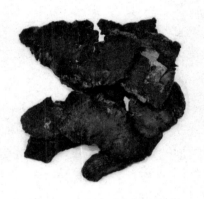

《小品》疗聤耳，出脓汁。散方：

矾石二两（烧），黄连一两，乌贼鱼骨一两，三物为散，即如枣核大，绵裹塞耳，日再易，更加龙骨。

耳聋，巴豆丸：

巴豆一枚（去心、皮），斑蝥一枚（去翅、足）。二物，合捣筛，绵裹塞耳中，再易，甚验。云：此来所用，则良。

又方：磁石、菖蒲、通草、薰陆香、

上篇　急症先驱葛洪奇方妙治

杏仁、草麻、松脂，捣筛为末，分等。蜡[5]及鹅脂和，硬和为丸[6]，稍长，用钗子穿心为孔。先去耳塞，然后内于药，日再。初着痒，及作声。月余，总差。殿中侯监效。

耳卒痛：

蒸盐熨之。

痛不可忍，求死者：

菖蒲、附子各一分，末，和乌麻油，炼，点耳中，则立止。

聤[7]耳，脓血出：

车辖脂[8]，塞耳中，脓血出尽，愈。

**附方**

《肘后方》疗耳卒肿，出脓水。

方：矾石，烧，末，以笔管吹耳内，日三四度，或以绵裹塞耳中，立差。

《经验方》治底耳[9]。

方：用桑螵蛸一个，慢火炙，及八分熟，存性，细研，入麝香一字[10]，为末，糁在耳内。每用半字，如神效。如有脓，先用绵包子撚[11]去，次后糁药末入耳内。

又方：治耳卒聋。

巴豆一粒，蜡裹针刺，令通透，用塞耳中。

《梅师方》治耳久聋：

松脂三两（炼），巴豆一两。相和，熟捣可丸，通过[12]，以薄绵裹，内耳孔中塞之，日一度易。

《圣惠方》治肾气虚损，耳聋：

用鹿肾一对，去脂膜，切，于豉汁中入粳米二合，和煮粥，入五味之法调和，空腹令[13]之，作羹及酒并得。

《杜壬方》治耳聋，因肾虚所致，十年内一服愈：

蝎至小者四十九枚，生姜如蝎大四十九片，二物铜器内炒，至生姜干为度。为末，都作一服，初夜温酒下，至二更尽，尽量饮酒，至醉不妨。次日耳中如笙簧[14]，即效。

《胜金方》治耳聋，立效：

以干地龙，入盐，贮在葱尾[15]内，为水，点之。

《千金方》治耳聋：

以雄黄、硫黄等分，为末，绵裹，塞耳中。

又方：酒三升，渍牡荆子一升，碎之，浸七日，去渣任性服尽，三十年聋，差。

又方：以醇酢，微火煎附子，削令尖，塞耳，效。

《外台秘要》治聋：

芥子捣碎，以人乳调和，绵裹，塞耳，差。

《杨氏产乳方》疗耳鸣，无昼夜：

乌头（烧作灰）、菖蒲等分，为末，绵裹，塞耳中，日再用，效。

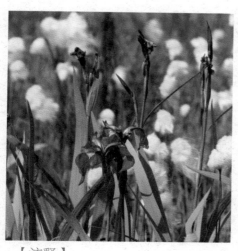

【注释】

1. 益：更。

2. 怳怳：同"恍恍"，朦胧不清的样子。

3. 臈：同"腊"。

4. 聤耳：中医病症名。因外感风热、污水灌耳所致的耳道流脓、听力障碍之证。

5. 螱：同"蜡"。

6. 硬和为丸：犹言"和马硬丸"。

7. 聤：原书左侧坏字，据文义补正。

8. 车辖脂：车轴卡键上的油脂。辖，车轴两头的金属键，用以卡住车轮，不使脱落。

9. 底耳：同"聤耳"。

10. 一字：古人以铜钱抄取散药，钱面抄满药不滑脱为一钱匕，取其四分之一为一字。后文之"半字"则是再取半。

11. 撚：同"捻"，谓沾去（脓液）。

12. 通过：谓在药丸上扎透孔。

13. 令：六醴斋本作"食"。《寿亲养老新书》卷一《食治耳聋耳鸣诸方》、《普济方》卷五十三《耳聋诸疾》并同。

14. 笙簧：指笙乐之声。

15. 葱尾：指葱的绿色管状部分。

上篇　急症先驱葛洪奇方妙治

《葛氏》百虫入耳：

以好酒灌之，起行自出。

又方：闭[1]气，令人以芦[2]吹一耳。

又方：以桃叶塞两耳，立出。

蜈蚣入耳：

以树叶[3]，裹盐灰令热，以掩耳，冷复易，立出。

蚰蜒入耳：

熬胡麻，以[4]葛囊贮，枕之。虫闻香则自出。

蚁入耳：

炙猪脂、香物，安耳孔边，即自出。

《神效方》蚰蜒入耳：

以牛酪灌满耳，蚰蜒即出，出当半销。若入腹中，空腹食好酪一二升，即化为黄水而出。不尽，更作服。手用神验无比，此方是近得。

又方：小鸡一只，去毛足，以油煎令黄，筋穿作孔，枕之。

又方：取蚯蚓，内葱叶中，并化为水，滴入耳中，蚰蜒亦化为水矣。

附方

《胜金方》主百虫入耳不出，以鸡冠血，滴入耳内，即出。

又，《千金方》捣韭汁，灌耳中，差。

又方：治耳中有物，不可出。

以麻绳剪令头散，傅好胶，着耳中物上粘之，令相着，徐徐引之，令出。

又，《梅师方》取车钉脂，涂耳孔中，自出。

《续十全方》治虫入耳：

秦椒末一钱，醋半盏浸良久，少少灌耳，虫自出。

刘禹锡《传信方》治蚰蜒入耳：

以麻油作煎饼枕卧，须臾，蚰蜒自出而差。李元淳尚书在河阳日，蚰蜒入耳，无计可为。半月后，脑中洪洪有声，脑闷不可彻，至以头自击门柱，奏疾状危极。因发御药以疗之，无差者。为受苦不念生存，忽有人献此方，乃愈。

《兵部手集》治蚰蜒入耳：

小蒜汁，理一切虫入耳，皆同。

钱相公《箧中方》治百节蚰蜒并蚁入耳。

以苦醋注之，起行，即出。

《圣惠方》治飞蛾入耳：

酱汁灌入耳，即出。又，击铜器于耳傍。

《经验方》治水入耳：

以薄荷汁点，立效。

【注释】

1.闬："闭"的异体字。

2.芦：《医心方》卷五《治百虫入耳方》作"芦管"，义长。

3.树叶：《医心方》卷五《治吴公入耳方》作"椒叶"，《普济方》卷五十四《百虫入耳》引作"桑叶"，《外台秘要》卷二十二《蜈蚣入耳方》作"木叶"。

4.以：《外台秘要》卷二十二《蚰蜒入耳方》作"捣以"。

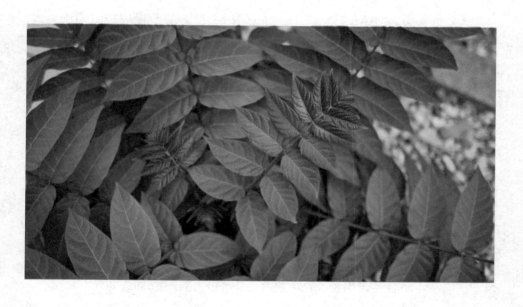

# 治卒食噎不下方

《葛氏方》取少蜜含之，即立下。

又方：取老牛涎沫，如枣核大，置水中，饮之。终身不复患噎也。

**附方**

《外台秘要》治噎：

羚羊角屑一物，多少自在，末之，饮服方寸匕。亦可以角摩噎上，良。

《食医心镜》治卒食噎：

以陈皮一两，汤浸去穰，焙，为末。以水一大盏，煎取半盏，热服。

《圣惠方》治膈气，咽喉噎塞，饮食不下：

用碓[1]觜[2]上细糠，蜜丸，弹子大，非时含一丸，咽津。

《广五行记》云：永徽中，绛[3]州僧，病噎不下食，告弟子：吾死之后，便可开吾胸喉，视有何物。言终而卒。弟子依言而开视胸中，得一物，形似鱼，而有两头，遍体是肉鳞，弟子置器中，跳跃不止，戏以诸味，皆随化尽。时夏中，蓝[4]多作淀[5]，有一僧以淀置器中，此虫遂遶[6]器中走，须臾化为水。

【注释】

1.碓（duì）：古代舂米时在石臼中锤击稻料去掉稻壳的锤杵。

2.觜：同"嘴"，这里指碓锤的锤头部。

3.绛：绛州，今山西省新绛县。

4.蓝：蓼科草本植物，可加工成靛青作染料。《说文》："蓝，染青草也。"

5.淀：这里指沉淀物。

6.遶："绕"的异体字。

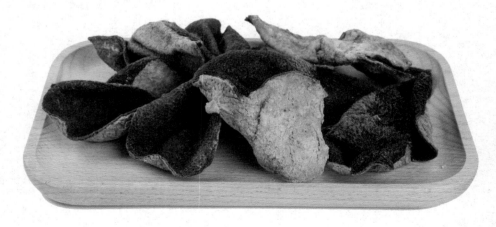

# 治卒诸杂物鲠不下方

食诸鱼骨鲠[1]：

以鱼骨于头上，立即愈下[2]。云[3]：謦咳[4]即出。

又方：小嚼薤白，令柔。以绳击[5]中，持绳端，吞薤到鲠处，引之，鲠当随出。

疗骨鲠：

仍[6]取所余者骨，左右手反覆掷背后，立出。

杂物鲠方：

解衣带，目窥下部，不下即出。

又方：好蜜，以匕抄，稍稍咽之，令下。

鱼骨鲠在喉中，众法不能去者，方：

取饴糖，丸如鸡子黄大，吞之。不去，又吞，以渐大作丸，用得效。

**附方**

《斗门方》治骨鲠：

用鹿角为末，含津咽下，妙。

又方：蝼蛄脑一物，吞。亦治刺不出，傅之，刺即出。

又方：口称鸬鹚，则下。

又，《古今录验》疗鱼鲠骨横喉中，六七日不出。

取鲤鱼鳞皮，合烧作屑，以水服之则出，未出，更服。

《胜金方》治小儿大人一切骨鲠，或竹木签刺喉中不下。

方：于腊月中，取鳜鱼胆，悬北檐下，令干。每鱼鲠，即取一皂子许，以酒煎化，温温呷。若得逆，便吐，骨即随顽涎出。若未吐，更吃温酒。但以吐为妙。酒即随性量力也。若未出，更煎一块子[7]，无不出者。此药但是鲠物在脏腑中，日久痛，黄瘦甚者，服之皆出。若卒求鳜鱼不得，蠡鱼、鲩鱼、鲫鱼俱可。腊月收之，甚佳。

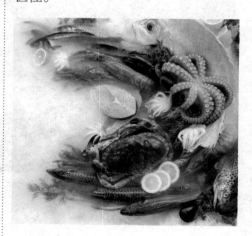

孟说云：人患卒痣[8]。

取杏仁三分（去皮、尖，熬，别杵），桂一分，和如泥，取李核，用绵裹含，细细咽之。日五夜三。

【注释】

1. 鲠：鱼骨或杂骨、杂物卡于喉部之疾。

2. 以鱼……愈下：《外台秘要》卷八《诸骨哽方》作"以鱼骨插于头上，则立下"。

3. 云：《外台秘要》卷八《诸骨哽方》作"陶云"。

4. 謦（qǐng）咳：咳嗽。《说文》："謦，咳也。"

5. 击：据文义当作"系"。《外台秘要》卷八《诸骨哽方》引张文仲同方正作"系"。

6. 仍：再，又。按，《外台秘要》卷八《诸骨哽方》此上多一条："白雄鸡左右翮大毛各一枚，烧末，水服一刀圭也。"据此"仍"字，本方之上当据补该条。

7. 一块子：似当作"一皂子许"。

8. 痖：同"哑"，不能发音之疾。

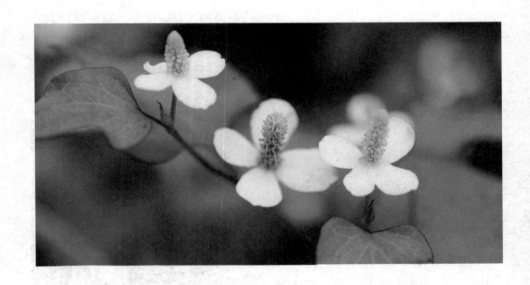

# 治卒误吞诸物及患方

葛氏，误吞钗方：

取薤曝令萎，煮使熟，勿切。食一大束，钗即随出。生麦菜，若节缕，皆可用。

误吞钉，及箭、金针、钱铁等物方：

多食肥羊脂，诸般肥肉等。自裹之，必得出。

吞诸珠瑫铁而鲠方：

烧弩铜令赤，纳水中，饮其汁，立愈。

误吞钱：

烧火炭末，服方寸匕，即出，《短剧》同。

又方：服蜜三升，即出。

姚氏，食中吞发，绕喉不出方：

取梳头发烧作灰，服一钱匕。

吞镮若指弸：

烧鹅羽数枚，末，饮之。

吞钱：

腊月米饧，顿服半升。

又方：浓煎艾汁，服效。

**附方**

《圣惠方》治误吞银镮子、钗子：

以水银半两服之，再服，即出。

又方：治小儿误吞针。

用磁石如枣核大，磨令光，钻作窍。丝穿，令含，针自出。

又方：治小儿误吞铜铁物，在咽喉内不下。

用南烛根，烧，细研，熟水调一钱，下之。

铁相公《箧中方》，疗误吞钱：

以磁石，枣许大，一块，含之，立出。

又方：取艾蒿一把，细锉，用水五升，煎取一升，顿服，便下。

又，《外台秘要》：

取饴糖一斤，渐渐尽食之，镮及钗便出。

又，杨氏《产乳》：

耳头一把，以水一升，浸水中十余度，饮水愈。

孙用和方，治误吞金银，或钱在腹内，不下方：

锻石一杏核大，硫黄一皂子大，同研为末，酒调下，不计时候。

姚氏方，治食中误吞发，绕喉不出：

取已头乱发，烧作灰，服一钱匕，水调。

陈藏器云：

故锯无毒，主误吞竹木入喉咽，出入不得者。烧令赤，渍酒中，及热饮，并得。

上篇 急症先驱葛洪奇方妙治

# 治面皰发秃身臭心惛鄙丑方

《葛氏》疗年少气充,面生皰[1]疮:

胡粉、水银,腊月猪脂和,熟研,令水银消散,向暝以粉面,晓拭去。勿水洗,至暝又涂之。三度,即差。姚方同。

又方:涂麋脂,即差。

又方:三岁苦酒,渍鸡子三宿,软,取白,以涂上。

《隐居效方》皰疮方:

黄连、牡蛎各二两。二物,捣筛,和水作泥,封疮上,浓汁粉之,神验。

冬葵散:

冬葵子、柏子仁、茯苓、瓜瓣各一两。四物,为散,食后服方寸匕,日三,酒下之。

疗面及鼻酒皶[2]方:

真珠、胡粉、水银分等,猪脂和涂。又,鸬鹚矢和腊月猪脂涂,亦大

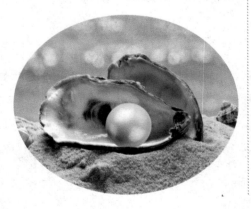

验,神效。

面多黚黵[3],或似雀卵色者:

苦酒煮术,常以拭面,稍稍自去。

又方:新生鸡子一枚,穿去其黄,以朱[4]末一两内中,漆固(别方云:蜡塞以鸡伏着),例[5]出取涂面,立去而白。

又,别方出西王母枕中,陈朝张贵妃常用膏方:鸡子一枚,丹砂二两,末之。仍云安白鸡腹下伏之,余同。鸡子令面皮急而光滑,丹砂发红色。不过五度傅面,面白如玉,光润照人,大佳。

卒[6]病余,面如米粉傅者:

熬矾石,酒和涂之。姚云:不过三度。

又方:白饮二分,杏仁半分,鸡矢白一分。捣下,以蜜和之。杂水以拭面,良。

疗人头面患疬疡[7]方:

雄黄、硫黄、矾石,末,猪脂和,涂之。

又方:取生树木孔中蚛汁拭之。末桂,和傅上,日再三。

又方:蛇蜕皮,熟以磨之,数百度,令热,乃弃草中,勿顾。

162

疗人面体黎黑[8]，肤色麁[9]陋，皮厚状丑：

细捣羖羊胫骨，鸡子白和傅面，干，以白梁米泔汁洗之。三日如素，神效。

又方：芜菁子二两，杏仁一两（并捣破），栝楼（去子囊[10]），猪胰五具。淳酒和，夜傅之。寒月以为手面膏。别方云：老者少，黑者白。亦可加土苽根一两，大枣七枚，自[11]渐白悦。姚方：猪胰五具，神验。

《隐居效验方》面黑令白，去黯方：

乌贼鱼骨、细辛、栝楼、干姜、椒各二两。五物，切，以苦酒渍三日，以成炼牛髓二斤煎之，苦酒气尽药成，以粉面，丑人特异鲜好，神妙方。

又，令面白如玉色方：

羊脂、狗脂各一升，白芷半升，甘，草一尺，半夏半两，乌喙十四枚。合煎，以白器成[12]，涂面，二十日即变。兄弟不相识，何况余人乎？

《传效方》疗化面方：

真珠屑、光明砂（并别熟研）、冬苽陈仁[13]各二两（亦研），水银四两。以四五重帛练袋子贮之。铜铛中醋浆微火煮之，一宿一日，堪用。取水银和面脂，熟研使消，乃合珠屑、砂，并瓜子末，更合调，然后傅面。

又，疗人面无光润，黑黯及皱，常傅面脂。

方：细辛、萎蕤、黄耆、薯蓣、白附子、辛夷、芎䓖、白芷各一两，栝楼、木兰皮各一分，成炼猪脂二升。十一物，切之，以绵裹，用少酒渍之一宿，内猪脂煎之，七上七下。别出一片白芷，内煎，候白芷黄色成，去渣，绞，用汁以傅面。千金不传。此膏亦疗金疮，并吐血。

疗人黚，令人面皮薄如蕣华[14]。

方：鹿角尖（取实白处，于平石上以[15]磨之，稍浓取一大合），干姜一大两。捣，密绢筛，和鹿角汁，搅使调匀。每夜先以暖浆水洗面，软帛拭之，以白蜜涂而，以手拍，使蜜尽，手指不粘为尽，然后涂药，平旦还以暖浆水洗。二三七日，颜色惊人。涂药不见风日，慎之。

又，面上暴生黚。

方：生杏仁，去皮，捣，以鸡子白和如煎饼面，入夜洗面，干，涂之，旦以水洗之，立愈。姚方云：经宿拭去。

面上碎䭋子[16]、化面并疗，仍得光润皮急。

方：土苽根，捣筛，以浆水和，令调匀，入夜浆水以洗面，涂药。旦复洗之，百日光华射入，夫妻不相识。

《葛氏》服药取白。

方：取三树桃花，阴干，末之。

食前服方寸匕，日三。姚云：并细腰身。

又方：白苄子中仁五分，白杨皮二分，桃花四分。捣，末，食后服方寸匕，日三。欲白，加苄子；欲赤，加桃花。三十日面白，五十日手足俱白。又一方，有橘皮三分，无杨皮。

又方：女苑三分，铅丹一分。末，以醋浆服一刀圭，日三服。十日大便黑，十八十九日如漆，二十一日全白，便止，过此太白。其年过三十，难复疗。服药忌五辛。

又方：朱丹五两，桃花三两（末）。井朝水[17]服方寸匕，日三服。十日知，二十日太白，小便当出黑汁。

又方：白松脂十分，干地黄九分，干漆五分（熬），附子一分（炮），桂心二分。捣下筛，蜜丸，服十丸，日三。诸虫悉出，便肥白。

又方：干姜、桂、甘草分等。末之，且以生鸡子一枚，内一升酒中搅，温，以服方寸匕。十日知，一月白光润。

又方：去黑。

羊胆、猪胰、细辛等分。煎三沸，涂面，咽[18]，旦醋浆洗之。

又方：茯苓、白石脂分等。蜜和，涂之，日三度。

服一种药，一月即得肥白。

方：大豆黄炒，舂如作酱汁。取纯黄一大升，捣筛，炼猪脂和令熟，丸。酒服二十丸，日再，渐加至三四十丸。服尽五升，不出一月，即大能食，肥

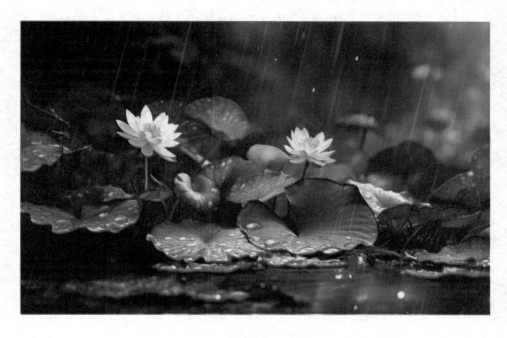

白，试用之。

疗人须鬓秃落不生长。

方：麻子仁三升，秦椒二合，置泔汁中一宿，去渣，日一沐，一月长二尺也。

又方：蔓荆子三分，附子二枚（碎）。酒七升，合和器中。封二七日，泽沐，十日长一尺。勿近面上，恐有毛生。

又方：桑白皮，锉三二升，以水淹，煮五六沸，去渣。以洗须鬓，数数为之，即自不落。

又方：麻子仁三升，白桐叶一把，米泔煮五六沸，去渣。以洗之，数之则长。

又方：东行桑根长三尺，中央当甑饰上蒸之，承取两头汁，以涂须鬓，则立愈。

疗须鬓黄方：

烧梧桐灰，乳汁和，以涂肤及须鬓，佳。

染发须，白令黑方：

醋浆煮豆漆[19]之，黑如漆色。

又方：先洗须发令净，取石灰、胡粉分等，浆和温，夕卧涂讫。用油衣包裹，明日洗去，便黑，大佳。

又，拔白毛，令黑毛生方：

拔去白毛，以好白蜜任[20]孔中，即生黑毛。眉中无毛，亦针挑伤傅蜜，

亦毛生。比见诸人水取石子[21]，研丁香汁，拔讫，急手傅孔中，亦即生黑毛，此法大神验。

若头风白屑，捡风条中方、脂泽等方，在此篇末。

姚方，疗黯：

白蜜和茯苓，涂上。满七日，即愈。

又，疗面胡[22]粉刺方：

捣生菟丝，绞取汁，涂之。不过三五上。

又，黑面方：

牯羊胆、牛胆，淳酒三升，合煮三沸，以涂面，良。

面上恶疮方：

黄连、黄柏、胡粉各五两。下筛，以粉面上疮。疮方并出本条中，患[23]宜检用之。

《葛氏》疗身体及腋下狐臭。

方：正旦以小便洗腋下，即不臭。姚云：大神验。

又方：烧好矾石，作末，绢囊贮。常以粉腋下。又，用马齿矾石，烧令汁尽，粉之，即差。

又方：青木香二两，附子一两，石灰一两[24]。细末，着粉腋中。汁[25]出，即粉之。姚方：有矾石半两，烧。

又方：炊饭及热丸，以拭腋下臭。仍与犬食之，七日一[26]如此，即差。

又方：煮两鸡子熟，去壳皮。各

内腋下，冷，弃三路口，勿反顾，三为之，良。

姚方：取牛脂、胡粉，合椒以涂腋下，一宿即愈。可三两度作之，则永差。

又，两腋下及手足掌、阴下股里，常汗湿致晃。

方：干枸杞根、干畜根[27]、甘草半两[28]，干章陆、胡粉、滑石各一两。六物，以苦酒和，涂腋下，当汁出，易衣更涂，不过三傅，便愈。或更发，复涂之。不可多傅，伤人腋，余处亦涂之。

若股内阴下，常湿且臭，或作疮者，方：

但以胡粉一分，粉之，即差。常

用验方：

《隐居效方》疗狐臭：

鸡舌、藿香、青木香、胡粉各二两。为散，内腋下，绵裹之，常作，差。

令人香方：

白芷、薰草、杜若、杜蘅、藁本分等。蜜丸为丸，但旦服三丸，暮服四丸。二十日足下悉香，云[29]大神验。

又方：瓜子、芎䓖、藁本、当归、杜蘅、细辛各二分，白芷、桂各五分。捣下，食后服方寸匕，口三服。五日，口香。一十日，肉中皆香。神良。

《小品》又方：

甘草、松树根及皮、大枣、甜瓜子。四物，分等，末，服方寸匕，日

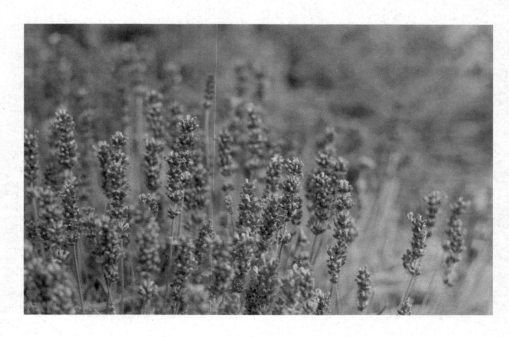

三。二十日觉效，五十日身体并香，百日衣服床帏皆香。姚同。

疗人心孔愦塞，多忘喜误：

七月七日，取蜘蛛网着领中，勿令人知，则永不忘也。姚方同。

又方：丁酉日，密自至市买远志，着巾角中还，末服之，勿令人知。姚同。

又方：丙午日，取鳖甲着衣带上，良。

又方：取牛、马、猪、鸡心，干之，末，向日酒服方寸匕，日三。闻一知十。

孔子大圣智枕中方，已出在第九卷。姚同。

又方：茯苓、茯神、人参五分，远志七分，菖蒲二分。末，服方寸匕，日三夜一服。

又方：章陆花，阴干一百日，捣末，暮水服方寸匕。暮卧思念所欲知事，即于眠中醒悟。

又方：上党人参半斤，七月七日麻敦[30]一升，合捣，蒸使气尽遍，服一刀圭，暮卧，逆知[31]未然之事。

疗人嗜眠喜睡方：

马头骨，烧作灰，末，服方寸匕，日三夜一。

又方：父鼠目一枚，烧作屑，鱼膏和，注目外眦，则不肯眠。兼取两目绛囊裹带。

又方：麻黄、术各五分，甘草三分。日中南捣，末，服一方寸匕，日三。姚方[32]，人不忘。

菖蒲三分，茯苓五分，伏神、人参各五分，远志七分。末，服方寸匕，日三夜一，五日则知，神良。

《传用方》头不光泽，腊泽饰发。

方：青木香、白芷、零陵香、甘松香、泽兰各一分。用绵裹，酒渍再宿，内油里煎再宿，加腊泽斟量硬软，即火急煎。着少许胡粉、烟脂讫，又缓火煎令黏极，去渣，作梃[33]，以饰发，神良。

作香泽涂发方：

依腊泽药，内渍油里煎。即用涂发，亦绵裹，煎之。

作手脂法：

猪胰一具，白芷、桃仁（碎）各一两，辛夷各二分[34]，冬苽人[35]二分，细辛半分，黄苽、栝楼人各三分。以油一大升，煮白芷等二三沸，去渣。捼猪胰取尽，乃内冬苽[36]、桃仁，末，合和之，膏成，以涂手掌，即光。

芥豆香藻法：

芥豆一升，白附、芎藭、白芍药、水栝楼、当陆、桃仁、冬苽人各二两。捣筛，和合。先用水洗手面，然后傅药粉饰之也。

六味薰衣香方：

沉香一片，麝香一两，苏合香<sup>[37]</sup>（蜜涂微火炙，少令变色），白胶香一两，捣沉香（令破如大豆粒），丁香一两（亦别捣，令作三两段）。捣余香讫，蜜和为炷，烧之。若薰衣，着半两许。又，藿香一两，佳。

《葛氏》既有膏傅面染发等方，故疏脂泽等法，亦粉饰之所要云。

发生方：

蔓荆子三分，附子二枚（生用，并碎之）。二物以酒七升和内瓷器中，封闭经二七日，药成。先以灰汁净洗须发，痛拭干。取乌鸡脂揩，一日三遍，凡经七日。然后以药涂，日三四遍。四十日长一尺，余处则勿涂。

附方

《肘后方》姚氏疗黚：

茯苓，末，白蜜和，涂上。满七日，即愈。

又方：疗面多䵟黯，如雀卵色。

以羖羊胆一枚，酒二升，合煮三沸，以涂拭之，日三度，差。

《千金方》治血黚面皱：

取蔓菁子，烂研，入常用面脂中，良。

崔元亮《海上方》灭瘢膏：

以黄矾石（烧令汁出）、胡粉（炒令黄）各八分，惟须细研。以腊月猪脂和，更研如泥，先取生布揩令痛，则用药涂，五度。又取鹰屎白、燕窠

中草，烧作灰，等分，和人乳涂之，其瘢自灭，肉平如故。

又方：治面黚黑子。

取李核中仁，去皮细研，以鸡子白和如稀饧，涂。至晚每以淡浆洗之，后涂胡粉，不过五六日，有神效。慎风。

《孙真人食忌》去靥子：

取石灰，炭上熬令热，插糯米于灰上，候米化，即取米点之。

《外台秘要》救急去黑子：

方：夜以暖浆水洗面，以布揩黑子令赤痛，水研白檀香，取浓汁以涂之。旦又复以浆水洗面，仍<sup>[38]</sup>以鹰粪粉黑子。

又，令面生光方：

以蜜陀僧用乳煎涂面，佳。兼治瘡<sup>[39]</sup>鼻皰。

《圣惠方》治黚黯斑点方：

用蜜陀僧二两，细研，以人乳汁调，涂面，每夜用之。

又方：治黑痣生于身面上。

用藜芦灰五两，水一大碗，淋灰汁于铜器中贮。以重汤煮，令如黑膏，以针微拨破痣处，点之，良。不过三遍，神验。

又方：生眉毛。

用七月乌麻花，阴干为末，生乌麻油浸，每夜傅之。

《千金翼》，老人令面光泽方：

大猪蹄一具，洗净，理如食法。煮浆如胶，夜以涂面，晓以浆水洗面，皮急矣。

《谭氏小儿方》疗豆疮瘢面黡：

以蜜陀僧细研，水调，夜涂之。明旦洗去，平复矣。

有治疿疮三方，具风条中。

《千金方》治诸腋臭：

伏龙肝，浇作泥，傅之，立差。

《外台秘要》治狐臭，若股内阴下恒湿臭，或作疮：

青木香，好醋浸，致腋下夹之，即愈。

又，生狐臭。

以三年酽醋[40]和石灰，傅之。

《经验方》善治狐臭：

用生姜涂腋下，绝根本。

又方：乌髭鬓，驻颜色，壮筋骨，明耳目，除风气，润肌肤，久服令人轻健。

苍术（不计多少），用米泔水浸三两日，逐日换水，候满日即出，刮去黑皮，切作片子，暴干。用慢火炒令黄色，细捣末，每一斤末，用蒸过茯苓半斤，炼蜜为丸，如梧桐子大。空心、卧时温熟水下十五丸。别用术（末）六两，甘

草（末）一两，拌和匀，作汤点之，下术丸，妙。忌桃、李、雀蛤及三白。

《千金方》治发落不生，令长：

麻子一升，熬黑压油，以傅头，长发，妙。

又，治发不生。

以羊屎灰，淋取汁洗之，三日一洗，不过十度即生。

又，治眉发髭落。

石灰三升，以水拌匀，焰火炒令焦。以绢袋贮，使好酒一斗渍之，密封，冬十四日，春秋七日，取服一合，常令酒气相接。严云：百日即新髭发生不落。

《孙真人食忌》生发方：

取侧柏叶，阴干作末，和油涂之。

又方：令发鬓乌黑。

醋煮大豆（黑者），去豆，煎令

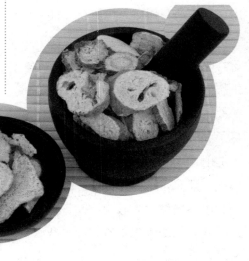

稠，傅发。

又方：治头秃。

芜菁子，末，酢和，傅之，日三。

《梅师方》治年少发白：

拔去白发，以白蜜涂毛孔中，即生黑者。发不生，取梧桐子捣汁，涂上，必生黑者。

《千金翼》疗发黄：

熊脂涂发，梳之散。头入床底，伏地一食顷，即出，便尽黑，不过一升脂，验。

《圣惠方》治白秃：

以白鸽粪，捣，细罗为散。先以醋米泔[41]洗了，傅之，立差。

又，治头赤秃。

用白马蹄烧灰，末，以腊月猪脂和，傅之。

《简要济众》治头疮：

大笋壳叶，烧为灰，量疮大小，用灰调生油，傅。入少腻粉，佳。

【注释】

1.皰：同"疱"，皮肤水泡样小疮、小疙瘩。

2.皶：同"齇"，亦作"齇""痤"等，鼻子上的小红疱。俗称"酒糟鼻"。

3.黚黯（gǎn zèng）：面部的黑斑、黑气。黚，亦作"黚"。

4.朱：当作"朱砂"，即丹砂。

5.例：四库本作"倒"，当从。

6.卒：疑当作"杂"。

7.疕疡：亦称"疕疡风"，汗斑一类的皮肤病。

8.面体黎黑：《备急千金要方》卷六《面药》作"面黚黯黑"。黎黑，黑色。黎，通"黧"。

9.鹿：当作"麤"，同"粗"。四库本、《备急千金要方》卷六《面药》并作"麤"。

10.囊：疑当作"瓢"。

11.自：道藏本作"日"，义长。

12.成：似当作"盛"。

13.冬苽陈仁：《外台秘要》卷三十二《化面方》作"冬瓜仁"，四库本作"冬瓜杏仁"。

14.蕣华：即木槿花。古人以之喻貌美。

15.以：《外台秘要》卷三十二《而肝方》引《文仲》作"以水"。

16.硺礨子：犹言"蓓蕾"，即花苞。此指面部所生疙瘩。

17.井朝水：同"井花水"，清晨水井中打出的第一桶水。

18.咽：四库本无此字。

19.漆：疑当作"染"。"漆"古作"柒"，与"染"形近。

20.任：疑"付"字之误。付，同"傅"。四库本作"傅"，《外台秘要》卷三十二《拔白发良日并方》作

170

"敷"。

21. 水取石子："水"字似衍。《外台秘要》卷三十二《拔白发良日并方》作"取石子"。

22. 胡：《证类本草·菟丝子》作"上"。

23. 患：似当作"患人"或"患者"。

24. 石灰一两：《外台秘要》卷二十三《腋臭方》作"白灰一两半、磐石半两"，《备急千金要方》卷二十四《胡臭漏腋》作"白灰一两"。

25. 汁：似当作"汗"。《外台秘要》卷二十三《腋臭方》本条作"汗出因以粉之"。下文"汁出"，《外台秘要》卷二十三《漏腋方》亦作"汗出"。

26. 日一：《医心方》卷四《治胡臭方》作"旦"。

27. 干畜根：似指羊蹄草。《名医别录》：羊蹄"一名畜"。《备急千金要方》卷二十四《胡臭漏腋》作"干蔷薇根"（《外台秘要》卷二十三《漏腋方》同），注云："《肘后》作'畜根'。"《医心方》卷四《治胡臭方》引《小品》方名"六物

胡粉膏"作"干姜"。

28. 半两：《外台秘要》卷二十三《漏腋方》、《医心方》卷四《治胡臭方》干枸杞根、干畜根、甘草半两三物各为"半两"。

29. 云：似当作"×云"。《肘后方》较多见者有"姚云"。

30. 麻教：即麻勃，又名"麻花"，植物大麻的花。

31. 逆知：预知。逆，预先。

32. 方：似当作"云"。

33. 梃：棍棒。这里指将腊泽加工成棒状。

34. 辛夷各二分：据"各"字，"辛夷"前似应有脱失之药。

35. 冬苽人：即"冬瓜仁"。

36. 冬苽：当指冬瓜仁。

37. 苏合香：此下似应有"一两"二字。以下"沉香"处同此。

38. 仍：再。

39. 皶：同上文"皻"字。酒糟鼻一类的疾患。

40. 酽醋：浓醋。

41. 醋米泔：酸泔水。醋，酸。

上篇　急症先驱葛洪奇方妙治

## 治为熊虎爪牙所伤毒痛方

葛氏方，烧青布以熏疮口，毒即出。仍煮葛根令浓，以洗疮。捣干葛根，末，以煮葛根，汁。服方寸匕，日五，夜一，则佳。

又方：嚼粟，涂之，姚同。

又，煮生铁令有味，以洗疮上，姚同。

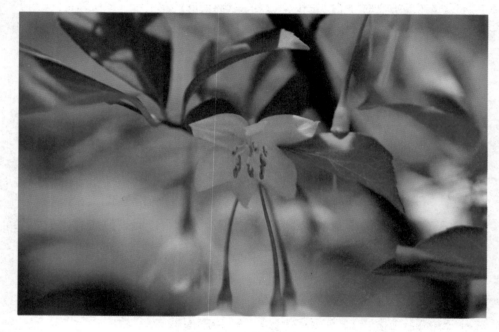

# 治卒有猘犬所咬毒方

疗猘犬咬人方：

先嗍却恶血，灸疮中十壮，明日以去。日灸一壮，满百乃止。姚云，忌酒。

又云，地榆根，末服方寸匕。日一二，亦末，敷疮上。生根，捣敷，佳。

又方：刮虎牙，若虎骨，服一匕。已发如猘犬者，服此药，即瘥。姚同。

又方：仍杀所咬犬，取脑敷之，后不复发。

又方：捣薤汁敷之。又饮一升，日三，疮乃瘥。

又方：末矾石纳疮中裹之。止疮不坏，速愈，神妙。

又方：头发蝟皮，烧末，水和饮一杯。若或已目赤口噤者，折齿下之。姚云，二物等分。

又方：捣地黄汁，饮之。并以涂疮，过百度止。

又方：末干姜，常服，并以纳疮中。

凡猘犬咬人，七日一发。过三七日不发，则脱也。要过百日，乃为大免耳。

每到七日，辄当饮薤汁三二升。又当终身禁食犬肉、蚕蛹。食此，发

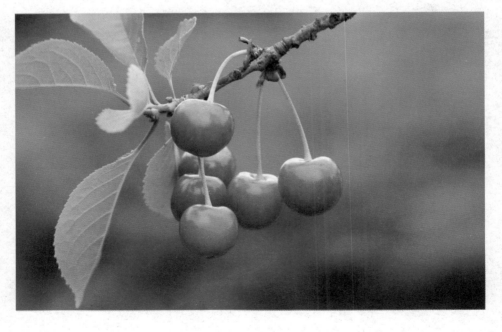

则不可救矣，疮未瘥之间，亦忌生物、诸肥腻及冷，但于下蒸鱼，及就腻气中食便发。不宜饮酒，能过一年，乃佳。

若重发疗方：

生食蟾蜍鲙，绝良，验，姚同。亦可烧炙食之，不必令其人知。初得啮便为之，则后不发。姚剥作鲙吞，蒜齑下。

又方：捣姜根汁，饮之，即瘥。

又方：服蔓荆汁，亦佳。

又，凡犬咬人。

取灶中热灰，以粉疮，敷之，姚同。

又方：火炙蜡，以灌疮中，姚同。

又方：以头垢少少，纳疮中。以热牛屎涂之，佳。姚同。

又方：捋蓼，以敷疮上。

又方：干姜末，服二匕。姜汁服半升，亦良。

又方：但依猘犬法，弥佳。烧蟾蜍，及末矾石，敷之，尤佳。

得犬啮者难疗，凡犬食马肉生狂。

及寻常，忽鼻头燥，眼赤不食。避人藏身，皆欲发狂。便宜枸杞汁，煮糜饲之，即不狂。若不肯食糜，以盐伺鼻便。忽涂其鼻，既舐之，则欲食矣，神验。

附方

《梅师方》，治狂狗咬人：

取桃白皮一握，水三升，煎取一升，服。

食疗，治犬伤人：

杵生杏仁，封之，瘥。

174

# 治卒毒及狐溺棘所毒方

马嚼人作疮，有毒，种[1]热疼痛方：

刺鸡冠血，沥着疮中三下。若骏马[2]用雌鸡，草马用雄鸡。姚同。

又方：灸疮及肿上，差。

若疮久不差者：

马鞭梢长二寸，鼠矢二七枚。烧末，膏和，傅之，效。

又方：以妇人月经傅上，最良。姚云：神效。

人体上先有疮而乘马，马汗若马毛入疮中，或但为马气所蒸，皆致肿痛烦热，入腹则杀人。

烧马鞭皮，末，以膏和，傅上。

又方：多饮淳酒，取醉，即愈。

狐尿棘刺刺人，肿痛欲死方：

破鸡，拓之，即差。

又方：以热桑灰汁渍，冷复易，取愈。

《小品方》以热蜡着疮中，又烟熏之，令汁出，即便愈。

此狐所尿之木，犹如蛇蚘[3]也。此下有鱼骨伤人。

**附方**

《图经》云：治恶刺，及狐尿刺。

捣取蒲公草根茎白汁涂之。惟多涂，立差止。此方出孙思邈《千金方》。其序云：余以贞观五年七月

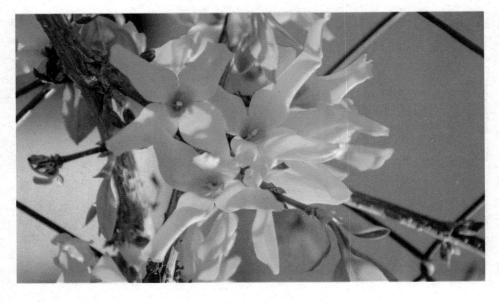

十五日夜，以左手中指背触着庭木，至晓遂患痛不可忍。经十日，痛日深，疮日高大，色如熟小豆色。尝[4]闻长者之论，有此方，遂依治之。手下则愈，痛亦除，疮亦即差，未十日而平复。杨炎《南行方》，亦着其效云。

《效方》[5]治狐尿刺螫痛：

杏仁，细研，煮一两，沸，乘热以浸螫处，数数易之。

《圣惠方》治马咬人，毒入心。

马齿苋，汤[6]食之，差。

《灵苑方》治马汗入疮，肿痛渐甚，宜急疗之，迟则毒深难理：

以生乌头，末，傅疮口，良久有黄水出，立愈。

王氏《博济》治驴涎马汗毒所伤，神效：

白矾（飞过）、黄丹（炒令紫色）各等分，相衮[7]合，调贴患处。

【注释】

1. 种：当作"肿"。《外台秘要》卷四十《马咋踏人方》正作"肿"。

2. 驳马：《证类本草·鸡子》作"驳马"，即公马，是。后句"草马"为母马。

3. 蚍：当是"蚔"。

4. 尝：曾经。

5. 《效方》：似当作"《必效方》"或"《近效方》"。

6. 汤："烫"的古字。

7. 衮：同"滚"。

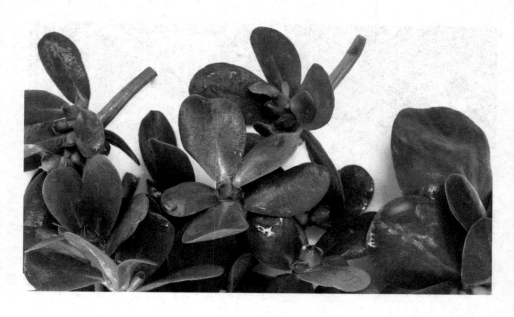

176

# 治卒青蛙蝮虺众蛇所螫方

《葛氏》竹中青蜂[1]螫人方：

雄黄、麝香、干姜分等。捣筛，以麝茵[2]和之。着小竹管，带之行。急便用傅疮，兼众蛇虺毒之，神良。

又方：破乌鸡，热傅之。

蛇绿色，喜绿树及竹上。大者不过四五尺，皆呼为青条蛇，人中，立死[3]。

《葛氏》毒蛇螫人方：

急掘作坑，以埋疮处。坚筑其上，毒即入土中，须臾痛缓，乃出。

《徐王》治蛇毒方：

用捣地榆根，绞取汁饮，兼以溃疮。

又方：捣小蒜，饮汁，以渣傅疮上。

又方：猪耳垢着疮中[4]，牛耳中垢亦可用之，良。

又方：嚼盐唾上讫，灸三壮。复嚼盐，唾之疮上。

又方：捣薤傅之。

又方：烧蜈蚣，末，以傅疮上。

又方：先以无节竹筒着疮上，熔蜡及蜜等分，灌筒中。无蜜，单蜡亦通。

又方：急且尿疮中，乃拔[5]向日气闭气三步，以刀掘地，作小坎[6]。

以热汤沃坎中，湿[7]作丸如梧子大，服之。并以少泥泥之疮上，佳。

又方：桂心、苦婆[8]分等，为末。用小竹筒蜜[9]塞之以带行，卒为蝮蛇[10]，即傅之。此药疗诸蛇毒，塞不蜜，则气歇不中用。

一切蛇毒：

急灸疮三五壮，则众毒不能行。

蛇毒：

捣鬼针草，傅上，即定。

又方：荆叶，袋贮，薄疮肿上。

又方：以麝罔涂肿上，血出，乃差。

又方：以合口椒并叶，捣，傅之，无不止。

又方：切药刀，烧赤，烙之。

附方

《梅师方》治蛇虺螫人：

以独头蒜、酸草捣绞，傅所咬处。

《广利方》治蛇啮方：

取黑豆叶，锉，杵，傅之，日三易，良。

《广济方》治毒蛇啮方：

菰蒋草根灰，取以封之。其草似鸢尾也。

《兵部手集》主蛇、蝎、蜘蛛毒：

鸡卵，轻敲一小孔，合咬处，

上篇　急症先驱葛洪奇方妙治

立差。

刘禹锡《传信方》治蛇咬蝎螫：

烧刀子头令赤，以白矾置刀上，看成汁，便热滴咬处，立差。此极神验，得力者数十人。贞元三十二[11]年，有两僧流向南到邓州，俱为蛇啮，令用此法救之。傅药了便发[12]，更无他苦。

【注释】

1. 青蜂：当作"青蝰"。《外台秘要》卷四十《青蝰蛇螫方》正作"青蝰"。

2. 麝芄：即射罔。芄，"罔"的俗字。

3. 蛇绿……立死：《外台秘要》卷四十《青蝰蛇螫方》引《肘后青蝰蛇论》作："此蛇正绿色，喜绿木及竹上，与竹木色一种，人卒不觉，若人入林中行，脱能落头背上，然自不甚啮人，啮人必死，那可屡肆其毒。此蛇大者不过四五尺，世人皆呼为青

条蛇。其尾二三寸色异者，名煸尾，最烈。"

4. 疮中：《外台秘要》卷四十《蝮蛇螫方》此下有"当黄汁出，差"一句。

5. 拔：《外台秘要》卷四十《蝮蛇螫方》作"援刀"。

6. 坎：《外台秘要》卷四十《蝮蛇螫方》作"坑"。

7. 垔：《外台秘要》卷四十《蝮蛇螫方》作"取泥"。

8. 苦蒌：今常例作"栝楼"。

9. 蜜：通"密"。

10. 卒为蝮蛇：《外台秘要》卷四十《蝮蛇螫方》此下有"所螫"二字，义足。四库本下作"咬"。

11. 三十二：《证类本草·矾石》作"十三"。

12. 发：《证类本草·矾石》作"瘥"。

# 治蛇疮败蛇骨刺人入口绕身诸方

《葛氏》凡蛇疮未愈，禁热食，食便发，疗之依初螫人法。

蛇螫人，九窍皆血出方：

取蛋[1]虫（初食牛马血，腹满者）二七枚，烧，服之。

此上蛇疮败及洪肿法方。

蛇螫人，牙折入肉中，痛不可堪，方：

取虾蟆肝以傅上，立出。

又方：先密取苍叶，当其上穿，勿令人见，以再覆疮口上，一时着叶，当上穿，穿即折牙出也。

蛇骨刺人毒痛方：

以铁精如大豆者，以管吹疮内。姚同。

又方：烧死鼠，捣，傅之疮上。

蛇螫人，疮已合而余毒在肉中淫淫痛痒，方：

取大小蒜各一升，合捣，热汤淋取汁，灌疮中。姚同。

蛇卒绕人不解，方：

以热汤淋，即解。亦可令就尿之。

蛇入人口中不出，方：

艾灸蛇尾，即出。若无火，以刀周匝割蛇尾，截令皮断，乃将皮倒脱，即出。《小品》同之。

七八月中，诸蛇毒旺，不得泄，皆啮草木，即枯死，名为蛇虻[2]。此物伤人甚于蛇螫，即依蛇之螫法疗之。

**附方**

《广利方》治蛇咬疮：

暖酒，淋洗疮上，日三易。

《圣惠方》治蛇入口，并入七孔中：

割母猪尾、头，沥血滴口中，即出。

【注释】

1.蛋：同"虻"。

2.蛇虻（qí）：指草木上的蛇毒。虻，蝎子一类的毒虫，此指蛇毒。

上篇 急症先驱葛洪奇方妙治

# 治卒入山草禁辟众蛇药术方

辟众蛇方：

同前姚氏仙人入山草法。

辟蛇之药虽多，唯以武都雄黄为上。带一块（右[1]称五两）于肘间，则诸蛇毒莫敢犯。他人中者，便磨以疗之。

又，带五蛄[2]黄丸，良。丸有蜈蚣，故方在于备急中。此下有禁法云：不受而行，则无验。

中蛇毒勿渡水，渡水则痛甚于初螫。亦当先存想作二大蜈蚣，前已随后渡。若乘船渡，不作法，杀人。

入山并不得呼作蛇，皆唤为蛇[3]，中之者，弥宜勿误。

辟蛇法：

到处烧羖羊角，令有烟出，地[4]则去矣。

附方

《广利方》治诸蛇毒螫人欲死兼辟蛇：

干姜、雄黄等分，同研，用小绢袋贮，系臂上，男左女右，蛇闻药气逆避人，螫毒傅之。

【注释】

1.右：《外台秘要》卷四十《辟蛇法》、《证类本草·蚺蛇胆》并作"古"，义胜；四库本作"石"，属上。

2.蛄：后文同方作"蛊"，是。

3.皆唤为蛇：《诸病源候论》卷三十六《蛇螫候》作"皆言虫及云地索"，可从。

4.地：四库本作"蛇"。

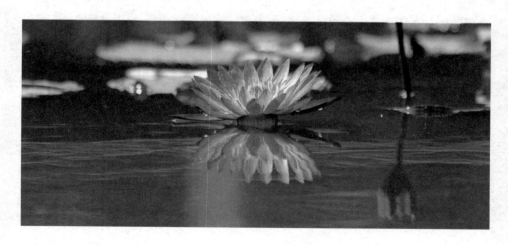

180

# 治卒蜈蚣蜘蛛所螫方

《葛氏方》割鸡冠血涂之。

又方：以盐缄[1]疮上，即愈。云蜈蚣去远者，即不复得。

又方：盐热[2]，渍之。

又方：嚼大蒜，若小蒜，或桑树白汁，涂之。亦以麻履底土，揩之，良。

蜈蚣甚啮人，其毒殊轻于蜂。当时小痛而易歇[3]。

蜘蛛毒：

生铁衣，醋研，取浓汁，涂之。

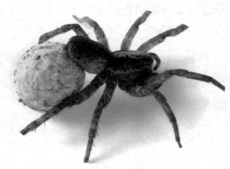

又，乌麻油和胡粉，傅上，干复易，取差。

取羊桃叶，傅之，立愈。

附方（蚯蚓、蝼蛄、蚕咬、蠼螋尿及恶虫咬人附）

《梅师方》治蜈蚣咬人，痛不止：独头蒜，摩螫处，痛止。

又，《经验后方》烧鸡屎，酒和，傅之，佳。

又，取鸡屎和醋傅之。

《圣惠方》治蜈蚣咬方：用蜗牛擦取汁，滴入咬处。

《兵部手集》治蜘蛛咬，遍身成疮：

取上好春酒饮醉，使人翻，不得一向[4]卧，恐酒毒腐人。须臾，虫于肉中，小如米，自出。

又，《谭氏小儿方》，以葱一枝，去尖、头，作孔，将蚯蚓入葱叶中，紧捏两头，勿泄气，频摇动，即化为水，点咬处，差。

刘禹锡《传信方》治虫豸伤咬：

取大蓝汁一碗，入雄黄、麝香，二物随意看多少。细研，投蓝中，以点咬处。若是毒者，即并细服其汁，神异之极也。昔张员外[5]在剑南为张延赏判官，忽被斑蜘蛛咬项上，一宿，咬有二道赤色，细如箸，绕项上，从胸前下至心，经两宿，头面肿疼，如数升盌[6]大，肚渐肿，几至不救。张相素重荐，因出家资五百千，并荐家财又数百千，募能疗者。忽一人应召云可治。张相初甚不信，欲验其方，遂令目前合药。其人云：不惜方，当疗人性命耳。遂取大蓝汁一瓷碗，取

上篇 急症先驱葛洪奇方妙治

181

蜘蛛投之蓝汁，良久方出，得汁中甚困，不能动，又别捣蓝汁，加麝香末，更取蜘蛛投之，至汁而死，又更取蓝汁、麝香，复加雄黄，和之，更取一蜘蛛投汁中，随化为水。张相及诸人甚异之，遂令点于咬处，两日内悉平愈，但咬处作小疮，痂落如旧。

《经验方》治蜘蛛咬，遍身生丝：

羊乳一升，饮之。贞元十年，崔员外从质云：目击有人被蜘蛛咬，腹大如孕妇，其家弃之，乞食于道。有僧遇之，教饮羊乳，未几口而平。

又方：治蚯蚓咬。

浓作盐汤，浸身数遍，差。浙西军将张韶为此虫所咬，其形大如风[7]，眉须皆落。每夕蚯蚓鸣于体，有僧教以此方，愈。

又方：治蚯蚓虫咬，其形如大风，眉须皆落。

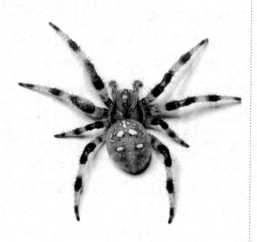

以石灰水浸身，亦良。

《圣惠方》主蛐蟮[8]咬人方：

以鸡屎，傅之。

又方：治蝼蛄咬人。

用石灰，醋和，涂之。

《广利方》治蚕咬人：

麝香，细研，蜜调涂之，差。

《千金方》治蠷螋尿疮：

楝树枝皮，烧灰，和猪膏，傅之。

又方：杵豉，傅之。

又方：以酢和粉，傅之。

又方：治蠷螋虫尿人影，着处便令人体病疮，其状如粟粒，累累一聚，惨[9]痛，身中忽有处燥痛如芒刺；亦如刺虫所螫后，细疮瘰[10]作丛，如茱萸子状也。四畔赤，中央有白脓如黍粟。亦令人皮急，举身恶寒壮热，极者连起，竟腰胁胸也。

治之法：初得，磨犀角涂之，止[11]。

《博物志》治蠷螋虫溺人影，亦随所着作疮。

以鸡肠草汁，傅之，良。

《外台秘要》治蠷螋尿疮，绕身匝，即死：

以鹦巢中土，猪脂、苦酒和，傅之。

又方：治蠷螋尿疮。

烧鹿角，末，以苦酒调，涂之。

《钱相公方》疗蠷螋尿疮黄水出：

嚼梨叶，傅之，干即易。

《胜金方》治蠷螋尿人成疮。初如糁粟，渐大如豆，更大如火烙浆庖[12]，疼痛至甚。宜速用草茶，并蜡茶俱可，以生油调，傅上，其痛药至立止，妙。

《圣惠方》治恶虫咬人：

用紫草油，涂之。

又方，以酥和盐，傅之。

【注释】

1. 缄：封。

2. 热：疑指热汤。

3. 蜈蚣……易歇：《外台秘要》卷四十《蜈蚣螫方》引作："疗蜈蚣螫人方：按蓝汁以渍之，即差。蜈蚣不甚齧人，甚（其毒）亦微，殊轻于蜂，当时小痛易歇。脱为所中，幸可依此疗之。"

4. 一向：只朝一个方向。

5. 张员外：《证类本草》作"张荐员外"，"荐"为张员外之名。下文云"荐"即此义。

6. 盌："碗"的异体字。

7. 大如风：四库本作"如大风"，义长。底本误倒。大风，麻风病。

8. 蛐蟮："蚯蚓"的别称。

9. 惨：《外台秘要》卷四十《蠷螋尿方》、《备急千金要方》卷二十五《蛇毒》并作"瘆"。

10. 疮瘟：《备急千金要方》卷二十五《蛇毒》作"瘩瘟"，是。当据正。"瘩瘟"类似"蓓蕾"，指体表的小疙瘩。

11. 止：《备急千金要方》卷二十五《蛇毒》作"止其毒"。

12. 庖：四库本作"疱"。

# 治卒蛇螫方

以玉壶丸[1]及五蛄丸[2]涂其上，并得。其方在备急丸散方中。

又方：取屋溜[3]下土，水和傅之。

【注释】

1. 玉壶丸：似指《备急千金要方》

之"仙人玉壶丸"。该方可用于多种应急治疗。

2. 五蛄丸：似指《备急千金要方》之"太上五蛊丸"。亦用于多种急证的应急处理。

3. 屋溜：屋檐滴水处。

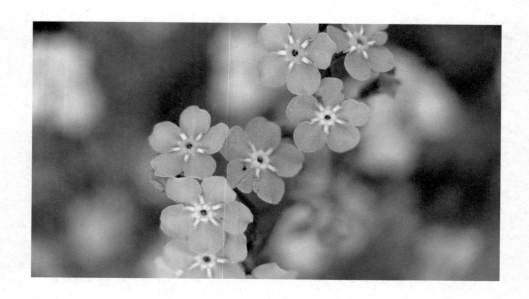

## 治卒蜂所螫方

蜂螫人。

方：谷树、桑树白汁涂之，并佳。

又方：刮齿垢涂之。又，破蜘蛛[1]。

又[2]，煮蜂房涂之。烧牛角灰，苦酒和涂之[3]。又，断葫揩之。又，嚼青蒿傅之。

**附方**

《千金方》治蜂螫人。

用露蜂房，末，猪膏和傅之。《杨氏产乳》，蜂房煎汤洗，亦得。

又，《外台秘要》按薄荷贴之，差。

又，《圣惠方》以酥傅之，愈。

沈存中《笔谈》云：处士刘汤，隐居王屋山，尝于斋中见一大蜂窜为[4]蛛网丝[5]缚之，为蜂所螫坠地，俄顷，蛛鼓腹欲裂，徐徐行入草，啮芋梗，微破，以疮就啮处磨之。良久，腹渐消，轻躁如故。自后人有为蜂螫者，按芋梗傅之则愈。

【注释】

1. 蛛：据上下句，此字下当有"涂之"。

2. 又：四库本作"及"。

3. 烧牛角……涂之：《外台秘要》卷四十《蜂螫方》作"又烧灰末以膏和涂之"，所烧者仍为蜂房，但附注云："《千金》同本方，云烧羊角灰，苦酒和涂之。"检《备急千金要方》卷二十五第二，亦谓"烧蜂房末膏和涂之"，附注云："《肘后方》云先煮蜂房洗之，又烧涂之。"另一相关条文作"烧牛屎灰苦酒和涂之"。未及牛角或羊角。

4. 窜为：疑作"罥（juàn）于"。罥，原指网，此指被蛛网缠缚。

5. 丝：《证类本草》作"蛛"。"蛛缚之"三字成句。

上篇　急症先驱葛洪奇方妙治

185

# 治卒蝎所螫方

蝎螫人：

温汤渍之。

又方：按马苋、大蒜，又嚼干姜，涂之，佳。

姚方：以冷水渍螫处，即不痛。水微暖，便痛，即易水。又，以冷[1]渍故布拓[2]之，数易。

《新效方》，蜀葵花、石榴花、艾心分等。并五月五日午时取，阴干，合捣，和水涂之螫处，立定。二花未定，又鬼针草[3]按汁，傅之，立差。

又，黄丹醋涂之。又，生乌头，末，唾，傅之。嚼干姜涂之。又，麝莴封之，温酒渍之，即愈。

**附方**

《孙真人食忌》主蝎螫：

以矾石一两，醋半升煎之，投矾末于醋中，浸螫处。

又《胜金方》，乌头末少许，头醋调，傅之。

又钱相公《箧中方》，取半夏，以水研，涂之，立止。

又《食医心镜》，以醋磨附子，傅之。

又《经验方》，以驴耳垢傅之，差。崔给事传。

《广利方》治蝎螫人，痛不止方：楮树白汁，涂之，立差。

【注释】

1. 冷：《外台秘要》卷四十《蝎螫人》作"冷水"，可从。

2. 拓：以绵布、面团、肉块之类扑贴或厚敷，用于取温或取凉。

3. 二花……针草：谓前述蜀葵花、石榴花（加艾心）之方若未能奏效，即加"鬼针草"。

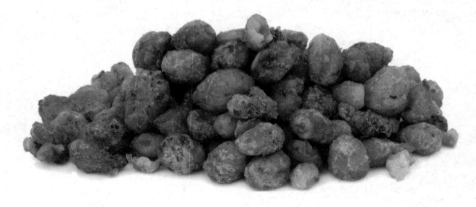

# 治中蛊毒方

《葛氏方》疗蛊毒下血方：

羖羊皮方三寸（得败鼓亦好），蘘荷叶[1]、苦参、黄连、当归各二两。水七升，煮二升，分三服。一方加犀角、升麻各三两。无蘘荷根，用茜根四两代之，佳。

人有养蓄蛊以病人，其咏[2]法：中蛊令人心腹切痛，如有物啮，或吐下血，不即疗之，食人五脏则死矣。欲知蛊与非蛊，当令病人唾水中，沉者是，浮者非。《小品》、姚并同。

欲知蛊毒主姓名方：

取鼓[3]皮少少[4]，烧末饮病人。病人须臾自当呼蛊主姓名，可语便去，则便愈。亦见[5]蛇蜒[6]合作蛊毒，着饮食中，使人得瘕病。此一种积年乃死，疗之各自有药。又，蘘荷叶，密着病人卧席下，其病人即自呼蛊主姓名也。

疗中蛊毒吐血或下血，皆如烂肝。

方：茜草根、蘘荷根各三两，㕮咀，以水四升，煮取二升，去渣。适寒温，顿服，即愈。又自当呼蛊主姓名。茜草即染绛草也。《小品》并姚方同也。

又方：巴豆一枚（去心、皮，熬），豉三粒，釜底墨方寸匕，合捣为三丸。一丸当下毒，不可[7]者，更服一丸，即下。

又方：盐一升，淳苦酒和，一服立吐，即愈。《小品》同。支[8]方：苦酒一升，煮令消，服，愈。

又方：取蚯蚓十四枚，以苦酒三升渍之，蚓死，但服其汁。已死者，皆可活。

又方：苦瓠一枚，水二升，煮取一升，服。立即吐，愈。《小品》同。支方：用苦酒一升，煮令消，服，神验。

又方：皂荚三梃（炙，去皮、子），酒五升，渍一宿，去渣，分三服。《小品》同。

疗饮中蛊毒，令人腹内坚痛，面目青黄，淋露骨立，病变无常。

方：取铁精，捣之，细筛，又别捣乌鸡肝以和之，丸如梧子大，服三丸。甚者不过十日，微者即愈。别有铁精方。

又方：猪肝一具，蜜一升，共煎之令熟，分为二十服。秘方。《小品》同。支方分作丸，亦得。

又方：取枣[9]木心，锉，得一斛，着釜中淹之，令上行三寸水，煮取二

187

上篇 急症先驱葛洪奇方妙治

斗，澄取清，微火煎，得五升，宿勿食，旦服五合，则吐蛊毒出。《小品》，姚同之。

又方：雄黄、丹砂、藜芦各一两。捣，末，旦以井华水，服一刀圭，当下吐蛊虫出。

又方：隐葱草汁，饮一二升。此草桔梗苗，人皆食之。

治蛊已食下部，肚尽[10]肠穿者：

取长股虾蟆（青背[11]）一枚，鸡骨（支方一分），烧为灰，合，内下部令深入。《小品》同。支方屡用大验。姚方亦同。

又方：以猪胆沥内下部中，以绵深道，内塞之。

又方：五蛊黄丸，最为疗蛊之要，其方在备急条中。

复有自然飞蛊，状如鬼气者，难[12]。

此诸种得麝香、雄黄，为良药，人带此于身，亦预防之。

姚氏疗中蛊下血如鸡肝，出石余，四脏悉坏，唯心未毁，或鼻破待死。

方：末桔梗，酒服一匕，日一二。葛氏方也。

支太医，有十数传用方：

取马兜铃根，捣，末，水服方寸匕，随吐则出，极神验。此物苗似葛蔓，缘柴生，子似橘子。

凡畏已中蛊，欲服甘草汁，宜生煮服之，当吐，疾出。若平生预服防蛊毒者，宜熟炙煮服，即内消，不令吐，神验。

又方：甘草，炙，每含咽汁。若因食中蛊反毒，即自吐出，极良。常含咽之，永不虑药及蛊毒也。

又，有解百毒散，在后药毒条中，亦疗方：

桑白汁一合，服之，须臾吐利，蛊出。

席辩刺史[13]传效二方，云并试用神验：

斑蝥虫四枚（去足翅，炙）、桃皮（五月初五采取，去黑皮，阴干）、大戟。凡三物，并捣，别筛，取斑蝥一分，桃皮、大戟各二分，合和枣核大，以米清饮服之讫，吐出蛊。一服不差，十日更一服，差。

此蛊洪州最多，老媪解疗，一人得缣[14]二十疋[15]。秘方不可传。其子孙犯法，黄花公若于则[16]为都督，因以得之流传，老媪不复得缣。席云：已差十余人也。

又方：殺羊皮方寸匕，蘘荷根四两，苦参、黄连各二两，当归、犀角、升麻各三两。七物，以水九升，煮取三升，分三服，蛊即出。席云：曾与一人服，应时吐蜂儿数升，即差。此

188

是姚大夫方。

附方

《千金翼方》疗蛊毒：

以槲木北阴白皮一大握，长五寸，以水三升，煮取一升。空腹分服，即吐蛊出也。

又，治蛊毒下血。

蝟皮，烧末，水服方寸匕，当吐蛊毒。

《外台秘要》救急治蛊：

以白鸽毛、粪烧灰，饮和服之。

《杨氏产乳》疗中蛊毒：

生玳瑁，以水磨如浓饮，服一盏，自解。

《圣惠方》治小儿中蛊，下血欲死：

捣青蓝汁，频频服半合。

【注释】

1. 叶：四库本作"根"，当从改。下文有"无蘘荷根"语。《外台秘要》卷二十八《蛊吐血方》引《文仲》亦作"根"。

2. 咏：同"诊"。

3. 皷：同"鼓"。

4. 少少：《外台秘要》卷二十八《中蛊毒方》作"一片"。

5. 见：道藏、四库本及《外台秘要》卷二十八《蛊吐血方》均作"有"。

6. 蜓：当作"涎"。《外台秘要》卷二十八《蛊吐血方》正作"涎"。

7. 可：《外台秘要》卷二十八《蛊吐血方》作"下"。

8. 支：晋代医僧支法存。其先辈为胡人，后移居广州。所著有《申苏方》五卷。

9. 枣：《外台秘要》卷二十八《蛊吐血方》作"桑"。

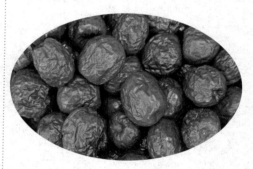

10. 肚尽：《证类本草·虾蟆》、《医心方》卷十八《辟蛊毒方》并作"肛尽"。

11. 青背：《证类本草·虾蟆》作"青背者"，当据补。

12. 难：《外台秘要》卷二十八《蛊吐血方》作"难疗"。

13. 席辩刺史：唐人，原为王世充部下，后归唐，曾任延州刺史和沧州刺史。

14. 缣（jiān）：双丝织成的细绢。

15. 疋："匹"的异体字。

16. 若于则：当作"若干则"。若干，古鲜卑族复姓。若干则，唐代官员，曾任洪州总管。

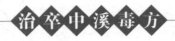

急症先驱葛洪 奇方妙治

姚氏，中水毒秘方：

取水萍曝干，以酒服方寸匕，差止。

又云：中水病，手足指冷，即是。若暖，非也。其冷或一寸，极或竟指。未过肘膝一寸浅[1]，至于肘膝为剧。

《葛氏》水毒中人，一名中溪，一名中洒（东人呼为蘸骇切），一名水病，似射工而无物。其咏法：

初得之恶寒，头微痛，目注[2]疼，心中烦懊，四肢振淅[3]，骨[4]节皆强，筋急[5]，但欲睡，旦醒暮剧。手逆冷[6]，三[7]日则复[8]生虫，食下疮[9]，不痛不痒，不冷人觉[10]，视之乃知。不即疗，过六七日，下部脓溃，虫[11]食五脏，热极烦毒，注下不禁。八九日[12]，良医不能疗。觉得[13]，急当深视下部。若有疮，正赤如截肉者，为阳毒，最急。若疮如虿鱼齿者，为阴毒，犹小缓。要皆杀人，不过二十日。欲知是中水毒，当作数升[14]汤，以小蒜五寸[15]，咬咀，投汤中，莫令大热，热即无力，捩去渣，适寒温以浴。若身体发赤斑文者，又无异证[16]，当以他病疗之也。

病中水毒方：

取梅若桃叶，捣，绞汁三升许，以少水解为[17]饮之。姚云：小儿不能饮，以渣傅乳头与之。

又方：常思草，捣绞，饮汁一二升，并以绵染寸中[18]，以道下部，日三过，即差。

又方：捣蓝青汁，以少水和涂之，头面身体，令匝。

又方：取梨叶[19]一把，熟捣，以酒一杯和绞，服之，不过三。

又方：取蛇莓[20]草根，捣作末，服之。并以道下部，亦可饮汁一二升。夏月常行，欲入水浴，先以少末投水中流，更无所畏。又辟射工，家中虽以器贮水浴，亦宜少末投水中，大佳。

今东闲诸山县，无不病溪毒。春月皆得，亦如伤寒，呼为溪温，未必是射工辈。亦尽患疮痢，但寒热烦疼不解，便致死耳。方家用药与伤寒温疾相似，令施其单法。

五加根，烧末，酒若浆水饮之。荆叶汁，佳。千金不传，秘之。

又方：密取蓼，捣汁，饮一二合[21]，又以涂身令周匝。

取牛膝茎[22]一把，水、酒共一杯[23]，渍。绞取汁饮之，日三。雄牛膝，茎紫色者是也。

190

若下部生疮，已决洞者：

秫米一升，盐五升，水一石，煮作糜，坐中，即差。

又方：桃皮、叶，熟捣，水渍令浓，去渣，着盆中坐渍之，有虫出。

又方：皂荚，烧，末，绵裹道之，亦佳。

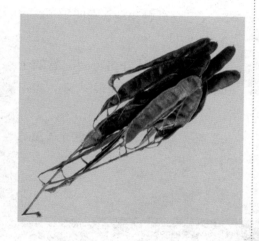

又，服牡丹方寸匕，日三服。

【注释】

1. 浅：据下句，似当作"为浅"。

2. 注：《外台秘要》卷四十《溪毒方》作"眶"。《医心方》卷十八《治水毒方》作"匡"，同"眶"。

3. 浙：《外台秘要》卷四十《溪毒方》、《医心方》卷十八《治水毒方》并作"㵼"。

4. 骨：《外台秘要》卷四十《溪毒方》、《医心方》卷十八《治水毒方》此上并有"腰背"二字。

5. 急：《外台秘要》卷四十《溪毒方》、《医心方》此下并有"两膝痛，或翕翕而热"（《医心方》无"而"字）。

6. 手逆冷：《外台秘要》卷四十《溪毒方》、《医心方》卷十八《治水毒方》并作"手足（指）逆冷至肘膝"（《医心方》"足"下多"指"字）。

7. 三：《外台秘要》卷四十《溪毒方》、《医心方》卷十八《治水毒方》并作"二三"。

8. 复：《外台秘要》卷四十《溪毒方》作"腹"，《医心方》卷十八《治水毒方》作"腹中"。

9. 食下疮：《外台秘要》卷四十《溪毒方》作"食人下部，肛中有疮"，《医心方》卷十八《治水毒方》作"食下部，肛中有创"。

10. 不冷人觉：《外台秘要》卷四十《溪毒方》作"不令人觉"，《医心方》卷十八《治水毒方》作"令人不觉"。

11. 虫：《外台秘要》卷四十《溪毒方》作"上"，《医心方》卷十八《治水毒方》作"虫上"。

12. 八九日：《外台秘要》卷四十《溪毒方》同，《医心方》卷十八《治水毒方》作"八九日死"。

13. 觉得：《外台秘要》卷四十《溪

毒方》、《医心方》卷十八《治水毒
方》并作"觉得之"。

14. 升：《外台秘要》卷四十《溪
毒方》、《医心方》卷十八《治水毒
方》并作"斗"。

15. 寸：《外台秘要》卷四十《溪
毒方》、《医心方》卷十八《治水毒
方》并作"升"。

16. 若身……异证：《外台秘要》
卷四十《溪毒方》作："若身体发赤
斑文者是也，其无者非也。"

17. 为：《外台秘要》卷四十《溪毒
方》此下有"二服或干以水绞取汁
极佳"。

18. 寸中：《外台秘要》卷四十《溪
毒方》作"裹"，《医心方》卷十八
《治水毒方》作"汁"一字。

19. 梨叶：《外台秘要》卷四十《溪
毒方》、《医心方》卷十八《治水毒
方》并作"蓼"。

20. 莓：同"莓"。

21. 合：《外台秘要》卷四十《溪毒
方》作"升"。

22. 牛膝茎：《外台秘要》卷四十
《溪毒方》作"雄牛膝根"，有"雄"
字，与下文合。

23. 杯：《外台秘要》卷四十《溪毒
方》作"升"。

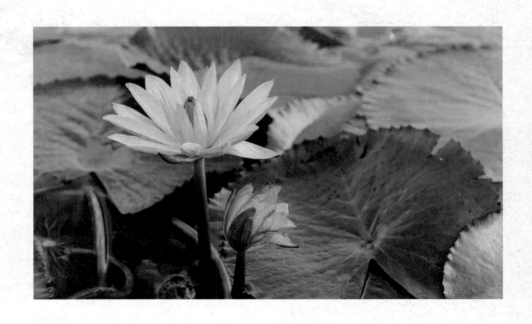

# 治卒中射工水弩毒方

江南有射工毒虫，一名短狐，一名蜮，常在山间水中，人行及水浴，此虫口中横骨[1]角弩，唧以[2]射人形影则病，其诊法：

初得或如伤寒，或似中恶，或口不能语[3]，或恶寒热[4]，四肢拘急，旦可暮剧。困者三日，齿间血出，不疗即死。其中人有四种，初觉则遍身体视之。其一种正黑如墨子[5]，而绕四边□□□[6]犯之如刺状。其一种作疮，疮久即穿陷。一种突起如石□□□[7]。其一种如火灼人肉，燆[8]起作疮。此种最急，并皆杀人。居□□□[9]地，天大雨，或逐人行潦[10]流入人家而射人。又当养鹅鸭[11]，□□□食人[12]行将纯白鹅以辟之。白鸭亦善。带好生犀角，佳也。

若见身中有此四种疮处，便急疗之。

急周绕遍，去此疮边一寸，辄灸一处百壮，疮[13]亦百壮，则[14]。

又方：赤苋茎、叶，捣，绞取汁，饮之，以渣傅之。姚云：服七合，日四五服。

又方：葫蒜，令傅以揭疮上，灸蒜上千壮，差。

又方：白鸡矢白者二枚，以小饧和调，以涂疮上。

又方：鼠妇虫、豉各七合，巴豆三枚（去心）。合猪脂，但以此药涂之。

又方：取水上浮走豉母虫一枚，置口中，便差。云：此虫正黑如大豆，浮水上相游者。

又方：取皂荚一梃，尺二者，槌碎，苦酒一升，煎如饴，去渣，傅之痛处，差。

又方：马齿苋，捣，饮汁一升，渣傅疮上，日四五遍，则良验。

又方：升麻、乌翣[15]各二两，水三升，煮取一升，尽服之。渣傅疮上，不差，更作。姚同，更加犀角二两。

云：此虫含沙射人影便病，欲渡水，先以石投之。口边角弩发矢，言口息两角能屈伸，冬月则蛰[16]。有一长角横在口前，弩檐[17]临其角端，曲如上弩，以气为矢，用水势以射人。人中之，便不能语，余状如葛氏所说。

【注释】

1. 横骨：《外台秘要》卷四十《射工毒方》作"有横骨状如"五字。

2. 唧以：《外台秘要》卷四十《射工毒方》作"即以气"三字。

3. 语：《外台秘要》卷四十《射工毒方》此下有"或身体苦强"一句。

4. 热：《外台秘要》卷四十《射工毒方》作"壮热"。

5. 正黑如墨子：《外台秘要》卷四十《射工毒方》作"正如黑子"。

6. 绕四边□□□：《外台秘要》卷四十《射工毒方》作"皮绕四边突赤以衣被"九字。原脱三字，人民卫生出版社校勘记补为"者人或"。

7. 石□□□：《外台秘要》卷四十《射工毒方》作"石痈状"三字。原脱三字，人民卫生出版社校勘记补"之有棱"。

8. 熛（biāo）：迅猛而起。《外台秘要》卷四十《射工毒方》无此字。

9. □□□：《外台秘要》卷四十《射工毒方》作"此毒之"。人民卫生出版社校勘记补"溪旁湿"。

10. 行潦：下雨时路上的积水或流水。

11. 鹅鸭：《外台秘要》卷四十《射工毒方》作"鹅"。

12. □□□食人：《外台秘要》卷

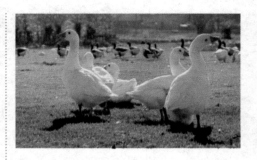

四十《射工毒方》作"鹅见即食之"。原脱三字，人民卫生出版社校勘记补"亦可以"。

13. 疮：《外台秘要》卷四十《射工毒方》作"疮上"。

14. 则：四库本作"则愈"，《外台秘要》卷四十《射工毒方》作"大良"。

15. 乌翣（shà）：射干的别称。

16. 冬月则蛰：此四字原单独成行，其前后句或原非连续。《外台秘要》卷四十《射工毒方》相似语作："冬月并在土中蛰，其上雪不凝，气蒸休休。然人有识处掘而取带之，溪边行亦往往得此。若中毒，仍为屑与服。夏月在水中则不可见。"

17. 檐：四库本作"担"。

# 治卒中沙虱毒方

山水间多有沙虱，甚细，略不可见，人入水浴，及以水澡浴，此虫在水中着人身，及阴天雨[1]行草中亦着人，便钻入皮裹。其诊法：

初得之，皮上正赤，如小豆、黍米、粟粒，以手摩赤上，痛如刺。三日之后，令百节强[2]，疼痛寒热，赤上发疮。此虫渐入至骨，则杀人。自有山涧浴毕，当以布拭身数遍，以故帛拭之一度，乃傅粉之也。

又，疗沙虱毒方：

以大蒜十片，着热灰中，温之令热。断蒜，及热拄疮上，尽十片，复以艾灸疮上，七壮则良。

又方：斑蝥二枚，熬一枚，末，服之；烧一枚，令绝烟，末，以傅疮上，即差。又，以射罔傅之，佳。

又方：生麝香、大蒜，合捣，以羊脂和，着小筒子中，带之行。今东间水无不有此。浴竟中[3]拭，㵸㵸[4]如芒毛针刺，熟看，见则以竹叶抄挑去之。

比见岭南人，初有此者，即以茅叶茗茗[5]刮去，及小伤皮则为佳，仍数涂苦苣菜汁，佳。

已深者，针挑取虫子，正如疥虫，着爪[6]上映光方见行动也。若挑得[7]，便就上灸三四壮，则虫死病除。

若觉犹㵸㵸，见[8]是其已太深，便应依土俗作方术拂出，乃用诸汤药以浴，皆一二升出[9]都尽乃止。亦依此方并杂□□[10]溪毒及射工法急救，七日中宜差。不尔，则仍有飞虫□□□[11]，啖人心脏，便死，慎不可轻。

【注释】

1. 阴天雨：《诸病源候论》卷二十五《沙虱候》、《外台秘要》卷四十《沙虱毒方》并作"阴雨日"。

2. 强（jiàng）：不柔和，僵硬。

3. 中：《诸病源候论》卷二十五《沙虱候》、《外台秘要》卷四十《沙虱毒方》并作"巾"，当据改。

4. 㵸（yè）㵸："淫淫"的音转，形容游走性痛痒。

5. 茗茗：《外台秘要》卷四十《沙虱毒方》无此二字。

6. 爪：指甲。

7. 挑得：《外台秘要》卷四十《沙虱毒方》作"挑不得"。

8. 见：《外台秘要》卷四十《沙虱毒方》无"见"宁。

9. 皆一二升出：《外台秘要》卷四十《沙虱毒方》作"皆得一二升沙出，沙出"。

10. □□：人民卫生出版社校勘记补"治中"二字，《外台秘要》卷四十《沙虱毒方》作"用前中"三字。

11. 则仍有飞虫□□□：《外台秘要》卷四十《沙虱毒方》作"则仍变为溪毒"，无以下文字。所脱三字，人民卫生出版社校勘记补"在身中"。

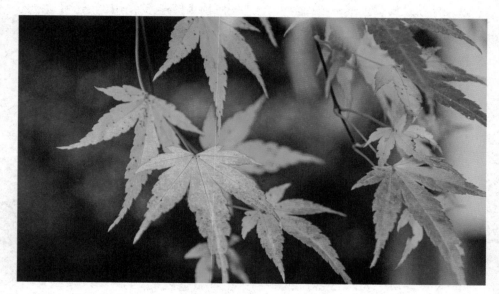

# 治卒服药过剂烦闷方

服药过剂烦闷，及中毒多烦闷欲死。

方：刮东壁土少少，以水一二升和，饮之，良。

又方：于屋溜下作坎，方二尺，深三尺，以水七升，灌坎中，以物扬之，令沫出，取一升饮之。未解更作。

又方：捣蓝[1]，取汁服数升。无蓝，只洗青绢，取汁饮，亦得。

服药失度[2]，心中苦烦。

方：饮生葛根汁，大良。无生者，干葛为末，水服五合，亦可煮服之。

又方：吞鸡子黄数枚，即愈。不差，更作。

服石药过剂者：

白鸭屎，末，和水调服之，差。

又方：大黄三两，芒硝二两，生地黄汁五升。煮取三升，分三服，得下便愈。

若卒服药，吐不止者：

饮新汲水一升，即止。

若药中有巴豆，下痢不止，方：

末干姜、黄连，服方寸匕，差。

又方：煮豆汁一升，服之，差。

附方

《外台秘要》治服药过剂，及中毒烦闷欲死。

烧犀角，末，水服方寸匕。

【注释】

1. 蓝：指蓝草。蓼科一年生草本植物。

2. 失度：超过限定药量。与上下文"过剂"义同。

# 治卒中诸药毒救解方

治食野葛已死方：

以物开口，取鸡子三枚，和以吞之，须臾吐野葛出。

又方：温猪脂一升，饮之。

又方：取生鸭就口断鸭头，以血沥口中，入咽则活。若口不可开者，取大竹筒洞节[1]，以头注其胁[2]，取冷水竹[3]筒中。数易水，须臾口开，则可得下药。若人多者，两胁及脐中各与筒，甚佳。

又方：多饮甘草汁，佳。

姚方：中诸毒药，及野葛已死方：

新小便，和人屎，绞取汁一升，顿服，入腹即活。解诸毒，无过此汁。

中酖[4]毒已死者：

粉三合，水三升，和饮之。口噤，以竹管强开，灌之。

中射罔毒：

蓝汁、大豆、猪犬血，并解之。

中狼毒：

以蓝汁解之。

中狼葵毒：

以葵根汁解之。

中藜芦毒：

以雄黄、葱汁，并可解之。

中踯躅毒：

以栀子汁解之。

中巴豆毒：

黄连、小豆、藿汁、大豆汁，并可解之。

中雄黄毒：

以防己汁解之。

中蜀椒毒、中蜈蚣毒：

二毒，桑汁煮桑根汁，并解之。

中矾石[5]毒：

以大豆汁解之。

中芫花毒：

以防风、甘草、桂，并解之。

中半夏毒：

以生姜汁、干姜，并解之。

中附子、乌头毒：

大豆汁、远志汁，并可解之。

中杏仁毒：

以蓝子汁解之。

食金已死者：

取鸡屎半升，水淋得一升，饮之，日三服。

又方：吞水银二两，即裹金出，少者一两亦足。

姚云：一服一两，三度服之。扶坐与之，令入腹，即活。

又方：鸭血及鸡子，亦解之。

取一种，而兼解众毒。

取甘草，㕮咀，浓煮，多饮其汁，并多食葱中涕，并佳。

又方：煮大豆，令湧<sup>[6]</sup>，多饮其汁。无大豆，豉亦佳。

又方：蓝青蓝子，亦通解诸毒，常预蓄之。

又方：煮荠苨，令浓，饮一二升，秘方。卒无可<sup>[7]</sup>煮，嚼食之，亦可作散服之。此药在诸药中，诸药则皆验。

又方<sup>[8]</sup>：凡煮此药汁解毒者，不可热饮之，诸毒得热更甚，宜使小冷，为良。

带<sup>[9]</sup>辩刺史云：岭南俚人毒，皆因食得之。多不即觉，渐不能食，或更心中渐胀，并背急闷，先寒似瘴。微觉，即急取一片白银含之，一宿银变色，即是药也。银青是蓝药，银黄赤是菌<sup>[10]</sup>药。久久者，入眼，眼或青，或黄赤，青是蓝药，黄赤是菌药。俚人有解疗者，畏人得知，在外预<sup>[11]</sup>，言三百<sup>[12]</sup>牛药，或云三百两银药。余久任<sup>[13]</sup>，以<sup>[14]</sup>首领亲狎，知其药，常用。俚人不识本草，乃妄言之，其方并如后也。

初得俚人毒药，且令定。

方：生姜四两，甘草三两（炙，切）。以水六升，煮取二升。旦服三服，服讫，然后宽<sup>[15]</sup>药疗之。

疗方：

常山四两（切），白盐四钱，以水一斗，渍一宿，以月尽日渍。月一日五更，以土釜煮，勿令奴婢、鸡犬见，煮取二升，旦分再服，服了，少时即吐，以铜器贮取。若青色，以杖举，五尺不断者，即药未尽，二日后更一剂。席辩曾饮酒得药，月余始觉，首领梁坟将土常山与为<sup>[16]</sup>，呼为一百<sup>[17]</sup>头牛药，服之即差。差后二十日，慎毒食，唯有煮饭食之。前后得差，凡九人。

又方：黄藤十两（岭南皆有），切，以水一斗，煮取二升，分三服，服讫，毒药内消。若防己，俚人药<sup>[18]</sup>常服此藤，纵得，自然不发。席云：常服之，利小便，亦疗数人。

又方：都淋藤十两，岭南皆有，土人悉知，俚人呼为三百两银。其叶<sup>[19]</sup>细长，有<sup>[20]</sup>三尺微藤，生切，以水一斗，和酒二升，煮取三升<sup>[21]</sup>分三服，服讫，毒药并逐小便出，十日慎毒食。不差，更服之，即愈。

又方：干蓝实四两，白花藤四两（出襦州者上，不得取野葛同生者）。切，以水七升，酒一升，煮取半，空腹顿服之，少闷勿恠<sup>[22]</sup>。单干蓝捣末，顿服之，亦差。

又，疗腹内诸毒。

都淋藤二两（长三寸），并[23]细锉，酒三升，合安罂中，密封。以糠火烧[24]四边，烧令三沸，待冷出，温服。常令有酒色，亦无所忌，大效。

若不获已[25]，食[26]偬人食者：

先取甘草一寸，炙之后，熟嚼吞之。若食着毒药即吐，便是得药。依前法疗之。席辩云：常囊贮甘草十片以自防。

**附方**

《胜金方》治一切毒。

以胆子矾，为末，用糯米糊丸，如鸡头实大，以朱砂衣。常以朱砂养之，冷水化一丸，服，立差。

《经验方》解药毒上攻，如圣散。

露蜂房、甘草等分，用麸炒令黄色，去麸，为末，水二碗，煎至八分一碗，令温。临卧顿服，明日取下恶物。

《外台秘要》治诸药石后，或热噤多向冷地卧，又不得食诸热面酒等。

方：五加皮二两，以水四升，煮取二升半，候石发之时，便服。未定，更服。

《孙思邈论》云：有人中乌头、巴豆毒。

甘草入腹即定方，称大豆解百药毒，尝试之，不效，乃加甘草，为甘豆汤，其效更速。

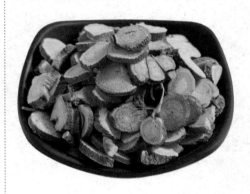

《梅师方》，蜀椒闭口者有毒，误食之，便气欲绝，或下白沫，身体冷。急煎桂汁服之，多饮冷水一二升。忽食饮吐浆，煎浓豉汁服之。

《圣惠方》治硫黄忽发气闷：

用羊血，服一合，效。

又方：治射罔在诸肉中有毒，及漏脯毒。

用贝子末，水调半钱，服，效。或食面肿毒，亦同用。

《初虞世方》治药毒秘效。

巴豆（去皮，不出油）、马牙硝等分，合研成膏，冷水化一弹子许，服，差。

【注释】

1.洞节：谓贯通竹节，使之成通筒。

2.胁：《外台秘要》卷三十一《解诸药草中毒方》作"胸胁"。

3. 竹：《外台秘要》卷三十一《解诸药草中毒方》作"注"。

4. 酖（dān）：同"耽"。

5. 矾石：敦煌本《本草经集注》、《证类本草》卷二、《备急千金要方》卷二十四《解百药毒》并作"誉石"。

6. 湧：似当作"沸"。

7. 无可：《外台秘要》卷三十一《解诸药草中毒方》作"不及"。

8. 又方：二字疑衍。

9. 带：四库本作"席"。

10. 菌（hùn）：毒草名。《外台秘要》卷三十一《解饮食相害成病百件》同作"菌"。

11. 预：《外台秘要》卷三十一《解饮食相害成病百件》作"预合"。

12. 三百：参下段，似当作"三百头"。《外台秘要》卷三十一《解饮食相害成病百件》正作"三百头"。

13. 久任：《外台秘要》卷三十一《解饮食相害成病百件》作"住久"。

14. 以：《外台秘要》卷三十一《解饮食相害成病百件》作"与"。

15. 覔："觅"的俗字。

16. 为：四库本作"治"。

17. 一百：参上段，似当作"三百"。

18. 药：此字似衍。

19. 其叶：《外台秘要》卷三十一《解饮食相害成病百件》作"药其"。

20. 有：《外台秘要》卷三十一《解饮食相害成病百件》此下有"高"字。

21. 以水……三升：《外台秘要》卷三十一《解饮食相害成病百件》作"以水一升，和酒二升，煮取二升"。

22. 悋："怪"的异体字。

23. 并：《外台秘要》卷三十一《解饮食相害成病百件》此上有"黄藤（二虎口）"，与此"并"字义合。

24. 烧：疑当作"绕"。《外台秘要》卷三十一《解饮食相害成病百件》引作"围"。

25. 不获已：不得已。

26. 食：《外台秘要》卷三十一《解饮食相害成病百件》作"欲食"。

## 治食中诸毒方

蜀椒闭口者有毒，戟人咽，气[1]便欲绝，又令人吐白沫。

多饮桂汁若冷水一二升，及多食大蒜，即便愈。慎不可饮热，杀人，比见在[2]中椒毒，含蒜及茅苣，差。

钩吻叶与芥相似，误食之杀人。

方：茅苣八两，水六升，煮取三升，服五合，日五服。又云：此非钩吻。

食诸菜中毒，发狂烦闷，吐下欲死。

方：取鸡屎[3]烧末，服方寸匕。不解，更服。又，煮葛根，饮汁。

莨菪毒：

煮甘草汁，捣蓝汁饮，并良。

苦瓠毒：

煮黍穰令浓，饮汁数升，佳。

食马肝中毒：

取牡鼠屎二七枚（两头尖者是），水和饮之。未解者，更作。

食六畜鸟兽[4]：

幞[5]头垢一钱匕。《小品》云：起死人。

又，饮豉汁数升，良。

凡物肝脏自不可轻啖，自死者，弥勿食之。

生食肝中毒：

捣附子末，服一刀圭，日三服。

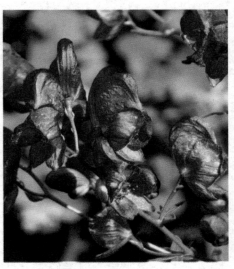

肉有箭毒：

以蓝汁、大豆，解射罔毒。

食郁肉（谓在蜜器中经宿者）及漏脯（茅屋汁沾脯为漏脯），此前并有毒。

烧人屎，末，酒服方寸匕。

又方：捣薤汁，服二三升，各连取，以少水和之。

食黍米中藏脯中毒，方：

此是郁脯，煮大豆一沸，饮汁数升，即解。兼解诸肉，漏毒。

食自死六畜诸肉中毒，方：

黄柏，末，服方寸匕。未解者，数服。

202

六畜自死，皆是遭疫。有毒，食之洞下，亦致坚积，并宜以痢丸下之。

食鱼中毒：

浓煮橘皮，饮汁。《小品》云：冬瓜汁最验。

食猪肉过冷不消，必成虫瘕，下之。

方：大黄、朴硝各一两（芒硝亦佳），煮取一升，尽服之。若不消，并皮研杏子汤三升，和，三服。吐出，神验。

食牛肉[6]中毒：

煮甘草，饮汁一二升。

食马肉，洞下欲死者：

豉二百粒，杏子二十枚，哎咀，蒸之五升饭下，熟，合捣之，再朝服[7]，令尽。

此牛马，皆谓病死者耳。

食鲈鱼肝，及鯸鮧鱼中毒。

锉芦根，煮汁，饮一二升，良。

解毒，浓煮香苏，饮汁一升。

饮食不知是何毒：

依前，甘草、荠苨通疗此毒，皆可以救之。

食菹[8]菜蛞[9]吞水蛭，蛭啖脏血，肠痛，渐黄瘦者：

饮牛羊热血一二升许，经一宿，便暖。猪脂一升，饮之，便下蛭。

食菌遇毒死方：

绞人屎汁，饮一升，即活。

服诸吐痢[10]丸，亦佳。

又，掘地作土浆，服二三升，则良。

误食野芋，欲死。

疗同菌法：

凡种芋三年不取，亦成野芋，即杀人也。

附方

《梅师方》治饮食中毒，鱼肉菜等：

苦参三两，以苦酒一升，煎三五沸，去渣服之，吐出，即愈。

或取煮犀角汁一升，亦佳。

又方：治食狗肉不消，心下坚，或腹胀，口干，发热，妄语，责芦根饮之。

又方：杏仁一升（去皮），水二升，煎沸，去渣取汁，为三服，下肉为度。

《金匮方》治食蟹中毒：

紫苏煮汁，饮之三升。以子汁饮之，亦治。凡蟹未经霜，多毒。

又，《圣惠方》以生藕汁，或煮干蒜汁，或冬瓜汁，并佳。

又方：治雉肉作臛[11]食之，吐下。

用生犀角，末，方寸匕，新汲水调下，即差。

唐崔魏公云铉[12]夜暴亡，有梁

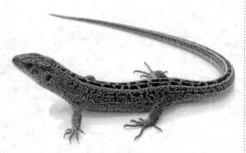

新闻之，乃诊[13]之曰：食毒。仆曰：常好食竹鸡[14]。多食半夏苗，必是半夏毒。命生姜擂汁，折齿而灌之，活。

《金匮方》：春秋二时，龙带精入芹菜中，人遇[15]食之为病。发时手青肚满，痛不可忍，作蛟龙病。服硬糖三二升，日二度，吐出如蜥蜴三二个，便差。

《明皇杂录》云：有黄门奉使交广回，周顾谓曰：此人腹中有蛟龙。上惊，问黄门曰：卿有疾否？曰：臣驰马大庾岭，时当大热，困且渴，遂饮水。觉腹中坚痞如极。周遂以硝石及雄黄煮服之，立吐一物，长数寸，大如指，视之鳞甲具，投之水中，俄顷长数尺。复以苦酒沃之，如故，以器覆之，明日已生一龙矣。上甚讶之。

【注释】

1. 气：《外台秘要》卷三十一《食椒菜瓠中毒方》作"使不得出气"。

2. 在：疑当作"有"。

3. 屎：《外台秘要》卷三十一《食椒菜瓠中毒方》作"毛"。

4. 六畜鸟兽：据上下文，似当作"六畜鸟兽肝"。《外台秘要》卷三十一《解饮食相害成病百件》正有"肝"字。

5. 幞：古代男子所用的头巾。

6. 牛肉：《证类本草·甘草》引《百一》作"牛羊肉"。

7. 再朝服："朝"字疑衍。《金匮要略》卷二十四《禽兽鱼虫禁忌并治》此处作："杵之服，日再服。"

8. 葅：同"菹（zū）"。酸菜，腌菜。

9. 蜈：四库本、道藏本作"误"，义长。

10. 痢：同"利"，下利。

11. 臛（huò）：肉羹。

12. 云铉：《证类本草·生姜》无"云"字，是。"铉"是崔魏公之名。又，本条所载之事本于宋代孙光宪《北梦琐言》，据该书所载，食竹鸡中毒者乃崔魏公江陵别官舶居之富商，本书引用者增"云"字或指崔氏所传，但当易作"铉云"。

13. 诊："诊"的俗字。

14. 竹鸡：四库本、道藏本重"竹鸡"二字，属下。

15. 遇：《金匮要略》卷二十四《果实菜谷禁忌并治》作"偶"。

杂鸟兽他物诸忌法：

白羊[1]，不可杂雄鸡。

羊肝，不可合乌梅及椒食。

猪肉，不可杂羊肝。

牛肠，不可合犬肉。

雄鸡肉，不可合生葱菜[2]。

鸡鸭肉[3]，不可合蒜及李子、鳖肉等。

生肝投地，尘芥不着者，不可食[4]。

暴脯，不肯燥，及火炙不动，并见水而动，并勿食。

鸟兽自死，口不开者，不可食。

水中鱼物诸忌：

鱼头，有正白连诸[5]脊上，不可食。

鱼，无肠胆及头无鰓[6]，勿食。

鱼，不合乌鸡肉食。

生鱼目赤，不可作脍。

鱼[7]，勿合小豆藿。

青鱼鮓，不可合生胡荽。

鳖目凹者，不可食。

鳖肉，不可合鸡鸭子，及赤苋菜食之。

妊娠者，不可食鳠鱼[8]。

杂果菜诸忌：

李子，不可合鸡子，及临水食之。

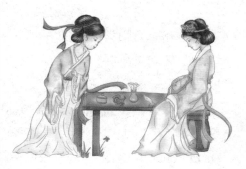

五月五日，不可食生菜。

病人，不可食生胡芥菜[9]。

妊娠，勿食桑椹，并鸭子、巴豆、藿羹、半夏、菖蒲、羊肉、细辛。

桔梗忌菜，甘草忌菘菜，牡丹忌胡荽，常山忌葱，黄连、桔梗忌猪肉，茯苓忌大醋，天门冬忌鲤鱼[10]。

附方

《食医心镜》，黄帝云：食甜瓜竟食盐，成霍乱。

《孙真人食忌》苍耳合猪肉食，害人。

又云：九月勿食被霜瓜。食之，令人成反胃病。

【注释】

1. 白羊：《外台秘要》卷三十一《解饮食相害成病百件》作"白羊肉"，义胜。

2. 菜：《外台秘要》卷三十一《解

饮食相害成病百件》作"芥菜"。

3.鸡鸭肉：《外台秘要》卷三十一《解饮食相害成病百件》作"鸡鸭子"。

4.生肝……可食：《外台秘要》卷三十一《解饮食相害成病百件》作："雀肉，不可杂牛肝，落地尘不着不可食。"

5.诸：《外台秘要》卷三十《解饮食相害成病百仆》作"珠至"二字。

6.魫（shěn）：鱼脑骨。《外台秘要》卷三十一《解饮食相害成病百件》作"鳃"。

7.鱼：《外台秘要》卷三十一《解饮食相害成病百件》作"青鱼"。

8.鲙鱼：《外台秘要》卷三十一《解饮食相害成病百件》作"鳖及鱼鲙"，义胜。

9.生胡芥菜：《外台秘要》卷三十一《解饮食相害成病百件》作"胡荽芹菜及青花黄花菜"。

10.桔梗……鲤鱼：《外台秘要》卷三十四有类似条文，属《许仁则产后方》，内容为："诸方有白术忌桃李，细辛忌生葱，甘草忌菘菜、海藻，枸杞忌狗肉、附子，黄连忌诸肉，桂心忌生葱。"

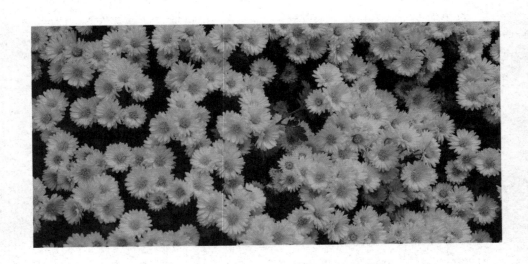

# 治卒饮酒大醉诸病方

大醉恐腹肠烂：

作汤于大器中，以渍之，冷复易。

大醉，不可安卧，常令摇动转侧。

又，当风席地，及水洗，饮水，最忌于交接也。

饮醉头痛，方：

刮生竹皮五两，水八升，煮取五升，去渣。然后合纳鸡子五枚，搅调，更煮再沸，二三升，服尽。

饮后下痢不止：

煮龙骨，饮之。亦可末服。

连月饮酒，喉咽烂，舌上生疮：

捣大麻子一升，末黄柏二两，以蜜为丸，服之。

饮酒积热，遂发黄方：

鸡子七枚，若酒[1]渍之，封密器中，纳井底二宿，当取，各吞二枚，枚渐尽愈[2]。

大醉酒，连日烦毒不堪，方：

蔓青菜，并少米熟煮，去渣，冷之便饮，则良[3]。

又方：生葛根汁一二升，干葛煮饮，亦得。

欲使难醉，醉则不损人。

方：捣柏子仁、麻子仁各二合，一服之，乃以饮酒多二倍。

又方：葛花并小豆花子，末为散，服三二匕。又，时进葛根饮、枇杷叶饮，并以杂者干蒲、麻子等，皆使饮，而不病人。胡麻亦杀酒。先食盐一匕，后则饮酒，亦倍。

**附方**

《外台秘要》治酒醉不醒：

九月九日真菊花，末，饮服方寸匕。

又方：断酒。

用驴驹衣烧灰，酒服之。

又方：鸬鹚粪灰，水服方寸匕。

《圣惠方》治酒毒，或醉昏闷烦渴，要易醒方：

取柑皮二两，焙干，为末，以三钱匕，水一中盏，煎三五沸，入盐，如茶法服，妙。

又方：治酒醉不醒。

用菘菜子二合，细研，井花水一盏，调为二服。

《千金方》断酒法：

以酒七升着瓶中，朱砂半两（细研）着酒中。紧闭塞瓶口，安猪圈中，任猪摇动，经七日，顿饮之。

又方：正月一日，酒五升，淋碓[4]头杵下，取饮。

上篇　急症先驱葛洪奇方妙治

又方：治酒病。

　　豉、葱白各半升，水二升，煮取一升，顿服。

【注释】

　　1. 若酒：当作"苦酒"，即醋。

　　2. 枚渐尽愈：四库本作"枚尽渐愈"，《外台秘要》卷三十一《饮酒积热方》作"渐至尽验"。

　　3. 便饮，则良：《外台秘要》卷三十一《饮酒连日醉不醒方》引作："内鸡子三枚或七枚，调匀，饮之二三升。无鸡子，亦可单饮之。"

　　4. 碓（duì）：古代舂米时在石臼中锤击稻料去掉稻壳的锤杵。

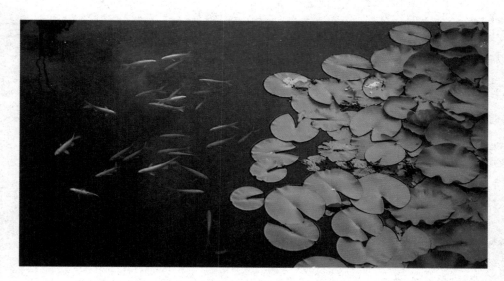

裴氏五毒神膏,疗中恶暴百病,方:

雄黄、朱砂、当归、椒各二两,乌头一升。以苦酒渍一宿。猪脂五斤,东面陈芦煎,五上五下,绞去渣。内雄黄、朱砂末,搅令相得,毕。诸卒百病,温酒服如枣核一枚,不差,更服,得下即除。四肢有病,可摩。痈肿诸病疮,皆摩傅之。夜行及病冒雾露,皆以涂人身中,佳。

《效方》[1]并疗时行温疫,诸毒气,毒恶核,金疮等。

苍梧道士陈元膏疗百病。

方:当归、天雄、乌头各三两,细辛、芎䓖、朱砂各二两,干姜、附子、雄黄各二两半,桂心、白芷各一两,松脂八两,生地黄二斤(捣绞取汁)。十三物[2],别捣雄黄、朱砂为末,余㕮咀,以醇苦酒三升,合地黄渍药一宿,取猪脂八斤,微火煎十五沸。白芷黄为度,绞去渣。内雄黄、朱砂末,搅令调和,密器贮之。腹内病,皆对火摩病上,日两三度,从十日乃至二十日,取病出差止。四肢肥肉、风瘤,亦可酒温服之,如杏子大一枚。

主心腹积聚,四肢痹躄,举体风残,百病效方:

野葛三两,附子十五枚重九两,椒三升,杏仁、巴豆(去心、皮)、芎䓖(切)各一升,甘草、细辛各一两,雄黄二两。十物,苦酒渍周时[3],猪脂六斤,微煎三上三下。完附子一枚,视黄为度,绞去渣。乃内雄黄,搅使稠和,密器贮之。百病皆摩傅上,唯不得入眼。若服之,可如枣大,内一合热酒中,须臾后,拔白发,以傅处,即生乌。诸疮毒风肿及马鞍疮等,洗即差,牛领亦然。

莽草膏,疗诸贼风,肿痹,风入五脏恍惚。

方:莽草一斤,乌头、附子、踯躅各三两。四物,切,以水苦[4]酒一升,渍一宿。猪脂四斤,煎三上三下,绞去渣。向火以手摩病上三百度,应手即差。耳鼻病,可以绵裹塞之。疗诸疥癣、杂疮。

《隐居效验方》云:并疗手脚挛,不得举动及头恶风,背胁卒痛等。

蛇衔膏,疗痈肿、金疮、瘀血、产后血积、耳目诸病、牛领、马鞍疮。

蛇衔、大黄、附子、当归、芍药、细辛、黄芩、椒、莽草、独活各一两,薤白十四茎。十一物，苦酒淹渍一宿，猪脂三斤，合煎于七星火上。各沸，绞去渣，温酒服如弹丸一枚，日再。病在外，摩傅之。耳以绵裹塞之。目病，如黍米注眦中，其色缃[5]黄，一名缃膏，口人[6]又用龙衔藤一两合煎，名为龙衔膏。

神黄膏，疗诸恶疮，头疮，百杂疮。

方：黄连、黄檗、附子、雄黄、水银、藜芦各一两，胡粉二两。七物，细筛，以腊月猪脂一斤，和药调器中，急密塞口。蒸五斗米下，熟出，内水银，又研，令调，密藏之。有诸疮，先以盐汤洗，乃傅上，无不差者。

《隐居效验方》云：此膏涂疮，一度即瘥，时人为圣。

青龙五生膏，疗天下杂疮。

方：丹砂、雄黄、芎䓖、椒、防己各五分，龙胆、梧桐皮、柏皮、青竹茹、桑白皮、蜂房、猬皮各四两，蛇蜕皮一具。十三物，切，以苦酒浸半月，微火煎少时，乃内腊月猪脂三斤，煎三上三下，去渣，以傅疮上；并服如枣核大，神良。

《隐居效验方》云：主瘤疽、痔、恶疮等。

以前备急诸方，故是要验，此来[7]积用效者，亦次于后云。

扁鹊陷冰[8]丸，疗内[9]胀病，并蛊疰、中恶等，及蜂[10]、百毒气溪毒、射工。

雄黄、真丹砂（别研）、矾石（熬）各一两（将生矾石三两半，烧之），鬼臼一两半，蜈蚣一枚（赤足者，小炙），斑蝥（去翅、足）、龙胆、附子（炮）各七枚，藜芦七分（炙），杏仁四十枚（去尖、皮，熬）。捣筛，蜜和，捣千杵。腹内胀病，中恶邪气，飞尸游走，皆服二丸如小豆。若积聚坚结，服四丸，取痢，泄下虫蛇五色。若虫注[11]病，中恶邪，飞尸游走，皆服二三丸，以二丸摩痛上。若蛇蜂百病[12]，苦[13]中溪毒、射工，其服者，视强弱大小，及病轻重，加减服之。

丹参膏，疗伤寒时行、贼风恶气。在外，即支节麻痛，喉咽痹寒；入腹，则心急胀满，胸胁痞塞。内则服之，外则摩之。并瘫痪不随，风湿痹不仁，偏枯拘屈，口㖞，耳聋，齿痛，头风，痹肿，脑中风动且痛。若[14]痈，结核漏、瘰疬坚肿未溃，傅之取消。及丹疹诸肿无头，欲状[15]骨疽者，摩之令消。及恶结核走身中者，风水游肿，亦摩之。其服者，如枣核大，小儿以意减之，日五服，数用之，悉效。

丹参、蒴藋各三两，莽草叶、踯躅花各一两，秦胶、独活、乌头、川椒、连翘、桑白皮、牛膝各二两。十二[16]物，以苦酒五升，油麻[17]七升，煎令苦酒尽，去渣，用如前法，亦用猪脂同煎之。若是风寒冷毒，可用酒服。若毒热病，但单服。牙齿痛，单服之，仍用绵裹嚼之。此常用猪脂煎药。有小儿耳后瘰子，其坚如骨，已经数月不尽，以帛涂膏贴之。二十日消尽，神效无比。此方出《小品》。

神明白膏，疗百病，中风恶气，头面诸病，青盲，风烂眦鼻，耳聋，寒齿痛[18]，痈肿，疽痔，金疮，癣疥，悉主之：

当归、细辛各三两，吴茱萸、芎藭、蜀椒、术、前胡、白芷各一两，附子三十枚。九物[19]切，煎猪脂十斤。炭火煎一沸，即下，三上三下。白芷黄，膏成，去渣，密贮。看病在内，酒服如弹丸一枚，日三；在外，皆摩傅之。目病，如黍米内两眦中，以目向天风可扇之[20]。疮虫齿，亦得傅之。耳内底着亦疗之[21]。缓风冷者，宜用之。

成膏[22]：

清麻油十三两（菜油亦得），黄丹七两。二物，铁铛文火煎，粗湿柳批篦，搅不停，至色黑，加武火，仍以扇扇之，搅不停，烟断绝尽，看渐稠，膏成。煎须净处，勿令鸡犬见。

齿疮帖[23]，痔疮服之。

药子一物。

方：婆罗门，胡名船疏[24]树子，国人名药[25]，疗病唯须细研，勿令粗。皆取其中仁，去皮用之。

疗诸疾病方：卒得吐泻，霍乱，蛊毒，脐下绞痛，赤痢，心腹胀满，宿食不消，蛇蝥毒入腹，被毒箭入腹，并服二枚。取药子中仁，暖水二合，研碎，服之。疽疮、附骨疽肿、丁疮、痈肿，此四病，量疮肿大小，用药子中仁，暖水碎，和猪胆封上。疖、肿、冷游肿、癣、疥，此五病，用醋研，封上。蛇蝥、恶毛蝎、蜈蚣等螫，沙虱、射工，此六病，用暖水研，赤苋和，封之。妇人难产后，腹中绞痛，及恶露不止，痛中瘀血下，此六病[26]，以一枚，一杯酒，研，温服之。带下、暴下，此二病，以栗汁研，温服之。龋虫食齿，细削，内孔中，立愈。其捣末筛，着疮上，甚主[27]肌肉，此法出支家大医本方。

服盐方，疗暴得热病，头痛目眩，并卒心腹痛，及欲霍乱，痰饮宿食及气满喘息，久下赤白，及积聚吐逆，乏气少力，颜色痿黄，瘴疟，诸风。

其服法：取上好盐，先以大豆许，口中含，勿咽，须臾水当满口，水近齿，更用方寸匕抄盐内口中，与水一时咽。不尔，或令消尽。喉[28]若久病长服者，至二三月，每旦先服，或吐，或安。击[29]卒病，可服三方寸匕，取即吐痢，不吐病痢[30]，更加服。新患疟者，即差。心腹痛及满，得吐下，亦佳。久病，每上以心中热为善，三五日亦[31]服，佳。加服，取吐痢，痢不损人，久服大补。补豚[32]肾气五石，无不差之病。但恨人不服，不能久取。此疗方不一。《小品》云：卒心痛鬼气，宿食不消，霍乱气满中毒，咸作汤，服一二升，刺便吐之，良。

《葛氏》常备药：

大黄、桂心、甘草、干姜、黄连、椒、术、吴茱萸、熟艾、雄黄、犀角、麝香、菖蒲、人参、芍药、附子、巴豆、半夏、麻黄、柴胡、杏仁、葛根、黄芩、乌头、秦胶等，此等药并应各少许。

以前诸药，固以大要，岭南使用。

仍开[33]者，今复疏之。众药并成剂药[34]。自常和合，贮此之备，最先于衣食耳。

常山十四两，蜀漆、石膏一斤，阿胶七两，牡蛎、朱砂、大青各七两，鳖三枚，乌贼鱼骨、马蔺子一大升，蜀升麻十四两，槟榔五十枚，龙骨、赤石脂、羚羊角三枚，橘皮、独活（其不注两数者，各四两），用芒硝一升，良。

成剂药：

金牙散、玉壶黄丸、三物备急药、紫雪、丹参、罔草膏、玉黄丸、度瘴散、木散、理中散、痢药、疗肿药，其有侧注者，随得一种，为佳。

老君神明白散[35]：

术、附子（炮）各二两，乌头（炮）、桔梗二两[36]、细辛一两。捣筛，旦服，五方寸匕。若一家有药，

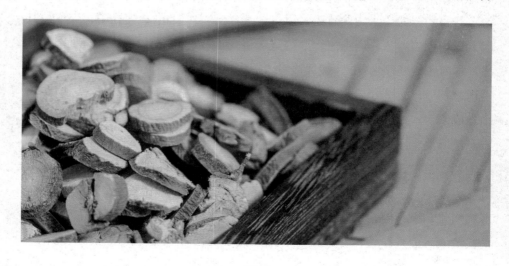

则一里无病，带行者，所遇病气皆削。若他人得病者，温酒服一方寸匕。若已四五日者，以散三匕，水三升，煮三沸，服一升，取汗，即愈。

云常用辟病散[37]：

真珠、桂肉各一分，贝母三分，杏仁二分（熬），鸡子白（熬令黄黑）三分。五物，捣筛，岁旦服方寸匕。若岁中多病，可月月朔望服。

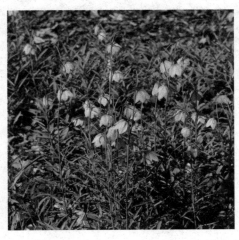

单行方[38]：

南向社中柏，东向枝，取曝干，末，服方寸[39]。姚云：疾疫流行预备之。名为柏枝散，服，神良。《删烦[40]方》云：旦，南行见社中柏，即便收取之。

断温病，令不相染方：

熬豉，新米酒渍，常服之。

《小品》正朝屠苏酒法，令人不病温疫：

大黄五分，川椒五分，水[41]、桂各三分，桔梗四分，乌头一分，菝葜二分。七物，细切，以绢囊贮之。十二月晦日[42]正中时，悬置井中至泥，正晓拜庆前出之。正旦取药置酒中，屠苏饮之，于东向[43]，药置井中，能迎岁，可世无此病。此华佗法，武帝有方验中，从小至大。少随所堪，一人饮，一家无患，饮药三朝（一方有防风一两）。

姚大夫，辟温病粉身方：

芎䓖、白芷、藁本。三物，等分，下筛，内粉中，以涂粉于身，大良。

附方

张仲景三物备急方，司空裴秀为散，用疗心腹诸疾，卒暴百病。

用大黄、干姜、巴豆各一两（须精新好者）。捣筛，蜜和，更捣一千杵，丸如小豆，服三丸，老小斟量之，为散不及丸也。若中恶客忤，心腹胀满，卒痛，如锥刀刺痛，气急口噤，停尸卒死者，以暖水若酒服之。若不下，捧头起，灌令下喉，须臾差。未知，更与三丸。腹当鸣转，即吐下，便愈。若口已噤，亦须折齿灌之，药入喉，即瘥。

崔氏《海上方》云：威灵仙去众风，通十二经脉。此药朝服暮效，疏宣五脏冷脓，宿水变病，微利不泻。

上篇　急症先驱葛洪奇方妙治

人服此，四肢轻健，手足温暖，并得清凉。时商州有人患重不履地，经十年不瘥。忽遇新罗僧，见云：此疾有药可理。遂入山求之。遣服数日，平复后，留此药名而去。此药治丈夫妇人中风不语，手足不随，口眼㖞斜，筋骨节风，胎风，头风，暗风，心风，风狂人。伤寒头痛，鼻清涕，服经二度，伤寒即止。头旋目眩，白癜风，极治大风，皮肤风痒。大毒，热毒，风疮，深治劳疾，连腰骨节风，绕腕风，言语涩滞，痰积。宣通五脏，腹内宿滞，心头痰水，膀胱宿脓，口中涎水，好吃茶渍[44]。手足顽痹，冷热气壅，腰膝疼痛，久立不得，浮气瘴气，憎寒壮热。头痛尤甚，攻耳成脓而聋，又冲眼赤。大小肠秘，服此立通，饮食即进。黄疸，黑疸，面无颜色。瘰疬遍项，产后秘涩，暨[45]腰痛，曾经损坠。心痛，注气，膈气，冷气攻冲。肾脏风壅，腹肚胀满，头面浮肿，住[46]毒脾肺气，痰热，咳嗽，气急，坐卧不安，疥癣等疮。妇人月水不来，动经多日，血气冲心，阴汗盗汗，䶲[47]臭秽甚，气息不堪，勤服威灵仙，更用热汤尽日频洗，朝涂若唾。若治䶲臭，药自涂身上[48]，内外涂之，当得平愈。孩子无辜[49]，令母含药灌之。痔疾秘涩，气痢绞结，

并皆治之。威灵仙一味，洗焙为末，以好酒和，令微湿，入在竹筒内，牢塞口，九蒸[50]九曝。如干，添酒重洒之，以白蜜和为丸，如桐子大，每服二十至三十丸，汤酒下。

《千金方》：当以五月五日午时，附地刈取叶耳叶，洗，曝燥，捣下筛，酒若浆水服方寸匕，日三夜三。散若吐逆，可蜜和为丸，准计一方匕数也。风轻易治者，日再服。若身体有风处，皆作粟肌出，或如麻豆粒，此为风毒出也，可以针刺溃去之，皆黄汁出乃止。五月五日，多取阴干，着大瓮中，稍取用之。此草辟恶，若欲省病省疾[51]者，便服之，令人无所畏。若时气不和，举家服之。若病胃胀满，心闷发热，即服之。并杀三虫，肠痔，能进食。一周年服之，佳。七月七、九月九可采用。

【注释】

1.《效方》：据下文，似指"《隐居效验方》"。

2.十三物：《备急千金要方》卷七第五无附子、雄黄，连同猪肪共十二味。附注谓《胡洽方》有人参、防风、附子、雄黄为十五味(应不包括猪脂)，《肘后》《千金翼》有附子、雄黄、大酢，亦为十五味。药量差异亦较大。

3.周时：指一昼夜。

4. 苦：当作"若"，或也。

5. 緗（xiāng）：浅黄色。

6. □人："人"上缺一字，四库本作"南人"。

7. 此来：似当作"比来"。比来，近来。

8. 氷："冰"的俗字。

9. 内：据下文，当作"腹内"。

10. 蜂：据下文，当作"蛇蜂"。

11. 虫注：据上文，当作"蛊注"。

12. 病：据上文，当作"毒"。

13. 苦：当作"若"，或也。

14. 若：《千金翼方》卷十六《诸膏》作"石"。

15. 欲状：四库本作"状似"。

16. 十二：按以上药物计十一物，疑有脱。《备急千余要方》卷二十二《痈疽》亦有丹参膏,较本方少连翘、桑白皮，多菊花、白及、防己，附注云："《肘后》用防风不用防己。"本方似应行"防风"。

17. 油麻：四库本作"麻油"。

18. 风烂……齿痛：《备急千金要方》卷七《膏》同方作："风目烂皆管肾，耳聋，鼻塞，龋齿，齿根挺痛。"

19. 九物：《备急千金要方》卷七《膏》多桂心，为十物。

20. 以目……扇之：《备急千金要方》卷七《膏》作："以目向风，无风可以扇扇之。"

21. 疮虫……疗之：《备急千金要方》卷七《膏》作："诸疮痔，龋齿，耳鼻百病主之，皆以膏傅。"

22. 成膏：此名似义未足，疑有阙文。

23. 帖：用同"贴"。

24. 船疏：《证类本草·药实根》大观本作"那约"，政和本作"那绽"；《本草纲目·解毒子》引苏恭言旷胡名"那疏"，引葛洪《肘后方》作"那疏"。"船"当作"那"。

25. 药：《证类本草·药实根》引《唐本注》谓"此药子也"，本书疑脱"子"字。

26. 六病：此上病名未足六种，应有阙漏。

27. 主：四库本作"生"。

28. 喉：疑似"唯"之误。

29. 击：四库本作"系"。

30. 不吐病瘌：据上句,"病"字似衍。

31. 亦：用同"一"。

32. 补豚：四库本作"奔豚"，可从。

33. 开：义不可通。旧校作"需"，似当作"阙"。

34. 成剂药：指加工好的成药,如丸、散、膏、丹之类。

35. 老君神明白散：本方已见于前第十五篇，文字小有差异，可参看

上篇 急症先驱葛洪奇方妙治

彼篇。

36. 二两：疑当作"各二两"。

37. 云常用辟病散：本方已见于前第十五篇，文字小有差异，可参看彼篇。云，四库本作"又"。

38. 单行方：本方已见于前第十五篇，文字小有差异。

39. 服方寸：四库本作"服方寸匕"。

40. 烦：据此书名常例，当作"繁"。

41. 水：四库本、道藏本并作"术"。

42. 晦日：农历月末的最后一天。

43. 屠苏……东向：《备急千金要方》卷九《辟温》作："煎数沸，于东向户中饮之。屠苏之饮，先从小起，多少自在。"

44. 渍：《证类本草》作"汁"。

45. 暨：突发。《证类本草》作"槩"，当作"暨"。

46. 住：《证类本草》作"注"，义长。

47. 鸥：同"鸦"。

48. 朝涂……身上：《证类本草》作"朝以苦唾调药涂身上"。

49. 无辜：小儿疳的一种。《诸病源候论》卷四十八《无辜病候》："小儿面黄发直，时壮热，饮食不生肌肤，积经日月，遂致死者，谓之无辜。"大致与今结核病相似。

50. 菜："蒸"的俗字。

51. 省病省疾：谓看望病人。

# 治牛马六畜水谷疫疠诸病方

治马热虫颡黑汗鼻有脓，喉喉有脓[1]，水草不进。

方：黄瓜蒌根、贝母、桔梗、小青[2]、栀子仁、吴蓝、款冬花、大黄、白鲜皮、黄芩、郁金各二大两，黄蘗、马牙硝各四大两。捣筛，患相当[3]及常要喉。重者，药三大两，地黄半斤，豉二合，蔓菁油四合，合斋前喉，至晚饲，大效。

马远行到歇处，良久，与空草，熟刷。刷罢饮，饮竟，当饲。

困时与料必病，及水谷[4]。

六畜疮焦痂：

以面胶封之，即落。

马急黄黑汗：

上割取上断讫，取陈久靴爪头，水渍汁，灌口。如不定，用大黄、当归各一两，盐半升。以水三升，煎取半升[5]，分两度灌口。如不定，破尾尖，镵血出，即止，立效。

马起卧胞转及肠结，此方并主之：

细辛、防风、芍药各一两。以盐一升，水五升，煮取二升半，分为二度灌后。灌前，用芒硝、郁金、寒水石、大青各一两，水五升，煮取二升半，以酒、油各半升，和搅，分二度灌口中。

马羯骨胀：

取四十九根羊蹄烧之，熨骨上，冷易之。如无羊蹄，杨柳枝指粗者，炙熨之，不论数。

饮马以寅午二时，晚少饮之。

喝盐法：

盐须干，天须晴，七日，大马一喝[6]一升，小马半升，用长柄杓子深内咽中，令下肥而强水草也。

治马后冷：

豉、葱、姜各一两，水五升，煮取半升[7]，和酒灌之，即瘥。

虫颡十年者：

酱清如胆者[8]半合，分两度灌鼻，每灌，一两日将息。不得多，多即损马也。

虫颡重者：

葶苈子一合（熬令紫色，捣如泥），桑根白皮一大握，大枣二十枚（擘）。水二升，煮药取一升，去渣。入葶苈，捣，令调匀。适寒温，灌口中，隔一日又灌，重者不过再，瘥。

虫颡马鼻沫出，梁肿起者，不可治也。

驴马脬转欲死：

捣蒜，内小便孔中，深五寸，立瘥。又，用小儿屎，和水灌口，立瘥。

又方：骑马走上坂[9]，用木腹

上篇 急症先驱葛洪奇方妙治

217

下来去擦[10]，以手内大便孔，探却粪，大效。探法：剪却指甲，以油涂手，恐损破马肠。

脊疮：

以黄丹傅之，避风，立瘥。

疥：

以大豆熬焦，和生油麻[11]捣，傅，醋，泔，净洗。

目晕：

以霜后楮叶，细末，一日两度，管吹眼中，即瘥。

马蛆蹄[12]：

槽下立处，掘一尺，埋鸡子许大圆石子，令常立上，一两日，永差。

疗马嗽方[13]：

啖大麻子，净择一升，饲之。治呛[14]及毛焦，大效。

疥：

以樗根末，和油麻[15]涂，先以皂荚[16]或米泔净洗之，洗了涂。令中间空少许，放虫出，下[17]得多涂，恐疮大。

秘疗疥：

以巴豆、腻粉，研，油麻[18]涂定，洗之。涂数日后，看更验。

【注释】

1. 治马……有脓：《外台秘要》卷四十《驴马诸疾方》作"疗马热虫颡黑汗鼻中有脓腔"。

2. 小青：《外台秘要》卷四十《驴

马诸疾方》作"大青"。

3. 患相当：谓症状相合。

4. 困时……水谷：似当作"困时与料及水谷必病"。

5. 半升：《外台秘要》卷四十《驴马诸疾方》作"半"。

6. 啗：同"啖"。

7. 半升：《外台秘要》卷四十《驴马诸疾方》作"半"。

8. 如胆者：《外台秘要》卷四十《驴马诸疾方》作"和胆"。

9. 坂（bǎn）：《外台秘要》卷四十《驴马诸疾方》作"坡"。

10. 擦：《外台秘要》卷四十《驴马诸疾方》作"捺"。

11. 油麻：四库本作"麻油"。

12. 马蛆蹄：《外台秘要》卷四十《驴马诸疾方》作"马跙（zhù）蹄"，是。跙，马蹄痛病。

13. 疗马嗽方：四字原无，据《外台秘要》卷四十《驴马诸疾方》补。

14. 呛（qiāng）：咳嗽。

15. 油麻：四库本作"麻油"。

16. 皂荚：《外台秘要》卷四十《驴马诸疾方》作"皂荚水"，常从。

17. 下：《外台秘要》卷四十《驴马诸疾方》作"不"。

18. 油麻：四库本作"麻油"，《外台秘要》卷四十《驴马诸疾方》作"油麻油"。

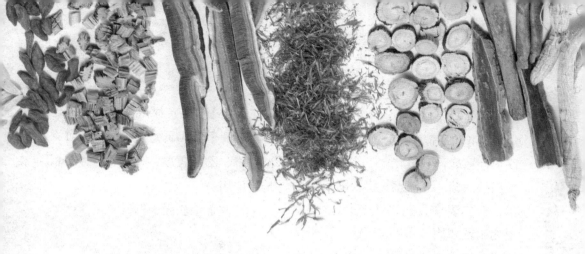

# 中篇　感染性急症奇方妙治

## 流行性感冒

流行性感冒简称流感，是由流感病毒引起的急性呼吸道传染病。人类流感病毒分为甲、乙、丙三型。流感病毒主要通过飞沫传播。甲型流感除散发外，还可以暴发流行；乙型和丙型流感一般仅仅散发或小流行。流感的流行具有一定的季节性规律，我国北方地区一般发生在冬季，而南方主要在夏季和冬季。临床特征为起病急，全身中毒症状明显，如高热、头痛、全身酸痛等。而呼吸道症状较轻，一般病程短，通常为自限性。婴幼儿、老年及免疫力低下者则可并发肺炎等症，重症者可危及生命。该病潜伏期6小时～4日。因流行性感冒具有传染性，所以应注意隔离并处理好病人的痰。在流行期间，应尽量避免到公共场合或人群集中的地方活动，以减少传染的机会。

1. 临床表现

（1）呼吸道症状：鼻塞、流涕、咽部干痒疼痛、咳嗽等。

（2）全身症状：轻重不一，典型者突发高热，畏寒寒战，体温常高达 39 ～ 40℃，伴头痛、全身肌肉酸痛、疲乏、食欲减退等。发热多于1～2日达高峰，3～4日内消退，乏力可持续 1～2 周。

（3）肺部并发症：主要有3种类型：①原发性流感病毒肺炎，临床上高热持续不退，伴阵咳、气短、发绀、血痰等症状；从痰液中可分离到流感病毒。②继发性细菌性肺炎，病原菌主要为金黄色葡萄球菌、肺炎球菌、流感杆菌等。临床特点与一般细菌肺炎同。可于起病 2 ~ 4 日后病情加重，高热伴寒战、咳黄脓痰。从痰液中能检出致病菌。③流感病毒及细菌性肺炎，病初表现为病毒性肺炎，1 ~ 2 日内出现寒战、高热、咳痰、胸痛及肺实变体征等细菌性肺炎症状。除流感抗体升高外，也可以从痰液中找到致病菌。

（4）肺外并发症：主要包括：①中毒性休克综合征。②横纹肌溶解症，表现为肌痛、肌无力。可并发急性肾衰竭。③ Reye 综合征，主要见于儿童，在流感发病退热后出现恶心、呕吐，继而嗜睡、惊厥及至昏迷，同时有肝功能异常。

2.辅助检查

（1）血象：白细胞一般不增多，中性粒细胞偏少，淋巴细胞相对增高。

（2）其他：根据细胞学、血清学和病毒分离确诊。

下列方剂大多具有清热解毒的功效，所以每首方剂除特殊功效外，其功用不再重复说明。

## 预防流感

###  贯众

【来源】民间。

【组成】贯众 10 ~ 15 克。

【功用】预防流感或普通性感冒。

【方解】现代研究表明，贯众对流感病毒、乙脑病毒、腮腺炎病毒等有抑制作用。

【用法】水煎服，每日 2 ~ 4 次。

### 白萝卜

【来源】民间。

【组成】白萝卜 250 克，醋适量。

【功用】预防流感，也可用于预防普通感冒。也可用于预防流行性腮腺炎、流行性脑脊髓膜炎等。

【用法】白萝卜洗净，切丝，加醋适量调匀，腌渍 2 小时左右，当菜下饭（或分数次食之）。每日可食 1 ~ 2 次，连用 3 ~ 5 天。

【方解】白萝卜辛、甘，凉。入肝、肺、胃经。含有葡萄糖、蔗糖、果糖维生素 D 和 C、多种氨基酸、香豆酸、咖啡酸等成分，具有消食化痰、生津解毒等功效。醋，酸、苦，温。入肝、胃经。含醋酸、琥珀酸、草酸、糖类、氨基酸等，有活血散瘀、

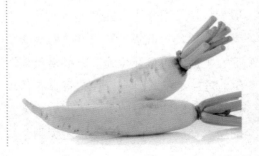

消食化积、消肿软坚、解毒疗疮的功效。

### 野菊鱼腥草方

【来源】民间。

【组成】野菊花 15 克，鱼腥草 10 克，银花藤 10 克。

【功用】预防流感。

【用法】水煎服，每日 1 剂，每日服 3 次。

【方解】野菊花苦寒清泄，味辛发散，长于清热解毒，消散痈肿。凡热毒诸证及肝热目疾多可选用。鱼腥草含鱼腥草素、挥发油等，对金黄色葡萄球菌、肺炎双球菌、痢疾杆菌、结核杆菌等均有不同程度的抑制作用。其煎剂有抗病毒、镇痛、镇咳、止血、抗炎、提高机体免疫力等作用。银花藤清热解毒。

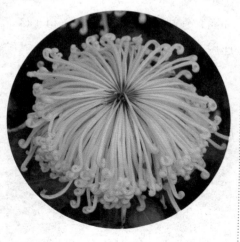

### 板蓝根煎

【来源】民间。

【组成】板蓝根 18 克。

【功用】预防流感。

【用法】水煎，3 天为 1 个疗程。

【方解】板蓝根苦寒，有清热解毒、凉血利咽之功。善治热毒致大头瘟毒、头面红肿、咽喉肿痛等。板蓝根水煎剂对金黄色葡萄球菌等多种细菌及病毒均有抑制作用；并具抗内毒素、抗癌作用。板蓝根多糖可增强免疫功能。

### 葱白煎

【来源】民间。

【组成】葱白 3 根。

【功用】预防流感。也可用于风寒感冒、乳痈、疮肿等。

【用法】水煎服，连服 3 天。葱白榨取汁，滴入鼻孔，每日 1 次，每次 2 ~ 3 滴，可预防感冒。

【方解】葱为百合种植物，辛，温。入肺、胃经。含有挥发油、维生素、烟酸、钙、磷、铁等。有发汗解表、驱虫、解毒等作用。

### 苏薄藿香汤

【来源】民间。

【组成】苏叶、薄荷、藿香各 3 克。

【功用】预防流感。

【用法】水煎服，连服 3 天。

【方解】现代研究表明，苏叶煎剂或浸剂有解热、抗菌作用。能减少支气管黏膜分泌物，缓解支气管痉挛。薄荷全草含挥发油（薄荷油），有抑制病毒及多种细菌、驱虫、祛痰作用。藿香对多种致病性真菌、钩端螺旋体、鼻病毒等有一定抑制作用，藿香油对豚鼠离体气管平滑肌有松弛作用。

### 薄荷芦根汤

【来源】《中国民间名医偏方》。

【组成】薄荷10克，芦根30克。

【功用】辛凉解表，利咽。

【主治】外感风热，咽干口燥，而有感冒征兆。也可预防流感。

【用法】先煎芦根，约15分钟后，再入薄荷煎5分钟即可。代茶，频频饮服。

【方解】芦根所含多糖有免疫促进作用及显著的抗癌活性。芦根体外实验对β-溶血链球菌有抑制作用，还有镇静、镇吐及溶解胆结石

等作用。

### 马鞭草方

【来源】《中国民间名医偏方》。

【组成】鲜马鞭草30克，羌活15克，青蒿30克。

【加减】如咽痛加桔梗15克。

【功用】预防流感，也可预防感冒。

【用法】水煎浓汁2小杯。分2次服，连服2～3天。

【方解】马鞭草有清热解毒、活血通经、利水消肿等功效。本方的水及醇提取物有抗炎、镇痛、镇咳作用。本方还能通过调节体温中枢而解热。

### 苦瓜汤

【来源】民间。

【组成】苦瓜50～100克。

【功用】预防流感。

【用法】将苦瓜洗净、切片，水煮，开锅5分钟后，食瓜喝汤。每日1次，连用3～5日。

【方解】苦瓜，苦，寒。入心、脾、

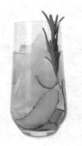
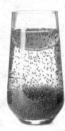
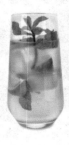
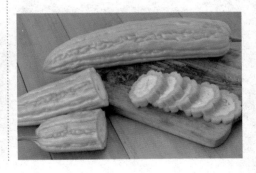

胃经。含苦瓜甙、多种氨基酸、半乳糖醛酸等，有清热祛暑、明目解毒的作用。

### 🧄 大蒜汁

【来源】民间。

【组成】大蒜适量。

【功用】预防流感。

【用法】大蒜捣汁，用棉棒蘸汁，涂抹鼻孔。每日3次。

【方解】大蒜有解毒杀虫，止咳祛痰，通窍等作用。有较强的广谱抗菌作用，对多种病菌有明显的抑制和杀灭作用，能杀灭流感病毒、阿米巴原虫及滴虫等。此外，大蒜还有抗肿瘤作用。

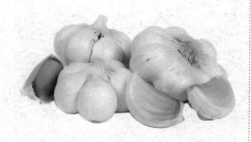

## 风寒束表

### 🌼 败毒散（又名人参败毒散）

【来源】《小儿药证直诀》。

【组成】柴胡（洗去芦）、前胡、川芎、枳壳、羌活、独活、茯苓、桔梗炒、人参各9克，甘草5克。

【加减】用于疮病初起，去人参，加金银花、连翘以清热解毒，散结消肿；用于风毒瘾疹，加蝉蜕、苦参以疏风止痒，清热除湿。

【功用】散寒祛湿，益气解表。

【主治】气虚外感证。另常用于感冒、支气管炎、过敏性皮炎、荨麻疹、湿疹、皮肤瘙痒症等属风寒夹湿者。

【用法】上为末，每服6克，入生姜、薄荷煎。

【方解】方中羌活、独活辛温发散，通治一身上下之风寒湿邪。川芎行气祛风，柴胡疏散解肌，助羌、独活散外邪，除疼痛。桔梗宣肺，枳壳降气，前胡祛痰，茯苓渗湿，以宣利肺气、化痰止咳。甘草调和诸药兼以益气和中，生姜发散风寒，薄荷透散郁热。佐人参大补脾肺之气，兼生津，扶正驱邪且散中有补。

【注意事项】本方适宜治疗体质素虚，又外感风寒湿邪所致的气虚外感病证。本方为辛温香燥之剂，外感风热、邪已入里化热及阴虚外感者，均忌用。

### 🌼 荆防败毒散

【来源】《摄生众妙方》。

【组成】羌活、柴胡、前胡、枳壳、茯苓、荆芥、防风、桔梗、川芎各5克，

中篇 感染性急症奇方妙治

223

甘草3克。

【功用】发汗解表，散风祛湿。

【主治】外感风寒湿邪，以及时疫疟疾、痢疾、疮疡具有风寒湿表证者。常用于感冒、流行性腮腺炎、急性扁桃体炎、荨麻疹、急性卡他性中耳炎、皮肤痛、疖、急性菌痢、眼睑炎等。

【用法】水煎服。

【方解】本方比败毒散少人参、生姜、薄荷，而多荆芥、防风。两方之功效大致相同，但本方祛风寒之力较强，多用于感受风寒湿邪较重者；败毒散则适用于正气不足，而感受风寒挟湿者。

【注意事项】该方辛温解表药物较多，散邪能力较强，用于外感风寒湿邪，证情较重而体质不虚者。

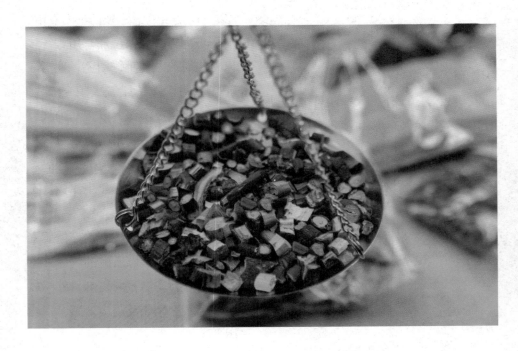

# 病毒性肝炎

病毒性肝炎是由多种肝炎病毒引起的传染性疾病。具有传染性强、传播途径复杂、发病率高、病程迁延等特点。临床以乏力、食欲减退、恶心呕吐、肝大及肝功能损害为特征，部分病人可有黄疸和发热，隐性感染较为多见。一般可分为甲型、乙型、丙型、丁型和戊型肝炎 5 种，其中以乙型肝炎发病率较高、危害性最大。根据其临床表现，病毒性肝炎又分为急性黄疸性肝炎、急性无黄疸性肝炎，慢性肝炎和重症肝炎。急性肝炎患者大多在 6 个月内恢复，乙型、丙型和丁型肝炎易转为慢性，少数可发展为肝硬化，极少数呈重症经过。慢性乙型和丙型肝炎与肝细胞癌的发生有密切关系。中医认为，黄疸性肝炎属"黄疸"范畴；无黄疸性肝炎和慢性肝炎多属"胁痛""湿阻""癥积"等范畴；而重症肝炎多属"急黄"范畴。

## 🌼 保肝汤

【来源】《甘肃中医》。

【组成】茵陈 30 ~ 60 克，连翘 15 ~ 18 克，蒲公英、葛根、苍术、川厚朴、郁金、丹参各 15 克，柴胡

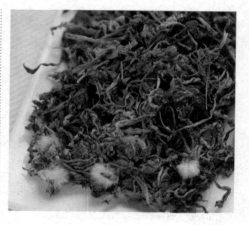

10 ~ 15 克，白芍、板蓝根各 12 克，当归、白术、茯苓各 10 克，升麻 6 ~ 10 克，甘草 6 克。

【加减】黄疸重者加赤芍、生大黄；胁肋胀痛者加青皮、金钱草；恶心纳呆者加半夏、竹茹；腹胀满者加莱菔子、枳壳；HBsAg 阳性者加重楼、虎杖。

【功用】清热解毒，利湿活血。

【主治】急性病毒性肝炎，湿热毒邪壅结中焦。

【用法】每日 1 剂，水煎服。小儿用量酌减。

【疗效】据报道以本方治疗 100 例急性病毒性肝炎患者，总有效率为 99%。其中 20 例 HBsAg 阳性者，治疗 2 个月后复查，转阴者 7 例。

中篇 感染性急症奇方妙治

225

### 🌺 板芩汤

【来源】《传染病证治从新》。

【组成】板蓝根60克,黄芩30克。

【功用】清热解毒。

【主治】急性病毒性肝炎证属热毒蕴结者。

【用法】水煎,每日1剂,分2次服。

【方解】板蓝根清热解毒,凉血利咽。现代研究证明板蓝根有抗病原微生物,增强免疫力,抗内毒素等作用。黄芩有抗病毒的作用,体外实验表明,能抑制乙肝病毒DNA的复制。

### 🌺 茵陈金钱草玉米须粥

【来源】《小儿常见食疗方》。

【组成】茵陈、金钱草、玉米须各20克,大米一把,白糖适量。

【功用】清热利胆,利尿退黄。

【主治】小儿急性黄疸性肝炎,伴发热,巩膜皮肤黄染,尿如浓茶色。

【用法】将茵陈、金钱草、玉米须一起入锅,加水3碗,煎煮30分钟,滤掉药渣。大米淘净,加入药液中,继续加热煮成粥,加白糖适量调味。每日1剂,分2次吃完,连服数日,至黄疸消退。也可单用玉米须煎汤,代茶水饮服。

【方解】茵陈具有清利湿热,退黄疸功效。现代药理研究,茵陈有利胆、保肝、抗病毒等作用。

### 🌺 五味子肝炎方

【来源】《偏方巧治指南》。

【组成】五味子90克(以北五味子最佳)。

【主治】急、慢性肝炎。

【用法】五味子烘干研为细末。每次服3克(儿童1~2克),每日3次,30天为1个疗程。

【方解】现代研究,五味子能促进肝糖原生成,降低谷丙转氨酶,保护肝脏,有抗溃疡及应激,抗病毒,抑菌等作用。

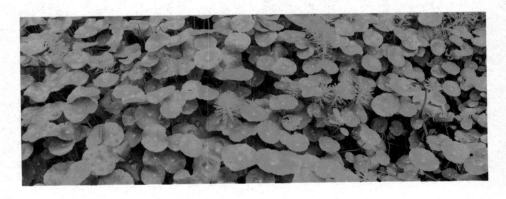

【注意事项】该方对降低转氨酶疗效甚佳。为防止转氨酶下降后因停药过早引起回升，一般应在转氨酶恢复2～4周后方可停药。

### 🌼 大小蓟方

【来源】《草药偏方治百病》。

【组成】大、小蓟鲜草适量。

【主治】急性肝炎。

【用法】捣烂绞汁，温后服之，每次1小杯。

【方解】大、小蓟均具有抗菌、止血等作用。

### 🌼 麻黄连翘赤小豆汤

【来源】《伤寒论》。

【组成】麻黄6克，连翘10克，赤小豆20克，梓白皮10克，杏仁10克，甘草6克，姜、枣为引。

【功用】清热利湿，疏肝利胆。

【主治】急性黄疸性肝炎证属太阳寒邪未去，阳明湿热，内蒸肝胆，胆

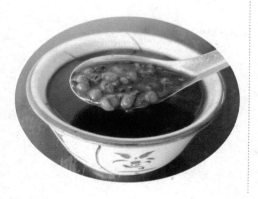

汁溢泛者。

【用法】水煎，每日1剂，分2次服。

### 🌼 茵陈蒿汤加味

【来源】《病毒性疾病的中医治疗》。

【组成】茵陈30～60克，山栀10克，生大黄6～10克（后下）、黄柏10克，车前子15～30克（包煎）、金钱草30～45克，白花蛇舌草30克，田基黄40克。

【加减】呕吐明显加竹茹10克、黄连5克；热盛口渴甚者，加鲜石斛、鲜芦根各30～60克（无鲜品可用干品30克代替）；胁部疼痛者，加柴胡、郁金各6～10克；脘腹胀闷者，加厚朴、大腹皮、莱菔子各6～10克；纳呆者加炒谷、麦芽各15～30克。

【功用】清热利湿。

【主治】湿热郁蒸。目黄身黄、其色鲜明，发热，口渴，心烦，恶心呕吐，食欲缺乏，乏力，小便黄赤，大便秘结，或腹部胀满，舌苔黄腻，脉弦数。

【用法】水煎服。

### 🌼 鲜车前草

【来源】《病毒性疾病的中医治疗》。

【组成】鲜车前草。

【主治】急性黄疸性肝炎。

【用法】捣烂采取自然汁数碗，日

中篇 感染性急症奇方妙治

夜频服。

【方解】鲜车前草清热利尿，祛痰，凉血解毒。

### 🌸 茵陈五苓散加减

【来源】《病毒性疾病的中医治疗》。

【组成】茵陈 30～45 克，茯苓、猪苓各 30 克，泽泻、车前子、白术各 15 克，薏苡仁、大腹皮各 25 克，厚朴、枳壳各 10 克，柴胡 6～9 克，炒谷、麦芽各 20 克。

【加减】湿重苔白腻者，加苍术、白蔻仁各 10 克；肝区疼痛较明显者，加白芍 15 克、香附或川楝子 10 克、延胡索 8 克。

【功用】利湿清热，理气健脾。

【主治】湿热气滞。身目发黄但不甚鲜明或较暗淡，多无发热或身热不扬，头重身困，口不渴或渴欲热饮，纳呆，胸脘痞闷，恶心，食后腹胀，大便溏泻，右胁胀痛，舌苔腻或淡黄，脉濡稍数。

【用法】水煎，每日 1 剂。

### 🌸 解毒退黄汤

【来源】《百病奇效良方妙法精选》。

【组成】青蒿尖，茯苓、鸡内金各

5 克，半夏、山豆根、川楝子、甘草各 3 克，板蓝根 8 克，怀山药、白茅根各 12 克。

【功用】清热利湿，健脾理气。

【主治】小儿急性黄疸性肝炎。

【用法】水煎，每日 1 剂，分 3 次服。年龄在 6 岁以上者可酌加用量。

【方解】青蒿中的谷甾醇和豆甾醇有抗病毒作用，青蒿素可提高淋巴细胞的转化率，有促进机体细胞免疫，促进红细胞、白细胞、血红蛋白增高的作用。

### 🌸 青蒿茵芦茶

【来源】《药茶治百病》。

【组成】青蒿 60 克，茵陈 30 克，芦根 45 克。

【功用】清热利胆。

【主治】急性黄疸性肝炎。

【用法】将上 3 味药同煎，去渣，取汁，代茶饮。

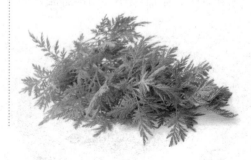

# 流行性腮腺炎

流行性腮腺炎简称腮腺炎或流腮，俗称"痄腮"，是由腮腺炎病毒引起的急性呼吸道传染病，主要通过飞沫经呼吸道传播。好发于冬春季节，儿童多见，也常感染青年。临床上以发热、腮腺肿胀或其他唾液腺肿胀疼痛为特征。本病为全身性疾病，通常累及腮腺，也可侵犯各种腺组织、神经系统及肾、心等多种器官，引起胰腺炎、脑膜炎、睾丸炎、卵巢炎等，预后良好。但并发严重的脑膜炎、脑炎、肾炎、心肌炎等，预后欠佳。患本病后一般可获终身免疫，用减毒活疫苗进行自动免疫，是预防腮腺炎的有效措施。中医学称本病为"痄腮""虾蟆瘟""鸬鹚瘟""衬耳风"等，属温毒范畴。下列方剂大多具有清热解毒的功用，故每一方中不再重复论述。

## 普济消毒饮加减

【来源】《病毒性疾病的中医治疗》。

【组成】黄连5克，夏枯草、黄芩、连翘、玄参、牛蒡子各10克，板蓝根、蒲公英各15克，桔梗6克，甘草3克，马勃3克（包），大黄6克（后下）。

【加减】神志模糊或昏迷，加安宫牛黄丸1粒化服；痉厥者加服紫雪丹1.5克（另吞）；睾丸肿痛者，加荔枝核、橘核各10克，龙胆草6克；腮肿坚硬而色不红者，加昆布、海藻各10克。

【功用】清热解毒，软坚消肿。

【主治】热毒蕴结，高热头痛，腮腺肿痛明显，咀嚼吞服困难，口渴烦躁，便秘尿赤，舌红苔黄，脉滑数。

【用法】水煎服。

## 赤小豆鸡蛋清方

【来源】《偏方大全》。

【组成】赤小豆70粒，鸡蛋清1个。

【主治】痄腮肿痛。

【用法】将赤小豆捣碎为末，用鸡蛋清（或白水）调和成糊状，敷于患处。

【方解】赤小豆善利水除湿，解毒消肿。《神农本草经》云其"排痈肿脓血"，《小品方》记载"腮颊热肿，赤小豆末，和蜜涂之，一夜即消。或加芙蓉叶末尤妙"。

中篇　感染性急症奇方妙治

### 🌼 韭菜外敷方

【来源】《民间偏方秘方精选》。

【组成】韭菜 500 克，盐少许。

【主治】急性流行性腮腺炎。

【用法】将韭菜捣烂，拧取汁加入盐，调和均匀，分成 3 份，抹在患处，干后再换，一二日即愈。

【方解】韭菜为百合科植物韭菜的叶，又名壮阳草、起阳草、长生韭、扁菜、草钟乳。辛，温。入肝、胃、肾经。含硫化物、挥发油、甙类、蛋白质、维生素等。功能温中行气，解毒，散瘀，补虚益阳。

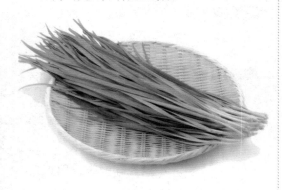

### 🌼 威灵仙食醋方

【来源】《实用单方验方大全》。

【组成】威灵仙 20 克，食醋 80 克。

【主治】流行性腮腺炎。

【用法】煎沸后倒出一半，待冷后外涂患处，其余另加水 200 克，再煎沸后分 2 次内服。

【疗效】一般用药 1～3 次即可痊愈。

【方解】现代药理研究，威灵仙有镇痛、抗菌等作用。

### 🌼 蒲蓝煎

【来源】《土、单、验方选编》。

【组成】板蓝根、蒲公英各 30 克。

【主治】流行性腮腺炎。

【用法】水煎三次分服。每日 1 剂，连服三日。

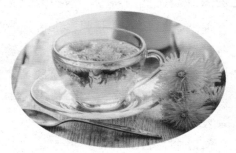

### 🌼 泥鳅外敷方

【来源】民间。

【组成】泥鳅 2～3 条，白砂糖适量。

【主治】流行性腮腺炎。

【用法】取活泥鳅洗净泥沙，放入干净的盆内，加白糖撒满泥鳅全身，待渗出黏液后，取其黏液，外涂患处，1 日数次。或浸泡 3 小时后，捣烂外敷，1 日 3 次。

【疗效】一般当即病止肿消，不出 3 日即愈。

【方解】泥鳅为鳅科动物泥鳅的肉或全体。甘，平；入脾、肺经。含蛋

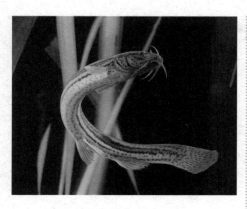

白质、脂肪、糖类、烟酸等，有补中壮阳，清热利湿的功效。

### 赤豆黄黛膏

【来源】《百病中医自我疗养丛书》。

【组成】赤小豆30克，大黄15克，青黛30克。

【主治】流行性腮腺炎。

【用法】先将赤小豆、大黄研为细末，再与青黛粉混匀，分成5包（每包约15克）备用。取上药1包与鸡蛋清2个调成稀糊状，用鸡毛（翅羽）蘸药涂两腮部，干后再涂，不拘次数。

### 紫菜萝卜汤

【来源】《百病中医自我疗养丛书》。

【组成】白萝卜250克，紫菜15克，陈橘皮2小片。

【主治】痄腮热退，食欲缺乏，腮肿未消，睾丸肿胀、坠痛等症。

【用法】将白萝卜洗净、切丝，紫菜、陈橘皮剪碎，一同放入锅内，加水适量，煎煮半小时，出锅前可酌加食盐、调料少许，吃萝卜、紫菜，喝汤，每日2次。

【方解】白萝卜消食化痰，下气宽中，生津解毒。紫菜化痰软坚，利水除湿，利咽止咳。陈橘皮开胃理气。

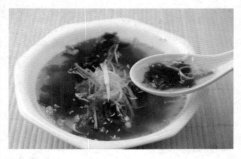

### 大黄膏

【来源】《中医杂志》。

【组成】生大黄适量。

【主治】痄腮。

【用法】将生大黄研细末，装瓶备用。用时取大黄粉1.5～3克，加适量生理盐水调成软膏状，涂敷在纱布上，厚2～3毫米，面积与肿胀范围同，敷于患处，用胶布固定。

【方解】大黄泻下攻积，清热解毒，泻火祛瘀。大黄抗病原微生物，抗菌谱广。

【注意事项】若伴全身发热，可予解热镇痛药。

中篇 感染性急症奇方妙治

## 流行性乙型脑炎

流行性乙型脑炎，简称"乙脑"，是由乙脑病毒引起的中枢神经系统传染病。通过蚊子等叮咬而传播。主要的传染源是猪，流行于夏秋季节，多见于儿童。临床特征是起病急、高热、意识障碍、惊厥及脑膜刺激征。重症者可发生呼吸衰竭，病死率高。5%～20%的患者发生后遗症。近年来因预防接种覆盖面积广泛，发病率及病死率均明显下降。本病集中爆发少，呈高度散发，家庭成员中少有同时多人发病。一般认为本病属中医温病范畴的"暑温""湿温""暑风"及"暑厥"等。治疗原则有清热解毒，清营凉血，镇肝熄风，养阴扶正等法。因暑多夹湿，有时应加入芳香化浊的药物。下列方剂大多具有清热解毒的功用，故每一方中不再重复论述。

### 🌀 板蓝根乙脑方

【来源】《草药偏方治百病》。

【组成】板蓝根 12 克。

【功用】预防乙脑。

【用法】水煎服，每日 3 次。

### 🌀 乙脑灵方

【来源】《四川中医》。

【组成】大青叶、生石膏、板蓝根、金银花各 15～30 克，连翘 10～20 克，知母、淡竹叶各 5～10 克，生甘草 3 克。

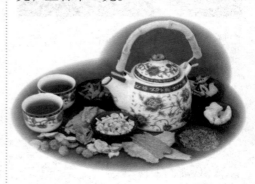

【加减】伴有头痛恶寒无汗等表证，加淡豆豉、薄荷、香薷；湿重，苔白腻者，加藿香、佩兰、黄芩；苔黄腻大便秘结，加生大黄、芒硝；喉间痰鸣，加贝母、天竺黄、竹沥；高热在40℃以上，加水牛角，主方中加重石膏用量；高热抽搐，加羚羊角 1～3 克，或加钩藤、蝉衣、地龙；昏迷，加安宫牛黄丸或至宝丹，汤药中加九节菖蒲、郁金；舌转红绛，高热伤阴，加鲜生地、丹皮、玄参；出现呼吸衰竭之先兆，可用独参汤、六神丸等。

【主治】流行性乙型脑炎。

【用法】水煎服。

### 清热通下方

【来源】《中医研究》。

【组成】生石膏60～150克,生大黄10～15克,知母、麦冬、生地、钩藤、菖蒲各20克,连翘、二花各30克,竹叶、甘草各10克。

【加减】体温在39～40℃时,生石膏用60～90克,体温在40℃以上,大黄用至15克,生石膏90～150克,抽搐加羚羊角粉、地龙、蜈蚣,痰涎壅盛加胆南星、天竺黄。昏迷者鼻饲安宫牛黄丸或静滴醒脑静针剂。

【主治】流行性乙型脑炎。

【用法】水煎服。煎至500毫升,热势鸱张,体温在40℃以上,不必拘泥于每日1剂。

【注意事项】本方要运用得当,中病即止(大便通畅、热有出路)。大黄用量应视患者年龄及体质强弱而定,若患者素有大便溏,或元气将脱,不适宜用大黄,以防气阴两伤。

### 大青叶海金沙汤

【来源】《中国民间名医偏方》。

【组成】大青叶15～30克,海金沙根30克。

【主治】流行性乙型脑炎。

【用法】水煎服。每日1剂。

### 双花石膏方

【来源】《精选实用治病验方与偏方》。

【组成】金银花9克,生石膏24克,连翘9克,赤芍9克,芦根15克,天花粉12克,钩藤15克,菖蒲3克,僵蚕4.5克,竹叶4.5克,郁金4.5克。

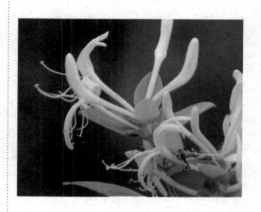

【主治】乙型脑炎高烧、抽风。

【用法】水煎服,每日1剂,2次分服,连服4天。

### 栀子石膏汤

【来源】《偏方秘方治疗百病》。

【组成】黄栀子10克,生石膏15克。

【主治】流行性乙型脑炎,发热神昏,烦渴不宁,小便赤。

【用法】水煎,每日1剂,分3次服完。

中篇 感染性急症奇方妙治

急症先驱葛洪

奇方妙治

麻疹

麻疹是由麻疹病毒引起的急性呼吸道传染病。常在冬春季节流行，多见于儿童，近些年青壮年发病增多。临床表现以发热、上呼吸道炎、眼结膜炎，在颊内黏膜上可见白色斑点，有红晕环绕，称为麻疹黏膜斑，渐后可蔓延整个口腔黏膜，出疹期周身渐布暗红色的斑丘疹，顺次见于头面、胸、背、腹、四肢、手心足底，出疹期热度高，往往高至40℃，易有厌食，哭吵，轻度腹泻或明显嗜睡。退疹期按出疹顺序消退，热度同时下降，其他症状也好转。恢复期皮疹处有麦麸样轻微脱屑，留棕色斑痕，2～3周内消失。年幼体弱者易合并肺炎等并发症。下列方剂大多具有清热解毒的功用，故每一方中不再重复说明。

### 忍冬双草饮
【来源】《奇效秘方偏方大成》。
【组成】忍冬藤15克，车前草15克，梨头草10克。
【功用】预防小儿麻疹。
【用法】水煎，代茶饮。连服3～4日。

### 柳芦汤
【来源】《土、单、验方选编》。
【组成】芦根一两，赤桎柳二钱，芫荽（香菜）一棵。
【主治】疹出不齐。
【用法】水煎当茶喝。

### 儿茶散
【来源】《医宗金鉴》。
【组成】硼砂二钱，儿茶五钱。
【主治】小儿麻疹退后声哑。
【用法】上药研末，每取一匙，凉水调下。

### 牛膝甘草汤
【来源】《民间秘方治百病》。
【组成】牛膝20克，甘草10克。
【功用】抗火解毒，导热下行。
【主治】麻疹合并喉炎。
【用法】上药加水150毫升，煎取汁60毫升。每次服4～6毫升，20～40分钟服1次。

### 芫荽浮萍煎
【来源】《麻疹证治》。
【组成】鲜芫荽30克，浮萍30克。
【功用】帮助透疹。
【主治】麻疹初期和见形期。

【用法】水煎频服。

### 宣毒发表汤加减

【来源】《实用中医儿科手册》。

【组成】升麻 10 克，葛根 10 克，荆芥 10 克，防风 6 克，牛蒡子 10 克，甘草 3 克。

【加减】热高惊厥，加蝉衣 6 克、僵蚕 10 克；咽痛，加板蓝根 10 克、鸭跖草 10 克；寒冷季节，透疹不利，加苏叶 10 克、芫荽子 10 克。

【功用】辛凉透表。

【主治】麻疹顺证疹前期。

【用法】水煎服。

### 银翘散加减

【来源】《实用中医儿科手册》。

【组成】银花、蝉衣、升麻、葛根、紫草、西河柳各 10 克，连翘 6 克，桔梗、甘草各 3 克。

【加减】高热烦渴，加生地 10 克、生石膏 30 克；疹色紫暗，加红花 3 克、丹参 10 克。

【功用】辛凉透疹，清热解毒。

【主治】麻疹顺证出疹期。

【用法】水煎服。

### 沙参麦冬汤加减

【来源】《实用中医儿科手册》。

【组成】沙参、麦冬、桑叶、石斛、生地、山药各 10 克，谷、麦芽各 10 克，赤芍、丹皮、扁豆各 6 克，甘草 3 克。

【加减】纳呆，加鸡内金、六曲各 10 克；低热，加地骨皮、银柴胡各 10 克；皮肤瘙痒，加白蒺藜、地肤子各 10 克。

【功用】清热养阴。

【主治】麻疹顺证恢复期。

【用法】水煎服。

### 芫荽促疹方

【来源】民间。

【组成】芫荽适量。

【功用】宣毒透表。

【主治】疹前期。

【用法】水煎后，用纱布蘸水擦前后心和手足心，疹子即出。

### 清肺解毒汤

【来源】《湖南中医杂志》。

【组成】生石膏（另包先煎）10 克，炙麻黄 4 克，连翘、杏仁各 9 克，板蓝根 15 克，银花 12 克，法夏 6 克，甘草 3 克。

【加减】烧不退加柴胡、知母；咳嗽剧烈加前胡、桔梗；气促鼻煽甚加地龙、葶苈子；喉间痰鸣加天竺黄、川贝母；心烦口干加栀子、瓜蒌根；疹出不畅用鲜柚子叶、浮萍各 50 克，水煎外洗。

【主治】麻疹并发肺炎。

【用法】日 1 剂，水煎分 4 次服。

中篇　感染性急症奇方妙治

急症先驱葛洪
奇方妙治

带状疱疹，是由水痘－带状疱疹病毒所引起的一种常见皮肤病。中医称"缠腰火丹""蜘蛛疮"等。发病时有发热、全身不适、食欲缺乏等轻度全身症状，发疹部位先有神经痛、痒感或皮肤感觉过敏。皮疹为炎性红斑上发生成簇性粟粒至米豆大的水疱，常沿神经带状分布，多为单侧性，以肋间神经和三叉神经区为多见，有不同程度疼痛感。局部淋巴结可肿大、压痛。病程2～3周，能自愈，愈后不复发，但神经痛则可持续1～2个月或更长。下列方剂大多具有清热解毒的功用，故每一方中不再重复论述。

### 🌸 三黄二香散

【来源】《新中医》。

【组成】生大黄、川黄柏、川黄连各30克，制乳香、没药各15克。

【功用】清热泻火解毒，消肿生肌，活血止痛。

【主治】各部带状疱疹。

【用法】上药共研细末，加适量细茶叶泡浓汁，调成糊状，外敷患处，干则易之。

### 🌸 地龙疱疹方

【来源】《浙江中医杂志》。

【组成】地龙5条。

【主治】带状疱疹。

【用法】上药烤干研粉，加适量麻油，调匀，搽于局部。

【疗效】用药5分钟即可止痛，3～4天痊愈。

### 🌸 无花果叶方

【来源】《江苏中医杂志》。

【组成】新鲜无花果叶适量。

【主治】带状疱疹。

【用法】将新鲜无花果叶洗净捣烂，用食醋调稀糊状，敷患处日数次，药干即更换。

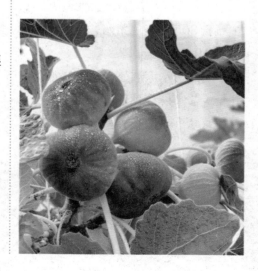

【疗效】治疗带状疱疹 21 例，均于 1～2 天痊愈。

### 王不留行疱疹方

【来源】民间方。

【组成】王不留行 30 克。

【功用】活血消肿。

【主治】带状疱疹。

【用法】上药研为细末。将药面撒布于溃破之疱面上，未溃破者，用麻油调成糊状，涂抹患处。每日 3～4 次。

【疗效】一般 2～3 日即愈。

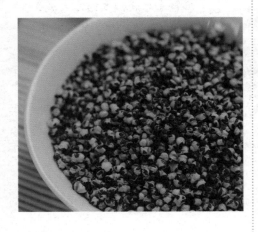

### 雄黄酒精合剂

【来源】《辽宁医学杂志》。

【组成】雄黄 5 克，冰片 0.5 克，75% 酒精 100 毫升。

【主治】带状疱疹。

【用法】将雄黄 5 克，冰片 0.5 克，与 75% 酒精 100 毫升混合即成雄黄酒

精合剂，用上药涂患处，每日 4～6 次。

【疗效】原作者治疗带状疱疹 10 例，均治愈。一般涂药 1～2 日即愈。

### 当归疱疹方

【来源】《中华医学杂志》。

【组成】当归适量。

【主治】带状疱疹。

【用法】当归适量研细末，每次 0.5～1 克，每 4～6 小时服 1 次。

【疗效】治疗 54 例，结果全部治愈。其中服药 1 天痛止者，22 例；2 天 32 例；服药 3 天疱疹部分枯萎，第 4 天均结痂而愈。

### 马齿苋疱疹方

【来源】民间。

【组成】鲜马齿苋适量。

【主治】带状疱疹。

【用法】鲜马齿苋适量，洗净捣成糊状涂敷患处，每日 2 次。

### 丁香郁金散

【来源】《中医杂志》。

【组成】丁香、郁金、柴胡、枳壳、川芎、赤芍、甘草各 9 克，板蓝根 30 克。

【加减】气虚加炙黄芪 30 克；口苦加胆草 9 克；胸闷加瓜蒌 30 克。

【功用】行气活血，解毒定痛。

【主治】带状疱疹后遗神经痛。

【用法】水煎服，每日1剂，早、晚或疼痛时服。

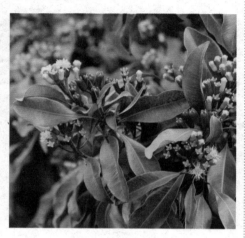

### 六神消疱灵

【来源】《民间治病小偏方》。

【组成】六神丸适量，白酒适量。

【功用】清热解毒，消肿止痛。

【主治】带状疱疹。

【用法】将中成药六神丸研成细末后，加白酒适量，调和成糊伏。涂于疱疹之上，每日2次。

### 云南白药疱疹方

【来源】《大众医学》。

【组成】云南白药、白酒或麻油适量。

【主治】带状疱疹。

【用法】根据皮损大小，取适量云南白药粉，用白酒或麻油适量调成糊状，涂敷患处，每日3～5次。同时内服云南白药0.3克，每日4次。

### 空心菜疱疹方

【来源】《奇效秘方偏方大成》。

【组成】空心菜适量，菜籽油少许。

【功用】清热、凉血、解毒。

【主治】带状疱疹。

【用法】取空心菜茎，焙焦研细末，用菜籽油调成膏状，外涂患处，每日2～3次。

水痘是一种传染性很强的出疹性传染病。临床以皮肤和黏膜相继出现斑丘疹、水疱疹和结痂，且上述各期皮疹同时存在为主要特征。传染性强，病情轻，预后好。学龄前儿童发病率高，6个月以下小婴儿少见。孕妇妊娠后期如患水痘，则可从胎盘传给胎儿致新生儿发病。一次患病可获终身免疫。水痘病毒亦可致带状疱疹，是脊神经后根神经节或脑神经髓外神经节的病毒性疾病。多数病人白细胞计数正常。

水痘，中医又称"水疱""水花""水疮"。其病因为外感时行邪毒，病邪深入，郁于肺脾，时邪与内湿相搏，外透于肌表，则发为水痘。治疗以清热解毒利湿为主。以下所列方剂大多具有清热解毒的功用，故每一方中不再重复论述。

### 清痘解毒汤

【来源】《陕西中医》。

【组成】连翘、白鲜皮各15克，银花、赤芍、丹皮各10克，薄荷、蝉衣各5克，生苡仁、大青叶各30克。

【加减】水痘初起，红色斑丘疹稀疏，卫分症状明显者，去赤芍、生苡仁，加粉葛根10克，牛蒡子10克；发热重者加玉泉散30克（包煎），并加服紫雪散，3岁以下每次1/3～1/2支，3岁以上每次1/2～1支，均每日3次；咳嗽甚者加前胡10克；水痘盘根紧挫加重赤芍、丹皮用量，还可加用紫草20克；豆浆清稀加用六一散15克（包煎）豆浆稠黄并溃烂去丹皮，加野菊花、苦参各15克，紫、黄地丁各30克；腹泻者去丹皮、赤芍，加煨葛根、炒黄芩各10克；纳少泛恶者减赤芍、丹皮量，加苏梗、藿香、竹茹各10克，陈皮5克；皮肤瘙痒甚者加炙僵蚕10克；因搔抓水痘破溃继发感染，可用龙胆紫（甲紫）外涂患处。

【功用】疏表透邪，清热解毒，凉血活血，渗湿止痒。

【主治】水痘。

【用法】水煎服。

【疗效】86例患儿经上述治疗，全部治愈。疗程最短3天，最长7天，平均4天。

【方解】方中蝉衣、薄荷辛凉透邪以疏在表之风热；银花、连翘、大青叶清热解毒以泄蕴里之热毒；赤芍、

中篇　感染性急症奇方妙治

丹皮凉血活血；白鲜皮清热燥湿而兼祛风止痒；生苡仁淡渗利湿。

【注意事项】同时应嘱病儿忌食鱼虾辛辣等发物，剪短患儿指甲，进行隔离至疱疹结痂。如在夏季，沐浴后一定要拭干肌肤。

### 水痘饮

【来源】《四川中医》。

【组成】大青叶（甲紫）、银花、连翘、牛蒡子、紫草、茯苓、薏苡仁各9克，防风、蝉蜕、莪术、鸡内金各6克，黄芩、生甘草各3克。

【加减】高热者加柴胡、葛根、钩藤各9克；咳甚加炒杏仁、桔梗各9克；痒甚加僵蚕6克；轻型水痘苔无黄腻或大便稀者去黄芩；重型水豆浆液混浊，不欲饮水，舌红苔黄腻等湿热偏重者，黄芩加量或酌加黄连；若伴烦渴、高热舌红苔黄而欠润等热毒偏盛者，加生石膏18～24克、公英12克，同时利湿药茯苓、薏苡仁减量或不用。

【功用】清热解毒，祛风除湿。

【主治】水痘。

【用法】水煎服。以上用量为2～4岁一般小儿量，临床运用可根据不同年龄和体质适当增减。煎药前先用温水泡半小时左右，水量以没过药为宜，开锅后文火再煎10分钟即可。每日1剂分3次服。

【疗效】68例全部治愈。其中见疹4天内痊愈者59例，5～7天内

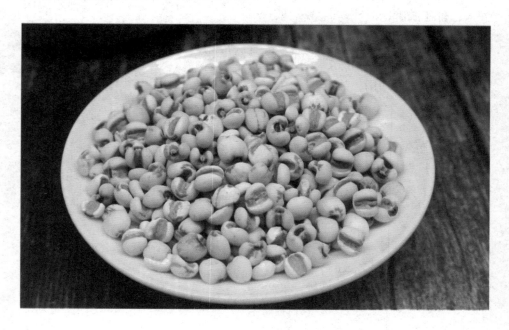

痊愈9例。服3～4剂痊愈者约占4/5，有1/5的患儿服5～6剂痊愈。无并发症者。

【方解】大青叶（甲紫）、银花、连翘清热解毒；防风、蝉蜕、牛蒡子疏散风邪而止痒；紫草清热凉血透疹；黄芩清内里湿热；生甘草解毒，调和诸药。以上9味药及莪术临床均有记录，都具有抗病毒消炎作用。茯苓、薏苡仁淡渗助黄芩利湿；鸡内金、莪术消积化滞，以绝湿热再生之源。诸药配伍，内外兼治，切合病机，使内里湿热除，外表邪毒清，故水痘得早愈。

【注意事项】饮食要给以充分的水分及富有营养易消化的食物，忌腥辣厚味。

### 银连外洗液

【来源】《四川中医》。

【组成】银花、连翘各40克，野菊花、蛇床子、地肤子、千里光、苦参、苍术、板蓝根、贯众各30克，

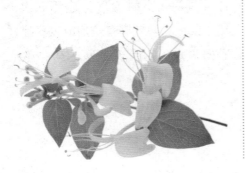

黄柏20克。

【功用】清热解毒、利湿。

【主治】水痘。

【用法】每天1剂，水煎外洗，每日洗2次。每天观察皮疹变化情况。体温38.5℃以上者，临时给予小儿泰诺林滴剂或美林混悬剂口服。

【方解】方中银花清气血热毒为主，连翘泻火解毒，野菊花、千里光、板蓝根、贯众均有清热解毒之功，配合使用，其清热之力尤强。蛇床子、地肤子、黄柏、苦参、苍术五药合用达到清热燥湿止痒之效，使热去湿除。现代药理研究表明：银花、连翘、野菊花具有抗病原微生物和（或）抗内毒素作用，对疱疹病毒有抑制作用；千里光、苦参、苍术、板蓝根、贯众有抗病原微生物作用。

### 芦根薏苡汤

【来源】《实用偏验方精选》。

【组成】芦根、生薏苡仁各15克，淡竹叶6克。

【主治】轻型水痘。

【用法】水煎取液，加冰糖饮用。每日1剂，分2次服，连服3～5天。

### 银花石膏汤

【来源】《偏方验方500首》。

【组成】银花、生石膏各30克，

中篇　感染性急症奇方妙治

241

元参、紫草、荆芥、防风、扁蓄各10克，芦根20克。

【主治】小儿水痘。

【用法】煎汤，分多次服。

【疗效】可减轻症状，使水痘早日结痂，不感染。

### 水痘方

【来源】《四川中医》。

【组成】苡仁15克，黄柏9克，草薢10克，金银花、板蓝根各12克，苍术、甘草各6克。

【主治】水痘。

【用法】每天1剂，水煎分3次服。

【疗效】此方治疗小儿水痘疗效颇佳。

### 芫荽荸荠汤

【来源】《草药偏方治百病》。

【组成】芫荽90克，荸荠60克，风栗30克，红萝卜120克。

【主治】水痘。

【用法】水煎服。

### 银甘汤

【来源】《除害灭病手册》。

【组成】金银花18克（或忍冬藤30克），甘草1.8克。

【主治】水痘。

【用法】水煎服，每日2次，连服2～3日。

### 茜草根茶

【来源】《除害灭病手册》。

【组成】鲜茜草根9克。

【功用】预防水痘。

【用法】水煎代茶，连服5天。

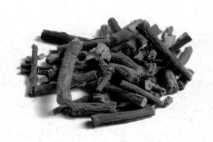

### 地榆大黄散

【来源】《中国民间名医偏方》。

【组成】地榆、生大黄、红花根各等份。

【主治】当痘起浆之时，忽然便血之症。

【用法】共为末，烧酒调匀。敷尾脊骨，约3小时为度，连用3次，其血自止。如痘夹有斑症或夹丹症，形如斑点，用土珠紫草为末，敷之即愈。

风疹是由风疹病毒引起的呼吸道传染病。传染源是风疹病人、无症状带毒者。途径是经空气飞沫传播，人群普遍易感。婴儿出生后从母体带来的被动免疫能保持一定的水平，故半岁内的婴儿很少发病，5岁以内的病儿最多。临床特征为轻微上呼吸道炎症状，低热，当天或第二天发出弥漫的全身性红色细小斑丘疹。先见于头面部，发展迅速，随即见于躯干、四肢，但手掌、足心大多无疹。于第3、4日或更长时间隐退，疹退后无色素沉着及脱皮。枕部、耳后及颈后的淋巴结肿大，可持续2～7天。并发症很少，偶见扁桃体炎、中耳炎和支气管炎。孕妇早期感染风疹病毒可引起胎儿发生多种畸形，称先天性风疹综合征。患过一次后，一般不再发病，可获终身免疫，仅偶见再感染。因其疹点细小如沙，故中医学称为"风痧"，须与真痧（麻疹）相区别。中医治疗以疏风清热、凉血解毒为主。

### 满江红方

【来源】《草药偏方治百病》。

【组成】满江红60克，苍耳草60克。

【主治】风疹。

【用法】水煎服。另各取适量，水煎，洗全身。

### 荆防乔花饮

【来源】《广州医药》。

【组成】荆芥、防风、升麻各3～5克，银花、连乔、牛蒡、蒺藜、桑叶各6～10克，蝉衣1～3克，甘草2～3克。

【加减】若见淋巴结肿大明显者，加山甲、浙贝各3～6克。

【功用】疏风、清热、解毒。

【主治】风热型风疹，症见发热不高，疹色淡红，疹点稀疏而细，有痒感，目赤，咳嗽，耳后或枕骨部有淋巴结肿大等症。

【用法】每日1剂，水煎服。

【方解】方中荆芥、防风祛风止痒、宣散透疹，善治风疹瘙痒为君，银花、连乔清热解毒为臣，牛蒡、升麻、蒺藜、桑叶、蝉衣疏风热、解毒透疹、退赤止痒为佐，甘草调和诸药为使，合用共收疏风、清热、解毒、透疹、止痒之功。

## 银连公英解毒汤

【组成】金银花、连乔、生地、地丁各6～10克,赤芍、蒲公英各5～9克,丹皮3～5克,蝉衣1～3克,甘草2～3克。

【功用】清热、凉血、解毒。

【主治】热毒型风疹,症见发热较高,体温38℃以上,全身出疹,疹色鲜红,疹点较密,甚则紫色成片,咽痛,目赤,咳嗽,便干,小便黄赤,舌红苔黄等症。

【用法】日1剂,水煎服。

【方解】方中以银花、连乔、公英清热解毒,生地、赤芍、丹皮、地丁凉血解毒散瘀,蝉衣解毒透疹,甘草调和诸药,共凑清热凉血解毒,散瘀透疹之效。

## 加减银翘散

【来源】《江西中医药》。

【组成】银花、连翘各9克,荆芥、牛蒡子、板蓝根、大青叶、芦根、竹叶、浙贝各6克,杏仁、僵蚕各5克,蝉蜕、薄荷各3克,甘草2克。

【加减】口渴加花粉;鼻衄(鼻出血)加茅根;腮腺红肿加马勃、玄参;扁桃体肿痛加射干、玄参,化脓加土茯苓、野菊花;食滞加鸡内金、五谷虫;喘咳、苔黄舌红赤加麻绒、

生石膏。

【主治】风热型风疹。

【用法】水煎服。上述方剂药量根据年龄、病情而定,初诊体温38.5℃以上,先肌注板蓝根1～2支。

【疗效】轻型服2剂,中型服4剂,重型服6剂即可痊愈。

## 芦根竹叶煎

【来源】民间。

【组成】芦根30克,竹叶心30克。

【主治】风疹。

【用法】煎水代茶饮,每日1剂。

## 清解方

【来源】《浙江中医杂志》。

【组成】豆豉、牛蒡子、大青叶、夏枯草、地肤子各10克,银花、连翘各20克,藿香、赤芍、蝉衣、桔梗各5克,生甘草3克。

【加减】初起发热恶风,疹稀色淡加荆芥5克,滑石10克;高热加生石膏(先煎)、鸭跖草各30克;疹红密布加丹皮、紫草各10克;头痛加桑叶、菊花各10克。

【功用】疏风清气,清营凉血。

【主治】风疹。

【用法】每日1剂,分2～4次服。

【疗效】原作者治疗307例患者全部治愈。经治患儿一般2天即热退疹

消，可缩短病程 2 ～ 6 天。

【方解】以银花、连翘、大青叶、鸭跖草、夏枯草清热解毒，赤芍清营凉血消疹，豆豉、牛蒡子等疏风透邪，地肤子、蝉衣祛风止痒，桔梗、甘草宣肺利咽，藿香理气和中护胃。全方疏风清气，清营凉血。

### 普济消毒饮加减

【来源】《浙江中医杂志》。

【组成】黄芩、象贝、丝瓜络、连翘各 15 克，僵蚕 3 克，桔梗 10 克，陈皮、丹皮、赤芍各 12 克，红花、莪术各 6 克。

【加减】发热者，加知母 15 克、生石膏 20 克；疹发不畅者，加蝉衣 10 克、薄荷（后下）5 克；皮疹色深者，加生地 10 克；口渴心烦者，加芦根 10 克。

【功用】清热解毒，化痰消肿，化瘀散结。

【主治】风疹淋巴结肿大。

【用法】小于 5 岁者取 1/3 量，5 ～ 15 岁者取 2/3 量。每日 1 剂，水煎，分 2 次服。

【方解】黄芩清泄上焦热毒，连翘清热解毒，僵蚕、桔梗、象贝均有清热、化痰、散结作用，丝瓜络、陈皮理气化痰，丹皮、赤芍清热凉血，红花、莪术活血消瘀。

### 风疹外治方

【来源】《儿童病毒性疾病》。

【组成】花生油 50 克，薄荷叶 30 克。

【功用】止痒。

【主治】风疹皮肤瘙痒。

【用法】花生油煮沸后，稍冷加入薄荷叶，完全冷却后过滤去渣，外涂皮肤痒处。

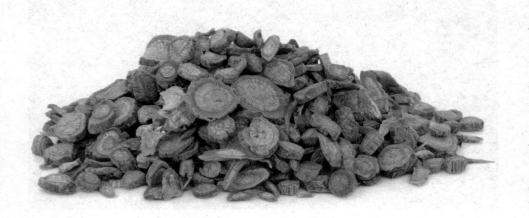

# 流行性脑脊髓膜炎

流行性脑脊髓膜炎简称"流脑"，是脑膜炎双球菌引起的急性化脓性脑脊髓膜炎，临床特点为突起高热、头痛、呕吐、皮肤黏膜瘀点及脑膜刺激征，脑脊液呈化脓性改变。脑膜炎双球菌为革兰氏阴性双球菌，存在于病人、带菌者的鼻咽部以及病人血、脑脊液和皮肤瘀点中；对外界抵抗力弱，对消毒剂敏感。可由病人和带菌者通过飞沫直接从空气传播，发病以 15 岁以下儿童为多，冬春季发病较多。潜伏期一般为 2～3 天。临床表现主要有：普通型、暴发型、轻型、慢性败血症型四型。治疗主要是对症处理及病原治疗等。中医学认为此病多因小儿气血未足，营卫薄弱，当感受瘟疫时，邪易入里化热化火，耗气伤阴。其病机传变极速，如不及时治疗将导致生命危险。本病属"春瘟""瘟疫"范畴。

### 🌸 黄柏甘草汤

【来源】《中国传染病秘方全书》。

【组成】黄柏 30 克，甘草 12 克。

【功用】清热解毒，抗菌消炎。

【主治】流行性脑脊髓膜炎。

【用法】上药加水 400 毫升，煎成 100 毫升，口服或灌肠。口服，每日 3 次，每次 30 毫升，5 岁以下小儿，每次 20 毫升；灌肠，每 6 小时

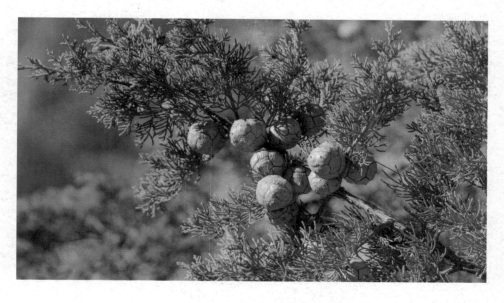

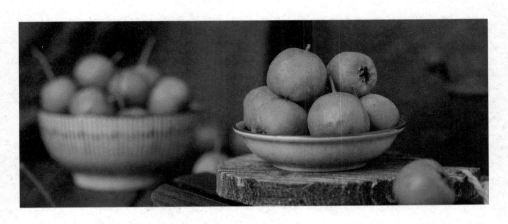

30 ～ 50 毫升保留灌肠。

【疗效】原书介绍本方口服治疗数 10 例，证明其疗效与磺胺类药相同。部分患者，因反复呕吐，而改用保留灌肠法，亦治疗 10 余例，均获与内服同样疗效。灌肠后一般体温在 1 ～ 2 天内即恢复正常，治愈时间在 1 ～ 2 周。

### 绿豆蓝根甘草汤

【来源】《家庭常用药方集》。

【组成】绿豆 15 克，板蓝根 15 克，生甘草 3 克。

【主治】流脑。

【用法】水煎服，每日 2 ～ 3 次。

### 石膏苦参汤

【来源】《家庭常用药方集》。

【组成】生石膏 20 克，苦参 10 克，桃仁 6 克。

【主治】流脑。

【用法】水煎服，每日 1 ～ 2 次。

### 银花山楂汤

【来源】《家庭常用药方集》。

【组成】金银花 15 克，山楂、生甘草各 3 克。

【主治】流脑。

【用法】水煎服，每日 1 ～ 2 次。

### 公英银连汤

【来源】《实用中医儿科手册》。

【组成】蒲公英 100 克，银花 50 克，连翘 50 克，辛夷 25 克，蝉衣 25 克。

【主治】流脑。

【用法】加水 1000 毫升，煎至 300 毫升，分 8 次服。

### 石膏银花汤

【来源】《实用中医儿科手册》。

【组成】生石膏 60 克，银花 15 克，鲜芦根 60 克，大青叶 15 克，龙胆草 6 克，黄芩 10 克，黄柏 10 克，栀子 6 克，板蓝根 10 克，薄荷（后下）3 克。

【主治】流脑。

【用法】每日 1 剂，煎服。

### 🔵 银翘白虎汤

【来源】《中国传染病秘方全书》。

【组成】银花 20 克，连翘、陈半夏各 15 克，生石膏 30 克，知母、麦冬各 12 克，鲜芦根 26 克。

【功用】清气解毒。

【主治】流脑高热，烦躁，口渴，汗出，脉数。

【用法】水煎，每日 2 剂，日夜投服。用治数例效验。

### 🔵 大蒜野菊花汁

【来源】《偏方大全》。

【组成】大蒜瓣 60 克，野菊花 30 克。

【功用】预防流脑。清热解毒。

【用法】加水煎成浓汁。漱口，每日数次。

### 🔵 荸荠汤

【来源】《偏方大全》。

【组成】鲜荸荠不拘量，生石膏适量。

【功用】预防流脑。清热解毒。

【用法】加水先煎石膏约半小时，后下荸荠，5 分钟起锅。代茶饮。

【方解】荸荠中含有一种抗菌物质，对金黄色葡萄球菌、大肠杆菌及绿脓杆菌有效，有预防流行性脑脊髓膜炎的作用。

### 🔵 青叶双花饮

【来源】民间。

【组成】大青叶 15 克，金银花 9 克，板蓝根 9 克，野菊花 15 克，贯众 9 克。

【功用】预防流脑。清热解毒。

【用法】每日 1 剂，水煎当茶饮，连服 1 周。

### 🔵 解毒开窍方

【来源】《新中医》。

【组成】生地 15 克，川黄连、赤芍、丹皮、白僵蚕各 5 克，生石膏（先煎）60 克，山栀子、淡竹叶、大青叶、生大黄（后下）、钩藤（后下）、玄参各 10 克，羚羊角（先煎）、甘草各 3 克。

【功用】清热解毒化斑，辛凉开窍。

【主治】流脑，温热之邪燔灼营血，内陷心包。

【用法】水煎口服或鼻饲，每日 1～2 剂，4～6 小时服 1 次。

# 细菌性痢疾

细菌性痢疾简称"菌痢"，是由志贺菌属引起的急性肠道传染病。传染源为菌痢病人及带菌者，传播途径系经消化道传染。痢疾杆菌从粪便排出，直接或间接地污染手、饮水、食物或食具等，再经口而传给健康人，故可因食物和水源被污染而引起暴发流行。其特点为人群普遍易感，且病后免疫时间短暂，故可反复感染发病。目前菌痢仍为最常见的传染病。全年散发，夏秋季多见。结肠黏膜化脓性溃疡性炎症为其基本病理变化。

主要临床表现为发热、腹痛、腹泻、里急后重、黏液脓血便。病情轻重悬殊，轻者不治自愈，重者可致死。潜伏期为数小时至7天，多数为1～2天。临床表现的轻重缓急与感染的菌型、菌量以及机体状况有关。根据临床表现可分为二期六型。有急性、慢性二期。急性期痢疾，有轻型、普通型及中毒型三型，中毒型痢疾是致死的重要原因；慢性细菌性痢疾，可分为迁延型、急性发作型、隐匿型三型。急性期白细胞计数及中性粒细胞增高，慢性期可有轻度贫血。

粪便镜检可见大量脓细胞与红细胞，发现巨噬细胞对诊断有参考意义。大便培养检出病原菌为确诊依据。对于各型菌痢，因病情不同治疗重点亦不一样。

## 痢疾验方

【来源】《秘验妙方八百八》。

【组成】当归15克，薤白头15克，甘草6克，滑石15克，白芍15克，槟榔6克，莱菔子26克，枳壳3克，木香2克（磨汁冲）。

【主治】休息痢（慢性痢疾）。

【用法】水煎服，每日1剂，分2次服。

【注意事项】服本方须忌生冷。

## 马齿苋方

【来源】民间。

【组成】马齿苋（俗称"长寿菜"）500克。

【主治】菌痢。

【用法】加水2千克煮烂，滤出药液加少量白糖口服，或水煎，食马齿苋饮汤，连服5日为1个疗程。或将马齿苋洗净晒干，研成细末，加少量白糖，每日3次，每次3克，温开水冲服。

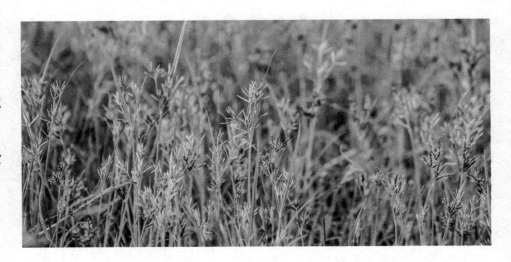

急症先驱葛洪
奇方妙治

### 乌梅香附汤

【来源】《家用便方》。

【组成】乌梅6个，香附9克。

【主治】菌痢。

【用法】水煎取药液100毫升。1岁以内每服20毫升，每日服3次；1～2岁每服30毫升，每日服3次；2～5岁每服30毫升，每日服4次；5岁以上每服40毫升，每日服4次。

【疗效】此方儿童用，效果好。

### 地榆止痢方

【来源】《中医家用验方1000则》。

【组成】地榆50克，仙鹤草30克，女贞子30克。

【主治】急性菌痢。

【用法】每日1剂，300毫升水煎至100毫升分2次服，第1天用量加倍。

【疗效】2～5剂可愈。

### 山楂饮

【来源】《中医家用验方1000则》。

【组成】炒山楂15克。

【主治】红、白痢疾。

【用法】煎汤当茶饮。红痢加红糖，白痢加白糖适量，红白痢各加红、白糖适量。

【疗效】1～3剂可愈。

### 胡椒绿豆外敷方

【来源】《药到病除小绝招》。

【组成】胡椒、绿豆各3克，大枣1枚。

【主治】虚寒痢、休息痢。

【用法】将前2味共研细末，过筛，用熟枣肉调成膏，纱布包，敷神阙、脾俞穴，每日1次。

【疗效】一般3～5日见效。

### 🌸 当归白芍汤

【来源】《教你偏方治大病》。

【组成】当归20克，白芍15克，萝卜籽15克，槟榔2克，枳壳2克，车前子2克，甘草2克，白糖或红糖适量。

【主治】赤白痢。

【用法】水煎，加糖服下。每日1剂

【疗效】3次即愈。

### 🌸 黄瓜藤方

【来源】《中医杂志》。

【组成】新鲜黄瓜藤60克（或干品30克）。

【主治】痢疾。

【用法】加水300毫升，煎至200毫升。每日服4次，每次50毫升，7日为1个疗程。如无效，可再加服1个疗程。

### 🌸 鱼腥草方

【来源】《浙江中医杂志》。

【组成】鲜鱼腥草用50～150克（干品减半）。

【主治】菌痢。

【用法】水煎服，日1剂。如有鲜品，则先嚼服药叶20～40克，则效果更佳。

### 🌸 红接骨草方

【来源】《广西中医药》。

【组成】红接骨草30克（鲜品60克）。

【主治】湿热痢疾及泄泻。

【用法】上药加水两小碗，煎取1小碗，顿服。小儿用量减半。每日1剂，日服2次，5天1个疗程。

【疗效】共治疗65例痢疾患者，痊愈61例，好转2例，无效2例；治疗29例泄泻患者，全部痊愈。

### 🌸 萝卜姜汁汤

【来源】《偏方大全》。

【组成】萝卜1个，鲜姜30克，蜂蜜30克，陈茶3克。

【主治】赤白痢疾。

【用法】萝卜及生姜洗净，捣烂，取萝卜汁一酒杯，取姜汁一汤匙，与蜂蜜及陈茶混在一起，用开水冲沏一杯，顿服。

【疗效】连服3次可愈。

# 肺结核

急症先驱葛洪
奇方妙治

肺结核是由结核杆菌引起的肺部感染性疾病，是结核病中最常见的疾病，属中医"肺痨"或"痨瘵"范畴。

肺结核的传染源是痰中含有结核杆菌的肺结核患者，长期排菌的慢性纤维空洞型肺结核是最重要的传染源。另外，结核病牛通过带菌牛奶也可以传播本病。肺结核的传播途径主要是呼吸道传播。患者在咳嗽、打喷嚏时带菌的飞沫飘浮在空气中或痰液干燥后结核杆菌随尘埃飘浮于空气中，被健康人吸入是最常见的传播途径。本病一年四季均可发病，15～35岁的青少年是肺结核的发病高峰年龄。典型肺结核起病缓慢，病程较长，少数起病急，以高热、畏寒起病。主要症状为咳嗽、咯血、潮热、盗汗、午后低热、面颊潮红、乏力、倦怠、消瘦、胸痛及呼吸困难等。如不及时彻底地治疗，会转化为慢性，甚至引起中毒症状，造成死亡。胸透或拍片、结核菌素培养可确诊。

## 川橘丸

【来源】《土、单、验方选编》。

【组成】川贝母三两，桔梗、百部、制乳香、制没药各二两。

【主治】肺结核。症见咳嗽，潮热，痰中带血，X线透视肺部浸润或空洞。

【用法】上五味共研细末，水泛为丸，绿豆大。每次二钱，每日二次，温水送服。以空洞愈合，病灶消失为度。

## 百部及贝散

【来源】《土、单、验方选编》。

【组成】百部、白及各四两，川贝母、胎盘粉各二两，三七一两。

【主治】肺结核空洞咳血。

【用法】共研细末，每次一钱，日服三次，饭后一小时温水送下。以空洞愈合为度。

## 大蒜方

【来源】民间。

【组成】生大蒜适量。

【主治】肺结核。

【用法】生吃，每次数瓣，每日数次，经常吃。或捣碎闻味，每日1～2次，每次30～60分钟。1个月为1个疗程。

## 柏叶姜艾汤

【来源】《山东中医验方集锦》。

【组成】侧柏叶三两（炮），干姜

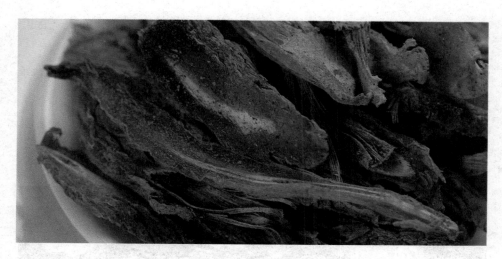

三两（炮），艾叶二两。

【主治】肺结核症见咯血为主者。

【用法】加水 1500 毫升，煎至 500 毫升，过滤去渣，加红糖适量。每 4 或 6 小时服 1 次，每次 40 ～ 60 毫升，咯血不止可继续服用。

### 啤酒花茶

【来源】《新编实用偏方》。

【组成】啤酒花 20 克。

【功用】抗结核，安神。

【主治】治疗肺结核初起，潮热，食欲缺乏，失眠，高血压。

【用法】滚开水 200 毫升，煎 15 分钟，当茶饮。

### 百合蜜方

【来源】《偏方大全》。

【组成】鲜百合、蜂蜜各适量。

【功用】清热，润肺，生津。

【主治】肺结核。

【用法】百合与蜂蜜共放碗内蒸食。每日 2 次，可常服食。

【方解】能抑制结核菌扩散，促使结核病灶钙化。

### 南瓜藤汤

【来源】《偏方大全》。

【组成】南瓜藤（即瓜蔓）100 克，白糖少许。

【功用】清肺，和胃，通络。

【主治】肺结核潮热症。

【用法】加水共煎成浓汁，每次服 60 克，每日 2 次。

### 玉米须汤

【来源】《久病难治必效单方》。

【组成】玉米须 100 克，冰糖适量。

【主治】肺结核。

【用法】将玉米须加入冰糖，加清

水煎透，代茶饮。

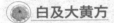 **白及大黄方**

【来源】《中医家用验方1000则》。

【组成】白及4份，生大黄3份，儿茶2份，白矾1份。

【主治】肺结核咯血。对支气管扩张咯血也有效。

【用法】共研细末，每服1克，每日4次。

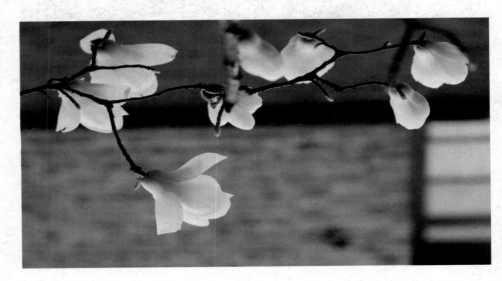

# 霍乱

霍乱是由霍乱弧菌所致的烈性肠道传染病，病理变化系由霍乱弧菌产生的肠毒素引起。感染后多为无症状的隐性感染或仅有轻度腹泻，少数病情严重者出现典型的临床特征，表现为突然剧烈吐泻、脱水、肌痉挛和尿闭，严重者可因休克、代谢性酸中毒、肾衰竭而死亡。霍乱弧菌有两个生物型，过去将古典生物型所致感染称为霍乱，由爱尔托（Eltor）生物型所致者称副霍乱，现统称为霍乱。病人和带菌者为传染源，主要通过污染的水和食物传播，人群普遍易感。夏秋季为流行季节，病人常有接触史。潜伏期1～3天，短者数小时，长者7天。典型病人多突然发病，少数病前1～2日有疲乏、头昏、腹胀、轻度腹泻等前驱症状。病程分为3期：泻吐期、脱水期、恢复期。中医认为系饮食生冷不洁、感受寒湿疫疠之邪有关。

## 食盐艾灸外治方

【来源】《中国民间名医偏方》。

【组成】食盐、艾条各适量。

【主治】用治霍乱吐泻欲死，药不能下者。

【用法】用食盐填满肚脐，于盐上置艾灸七壮，即愈。

## 时逸人方

【来源】《中国名老中医祖传奇方》。

【组成】野党参30克，干姜、炙甘草、泽泻各6克，制附片12克，白术、白芍、姜半夏、焦建曲、赤茯苓各9克，桂枝4.5克。

【主治】寒霍乱。吐泻突然发作，腹痛肠鸣，烦渴尿少，冷汗自出，四肢逆冷，脉弱无力。

【用法】水煎服，随症加减。

## 霍乱验方

【来源】《广东省中医经验交流验方》。

【组成】焦白术一两，干姜、熟附各五钱，炙甘草三钱。

【主治】寒霍乱。

【用法】水两碗煎六分温服，隔两小时再服一剂。若吐泻仍有，加煨肉豆蔻三钱、肉桂一钱，用灶心土或赤石脂二味煎水去渣，将水煮药；如抽筋加木瓜五钱、桂心二钱；如大汗大渴用高丽参二钱（半炒）或党参五钱、麦芽三钱、五味子半钱，令煎水当茶饮。

中篇 感染性急症奇方妙治

【注意事项】若服药即吐，仍须频服，竟有日夜连服四五剂，四肢才转温，吐泻渐止者。症有轻重，故效有迟速，万勿因一二剂少效使易他方。唯必要确诊是寒霍乱方合。

## 老姜菖蒲汁

【来源】《实用治疗传染病小验方》。

【组成】老生姜45克，石菖蒲15克。

【主治】霍乱吐泻。

【用法】老生姜45克，石菖蒲15克，洗净榨汁，加适量开水冲服。

## 防己杏仁汤

【来源】民间。

【组成】汉防己12克，杏仁、滑石、连翘各10克，山栀子、半夏各6克，生薏仁15克。

【主治】霍乱。

【用法】加水煎成汤剂，每日2~8次分服。

## 枢黄散

【来源】《江浙沪名医秘方精粹》。

【组成】玉枢丹1.2克，川连3克，大黄1.8克。

【主治】霍乱吐泻和呕吐剧烈者。

【用法】3味共研细末，吞服，以上为1次吞服量。

## 大葱白矾方

【来源】《新编民间方》。

【组成】大葱17根，白矾30克，白糖30克，烧酒120克。

【主治】霍乱。

【用法】将大葱捣烂用清水1000毫升煎熟，用白纱布过滤后再加白矾、白糖、烧酒共合一处搅匀即成。每次服上述汤剂半茶盅为标准。

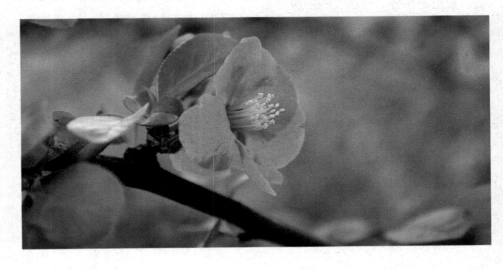

# 蛲虫病

蛲虫病是以夜间肛门口及阴部发痒为主要特征。其发病原因，多因手指沾染了蛲虫卵，或误食沾有蛲虫卵的食物，虫卵寄生于肠道所致。治宜驱虫止痒为主。

## 雄黄苦参外治方

【来源】《当代传染病妙方》。

【组成】雄黄、苦参各3克，樟脑少许。

【主治】蛲虫病。

【用法】将上药研成细粉，用布包成一小团，蘸香油或食醋，于晚间睡觉时塞入肛门口处，每晚1次。

【疗效】用上药治疗蛲虫，一般用2～3次即可收到显著疗效。

## 芦荟黑白丑方

【来源】《中国民间名医偏方》。

【组成】芦荟20克，黑、白丑（研末）。

【主治】小儿蛲虫病。

【用法】将芦荟溶于冷开水120～150毫升，瓶装备用。用时将芦荟药液涂于患儿肛门周围，连续3晚。口服二丑粉，晨空腹服用1.5～3克，成人5～8克。连服3天，不要加糖。

## 伤湿膏

【来源】《中国民间名医偏方》。

【组成】伤湿膏药1块。

【主治】蛲虫病。

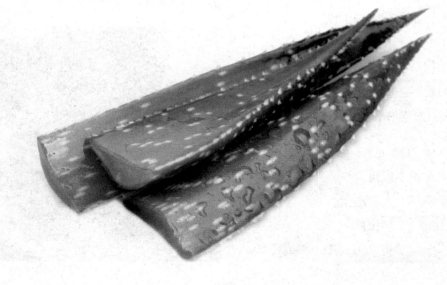

【用法】睡前将膏药贴在肛门上，次日揭去。每晚 1 次，连用 3 日。

### 百部液

【来源】《中医临床验方集》。

【组成】百部 3 克。

【主治】蛲虫病。

【用法】将药水煎过滤，注入肛门。每晚 1 次，连注 3 次即可。

### 食醋外治方

【来源】民间。

【组成】食醋适量。

【主治】小儿蛲虫病。

【用法】临睡前用棉球蘸醋，塞入肛门内约寸许，次晨取出，连用 3 ~ 4 天。

### 苦楝子外用方

【来源】《新中医》。

【组成】苦楝子 1 枚。

【主治】蛲虫病。

【用法】将成熟苦楝子洗净，温开水泡软，去皮后塞入肛门，每晚临睡 1 次，连用 5 日。

### 大蒜外涂方

【来源】民间。

【组成】大蒜适量。

【主治】蛲虫病。

【用法】将大蒜去皮，捣成泥状。

加入菜油少许。夜晚 10 ~ 11 点临睡时，涂擦肛门周围。

### 蛇床子方

【来源】民间。

【组成】蛇床子 15 克。

【主治】蛲虫病。

【用法】用香油一两，将蛇床子炸焦，滤渣，每晚睡前，用棉签蘸油，插入肛门内，入睡后取出。连用 1 周。

### 紫草百部膏

【来源】《家庭实用便方》。

【组成】紫草 30 克，百部 20 克，凡士林 100 克。

【主治】蛲虫病。

【用法】将前 2 味药共研细末，加凡士林调成软膏，每晚 1 次，涂肛门附近。

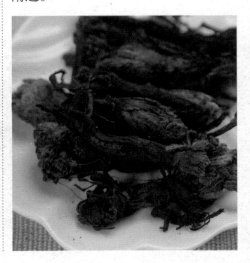

# 蛔虫病

蛔虫病多因进食被蛔虫卵污染的食物所致。其主要症状为营养不良，面黄肌瘦，脐周围发生阵发性疼痛，易饥饿，对食物可有反常嗜好，喜吃异物（如生米、泥土、灰渣等），夜间磨牙，躁扰易惊，或便秘腹泻，面部皮肤常见如铜钱大小的白色块斑，医学上称为"蛔虫斑"，巩膜上可见到蓝斑，下口唇内有淡红颗粒，舌表面两侧有红点，称为红花舌，尤其小儿表现更为明显。治宜温胃安蛔，清热驱虫为主。

## 🌼 槟榔建君肉丸

【来源】《中国民间名医偏方》。

【组成】建君肉 10 枚（炒），槟榔 3 克，榧子肉 10 个，甘草 3 克。

【主治】小儿虫积。

【用法】共研细末，米饭为丸，如梧子大。每服 10 丸，连服 3 ~ 5 天。

【疗效】服后隔日虫出，5 日而愈。

## 🌼 安蛔合剂

【来源】《神效奇方》。

【组成】乌梅肉 30 克，炒川椒 9 克，川黄连 5 克，金铃子 15 克，全当归 12 克。

【主治】胆道蛔虫症。

【用法】水煎服，每日 1 ~ 2 剂。

## 🌼 乌梅汁

【来源】《中医临床验方集》。

【组成】乌梅 10 枚。

【主治】胆道蛔虫病。

【用法】将乌梅水煎浓汁一次内服。过半小时后再服 200 克食醋，以巩固药效。

## 🌼 薏苡仁方

【来源】《古今奇药奇方》。

【组成】薏苡仁 600 克。

【主治】蛔虫病。

【用法】取薏苡仁 600 克，水煎，每日服 3 次，服 3 ~ 7 天。

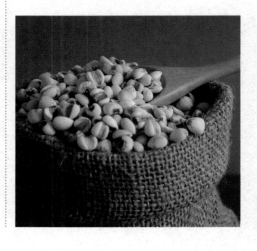

### 鲜青梅方

【来源】《偏方大全》。

【组成】鲜青梅。

【功用】驱虫杀菌。

【主治】蛔虫病。

【用法】将鲜青梅洗净，去核，捣烂，绞出汁不用，将其残渣晒干，研末。小儿每服 5 克，成人每服 10 ~ 15 克，早、晚各服 1 次。

【疗效】治蛔虫极验。

### 无花果方

【来源】民间。

【组成】无花果果实及根茎 100 ~ 150 克。

【功用】驱虫。

【主治】小儿蛔虫、钩虫病。

【用法】将无花果果实及根茎洗净，煎浓汤。早晨空腹顿服。

### 苦楝皮方

【来源】《陕西中医》。

【组成】鲜苦楝皮 30 克，苦楝子 10 克，花椒 6 克。

【主治】肠道蛔虫症。

【用法】每日 1 剂，水煎分 3 次服，小儿用量酌减。服时加食醋 10 ~ 15 毫升。

【疗效】用上方治疗 20 余例，均获满意效果。

# 绦虫病

本病发生的原因主要是食用了未经煮熟的猪肉、牛肉，而其中含有绦虫的囊尾蚴。其主要症状为贫血及消化系统功能紊乱，如腹胀隐痛、食欲缺乏或亢盛、腹泻、消瘦、疲倦等。由于患者大便中经常发现脱落的节片，所以绦虫又称为"寸白虫"。

## 椰子方

【来源】《偏方大全》。

【组成】椰子1个。

【主治】绦虫病。

【用法】将椰子凿破先饮汁，然后劈开吃椰子内白色肉，每日早晨空腹1次吃完，3小时后方可进食，无副作用。

## 驱绦汤

【来源】《实用中药方剂手册》。

【组成】南瓜子仁60～120克，槟榔30～60克。

【功用】绦虫病。

【主治】绦虫病，腹胀腹痛，大便稀薄，肛门作痒，甚或嗜食异物、面黄肌瘦、疲乏无力、头晕失眠等。

【用法】服用时，先将南瓜子仁嚼碎吞服，隔2小时后再服槟榔煎成的浓汁，4～5小时后可见腹泻排出虫体，如未泻可冲服玄明粉9克。如头

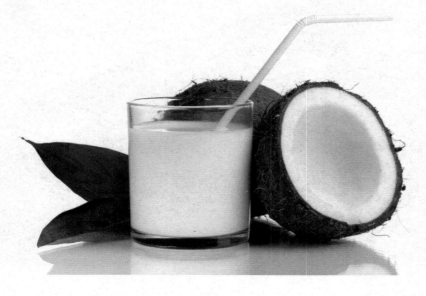

中篇 感染性急症奇方妙治

节未驱下，隔半月后再服。驱虫前晚应禁食，翌晨空腹服药。

【方解】方中南瓜子仁、槟榔均有驱除绦虫的功效。槟榔还有降气、行滞、泻下的作用，有助于虫体排出。

### 胡萝卜方

【来源】民间。

【组成】胡萝卜心适量。

【主治】绦虫病。

【用法】晒干研末，每服 20 克，每日 2 次，连服 3 天。

### 仙鹤草煎剂

【来源】《百病良方》。

【组成】仙鹤草 60 克。

【主治】绦虫病。

【用法】仙鹤草 60 克，水煎服。或将仙鹤草晒干，制成丸剂、片剂服用。成人每次服 50 克，小儿每千克体重 1 克。空腹顿服，不用泻药。

【方解】仙鹤草驱绦虫的特效成分为鹤草酚。实验研究证明，仙鹤草对绦虫壁的渗透极为迅速，能使绦虫先痉挛，后松弛，并在 30 分钟停止活动。仙鹤草驱各种绦虫的总治愈率可达 94.5%。仙鹤草对人体的副作用轻微，仅少数人感到恶心、呕吐，故在治疗当天应注意休息。

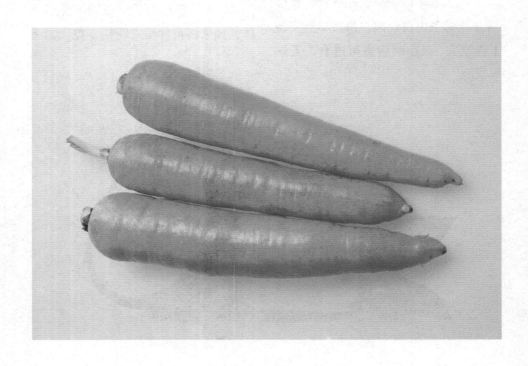

# 破伤风

破伤风是由破伤风杆菌在化脓感染的伤口中繁殖产生外毒素引起的中枢神经系统暂时性功能性改变，其临床表现为全身骨骼持续性强直和阵发性痉挛。重者可发生喉痉挛窒息，肺部感染和衰竭。本病的潜伏期7～14日，曾接种破伤风类毒素，或受伤后用过破伤风毒素仍发病者的潜伏期较长。本病中医也称"破伤风"。治宜祛风、解毒、止痉为主，必要时应中西医结合治疗。

## 蝉蜕黄酒方

【来源】《妙药奇方》。

【组成】蝉蜕15克（去头、足、

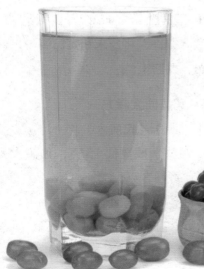

翅膀），黄酒60克。

【主治】破伤风。

【用法】蝉蜕炒黄研细备用。服时用黄酒60克冲服，每日1次，小儿酌减，6～7日后症状即可消失。每日服蝉蜕发汗后，输林格液1000毫升，促使毒素排出，并防脱水。痉挛甚者，辅助针灸。

## 木萸散

【来源】《江苏中医杂志》。

【组成】木瓜20克，吴茱萸15克，防风、藁本各10克，全蝎6克，蝉衣12克，僵蚕、天麻、桂枝各8克，白蒺藜、朱砂（冲服）各1克，猪胆汁（炖冲）1只。

【加减】若合并继发感染发热者，加蒲公英15克、黄连10克；痉挛抽搐频发者，加蜈蚣2条、羚羊角1.5克；痰涎壅盛者，加天竺黄10克、

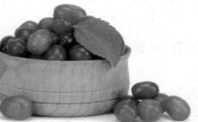

竹沥20毫升（分2～3次冲服）；津伤烦渴者，加西洋参8克、麦冬10克；便秘腹胀者，加大黄10克；尿少者，加灯心草2束；肢冷息微，汗出如珠者，合用参附汤；气血衰弱者，加熟地、黄芪各15克。

【功用】祛风解毒，镇痉舒挛。

【主治】破伤风。

【用法】每日1剂，水煎，分2～3次服。

【疗效】均获痊愈，服药3剂3例，6剂7例，7～9剂5例。

### 桑木油

【来源】《中医外科学》。

【组成】鲜桑枝适量。

【功用】祛风通络。

【主治】破伤风。

【用法】将鲜桑枝架空，中间烧火，收集两端滴出之油。取10毫升，加红糖少许服用，服后汗出，注意避风，每日2次。

### 杨延龄方

【来源】《中国当代名医秘验方精粹》。

【组成】玉竹草30克，五爪风20克，车前草20克，蜈蚣10克。

【主治】破伤风。

【用法】水煎30分钟。每日1剂，

频频饮用。

【方解】本方系民间草药，随处可得，解毒祛风镇痉力强，对皮肉损伤，复中风邪之破伤风确有良效。

### 星风散

【来源】《民间秘方治百病》。

【组成】防风30克，南星、生姜各10克。

【功用】祛风止痉。

【主治】破伤风初期。

【用法】上药共研细末。每次6克，日服2次。

### 麝香冰片敷脐方

【来源】《效验小金方》。

【组成】麝香0.15克，冰片1.5克，雄黄1.5克，蜜糖30克。

【主治】破伤风。

【用法】上药共研末，以蜜糖30克，微煮3分钟，将药末和蜜糖调匀，敷于布，贴脐上。

### 威灵仙大蒜方

【来源】《民间方》。

【组成】威灵仙15克，独头大蒜1个，香油3克。

【主治】破伤风。

【用法】威灵仙、独头大蒜、香油同捣烂，热酒冲服，汗出即愈。

### 葱白扁豆方

【来源】《偏方巧治指南》。

【组成】老葱白（连须，去叶不去皮）500 克，黑扁豆 45 克，棉籽 90克，高粱原酒 75 克。

【主治】破伤风。

【用法】①棉籽炒焦至酱紫色，碾碎过筛去壳。②葱白加水 4 ~ 5 碗煎成汤。③酒温热。④黑扁豆放大铁勺内炒，先冒白烟，后冒青烟至90% 炒焦时离火。然后将温酒倒入铁勺，过滤，留用酒液。然后把棉籽粉与酒液混合，加适量葱汤搅如稀饭状灌服，服后盖被发汗，葱汤连服1 ~ 2 天。

### 僵蚕蝉蜕方

【来源】《偏方巧治指南》。

【组成】僵蚕、蝉蜕各等份。

【功用】预防破伤风。

【用法】研细末，捣葱白调匀，敷患处。

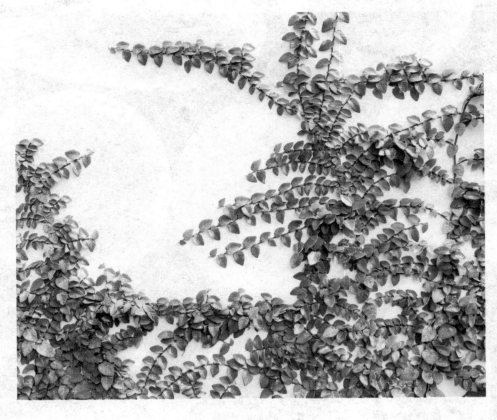

中篇 感染性急症奇方妙治

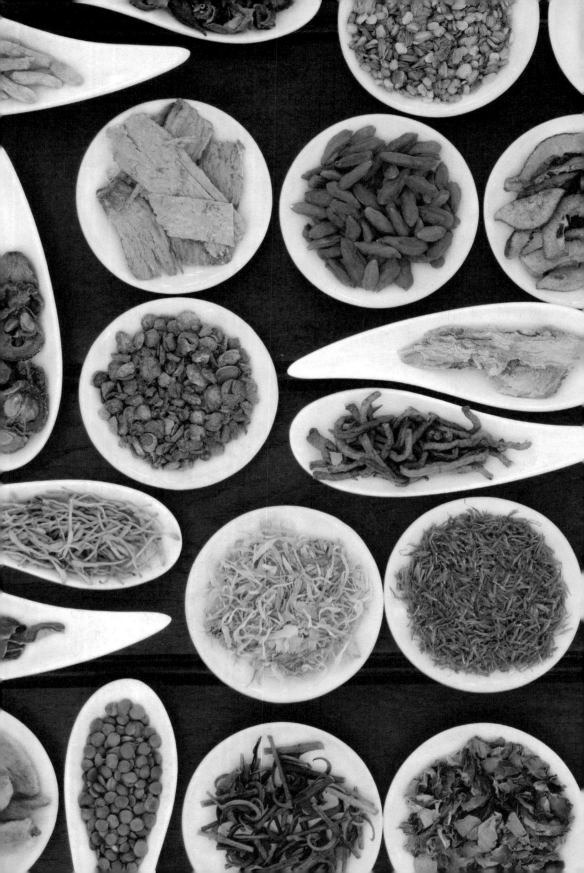

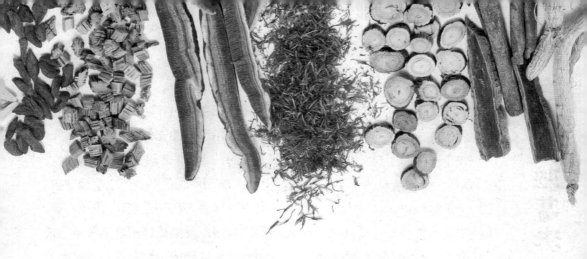

# 下篇　内科疾病奇方妙治

急性气管、支气管炎是由感染、物理化学刺激或过敏引起的气管支气管黏膜的急性炎症。临床上以咳嗽、咳痰为主要表现。常见于寒冷季节或气候突变之时诱发。

支气管炎的发生原因，急性气管、支气管炎为外邪侵袭，肺卫受感，肺气不得宣发而引起；另一由脏腑功能失调，累及肺脏，肺气失其肃降而发生。

临床上将咳嗽分为：外感咳嗽：风寒袭肺、风热犯肺、风燥伤肺；内伤咳嗽：痰湿蕴肺、痰热郁肺、肝火犯肺、肺阴亏耗。

◆ 诊断要点

1. 症状

常先有急性上呼吸道感染症状及较轻微的全身症状，如鼻塞、喷嚏、咽痛、声嘶、发热、头痛、全身酸痛等。主要症状为咳嗽。开始为轻微刺激性咳嗽，少量黏液痰，继则痰量增多，可转为黄绿色黏液脓痰，偶见血痰，咳嗽常持续数周。本病属中医学"咳嗽"范畴。

2. 体征

两肺呼吸音增粗，散在干、湿性啰音。啰音的部位常不恒定，咳痰后可减少或消失。

3. 辅助检查

（1）血常规：白细胞可轻度增加。

（2）X线胸片：可完全阴性，或肺纹理增粗。

### 猪胆牛肺丸

【来源】民间。

【组成】猪苦胆1只，牛肺1具，川椒30克，蜂蜜适量。

【功用】清热化痰。

【主治】气管炎急性期已过，有热症，症见口干兼有黏性黄稠痰者。

【用法】将猪胆用低温烘干，研成细末，川椒研末，牛肺烘干研细，加蜜拌匀，做成丸。日服3次，每次6～10克。

【方解】川椒对白喉杆菌、炭疽杆菌、肺炎双球菌、溶血性链球菌、金黄色葡萄球菌、伤寒杆菌、绿脓杆菌和某些皮肤真菌有抑制作用。

### 紫苏天冬汤

【来源】民间。

【组成】紫苏叶6克，天门冬、陈皮各9克，枇杷叶、桑白皮各15克。

【功用】止咳化痰。

【主治】急性支气管炎。

【用法】水煎服，日1剂，日服2次。

【方解】方中紫苏叶宣肺化痰，枇杷叶、桑白皮、陈皮化痰止咳。

### 鱼腥奶浆汤

【来源】民间。

【组成】鱼腥草30克，奶浆草、薄荷各6克，东风橘15克。

【功用】清热养阴，化痰止咳。

【主治】急性支气管炎。

【用法】水煎服，日1剂，日服2次。

【方解】鱼腥草对金黄色葡萄球菌、肺炎双球菌、甲型链球菌、流感杆菌、伤寒杆菌以及结核杆菌等多种革兰氏阳性及阴性杆菌，均有不同程度的抑制作用。能增强白细胞吞噬能力，提高机体免疫力，并有抗炎作用。

### 山大刀根汤

【来源】《常用中草药手册》。

【组成】鲜大罗伞根（又名山大刀）30克。

【功用】祛风除湿，消肿解毒。

【主治】急性支气管炎。

【用法】水煎服，每日1剂，日服2次。

### 桔梗黄芩汤

【来源】民间。

【组成】桔梗3克，黄芩、紫菀各5克，忍冬藤6克，甘草1.5克。

【功用】清热化痰，止咳平喘。

【主治】急性支气管炎。

【用法】水煎服，每日1剂，日服2次。

【方解】方中桔梗、紫菀宣肺平喘，化痰止咳；忍冬藤、黄芩清热解表。

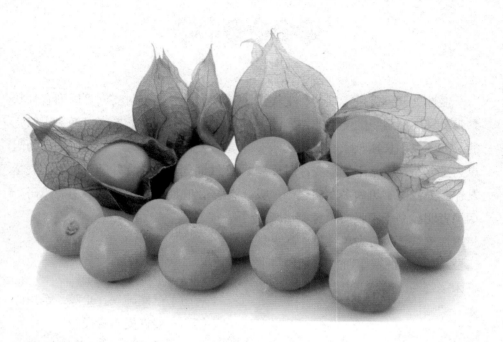

## 酸浆果皮汤

【来源】民间。

【组成】酸浆果皮（又名灯笼草果皮）5～7个，陈皮9克，冰糖30克。

【功用】止咳化痰。

【主治】急性支气管炎。

【用法】水煎代茶饮。

【方解】陈皮挥发油有刺激性祛痰作用，陈皮醇提取物（川陈皮素等）可扩张支气管而平喘。

## 贝母麻黄散

【来源】民间。

【组成】贝母、麻黄各60克，五味子、桔梗各30克，马兜铃150克。

【功用】清热止咳化痰。

【主治】急性支气管炎。

【用法】共研细末。每服3克，日服2次，白开水送服。

【方解】方中麻黄、桔梗、贝母宣肺化痰止咳。

## 坛紫菜汤

【来源】民间。

【组成】坛紫菜、远志各15克，牡蛎30克。

【功用】清热化痰。

【主治】急性支气管炎。

【用法】将上3味放入砂锅，加水煎煮，去渣取汁。每剂煎2次，将2次煎液混合，早、晚分服。

269

急症先驱葛洪 奇方妙治

慢性支气管炎是指气管、支气管黏膜及其周围组织的慢性非特异性炎症。临床上以长期咳嗽、咳痰或伴喘息为主要特征，常于气候变冷时反复发作。为我国常见病多发病之一，吸烟患者明显高于不吸烟患者。临床上将慢性支气管炎分为单纯型、喘息型二型。分为急性发作期、慢性迁延期、临床缓解期三期。本病属中医学的"咳嗽""喘证"等范畴。

◆ 诊断要点

1. 症状

以咳嗽、咳痰为主要症状，伴有或不伴有喘息症状，每年发作 3 个月以上，连续两年或两年以上。以长期反复发作与缓解交替为特点，感冒常为诱因。

2. 体征

急性发作期多可闻干性及湿性啰音，肺底居多；喘息型者多有哮鸣音；合并肺气肿甚至肺心病出现相应体征。应排除支气管扩张症、咳嗽型哮喘、反流性食管炎等引起慢性咳嗽疾病。

3. 辅助检查

X 线胸片早期无异常，随病情发展可出现肺纹理增多、紊乱、扭曲、变形。合并感染时支气管周围有片状模糊阴影。肺功能检查早期多正常，急性发作期或病程较长者多表现为阻塞性通气障碍，合并肺气肿时残气量增多，晚期可出现肺弥散功能障碍。

🌀 百部汤

【来源】民间。

【组成】百部 20 克。

【功用】温润肺气、止咳、杀虫。

【主治】慢性支气管炎。

【用法】水煎 2 次，合并药液 60 毫升每次服 20 毫升，每日 3 次。以白糖或蜜糖矫味。10 天为 1 个疗程。

【方解】百部，味甘、苦，性微温，入肺经。现代研究表明，百部煎剂及酒浸剂对肺炎球菌、乙型溶血型链球菌、脑膜炎球菌、金黄色葡萄球菌及皮肤病真菌等有抑制作用。

🌀 全蝎汤

【来源】民间。

【组成】全蝎 1 只。

【功用】止咳化痰。

【主治】慢性支气管炎。

【用法】煎服。

### 野菊一点红汤

【来源】民间。

【组成】野菊30克，一点红、地丁草、白茅根各15克，金银花藤30克。

【功用】清热活血，止咳化痰。

【主治】慢性支气管炎。

【用法】水煎服。

【方解】方中野菊、一点红、地丁草、白茅根、金银花藤清热解毒、止咳化痰。

### 佛耳地龙散

【来源】民间。

【组成】佛耳草、地龙各15克。

【功用】止咳化痰。

【主治】慢性支气管炎。

【用法】共研为末，分2包，开水冲服。日服2次，每次服1包。

【方解】广地龙次黄嘌呤具有显著的舒张支气管作用，并能拮抗组织胺及毛果芸香碱对支气管的收缩作用。

### 花生衣汤

【来源】民间。

【组成】花生仁红衣60克，糖适量。

【功用】止咳化痰。

【主治】慢性支气管炎。

【用法】文火煎约10小时，滤去

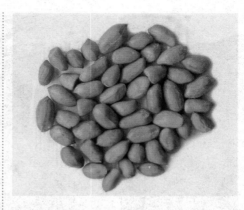

衣，加糖。分2次服。

### 干姜苏叶汤

【来源】民间。

【组成】干苏叶90克，干姜60克。

【功用】温肺止咳化痰。

【主治】慢性支气管炎。

【用法】水煎服，每日早、晚各服100毫升，10天为1个疗程，间隔3天再服第2个疗程。

【疗效】有效率可达80%。

【方解】苏叶能减少支气管分泌，缓解支气管痉挛。本品水煎剂对大肠杆菌、痢疾杆菌、葡萄球菌均有抑制作用。

### 南瓜蒸五味子

【来源】民间。

【组成】桃南瓜1个，五味子3克，冰糖适量。

【功用】敛肺止咳化痰。

【主治】慢性支气管炎。

【用法】桃南瓜挖去种子，装入五

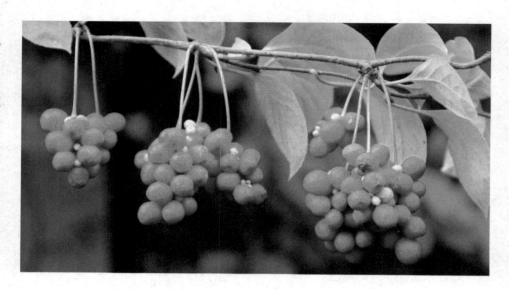

味子、冰糖，蒸半小时，取出五味子，每日服1个桃南瓜。

【方解】五味子对金黄色葡萄球菌、炭疽杆菌、伤寒杆菌、副伤寒杆菌、痢疾杆菌、霍乱弧菌等有抑制作用，对绿脓杆菌有较强抗菌作用。

### 乌梅粥

【来源】民间。

【组成】乌梅10克，大米30～50克，冰糖15克。

【功用】敛肺化痰止咳。

【主治】慢性支气管炎。

【用法】乌梅煎水去渣，大米加冰糖煮粥吃。

【方解】乌梅对多种致病菌如痢疾杆菌、大肠杆菌、伤寒杆菌、副伤寒杆菌、百日咳杆菌、脑膜炎双球菌、结核杆菌等有抑制作用，并对免疫功能有增强作用。

# 阻塞性肺气肿

慢性阻塞性肺气肿是由慢性支气管炎或其他原因引起的细支气管狭窄,终末细支气管远端气腔过度充气,并伴有气腔壁膨胀、破裂而产生的一种慢性肺部疾患。临床上主要以喘息、气急,活动后明显或加剧为特征。本病属中医学"喘证""肺胀"范畴。

◆ 诊断要点

1. 症状

原有咳嗽、咳痰的基础上出现渐重的呼吸困难、气短,进一步可见胸闷、气急,甚则发绀、头痛、嗜睡、神志恍惚等。

2. 体征

桶状胸,呼吸动度减弱,语颤减弱或消失,叩诊呈过清音,心浊音界缩小,肺下界和肺浊音界下降,心音遥远,呼吸音减弱,呼气延长,并发感染时,肺部可有湿啰音及干啰音。

3. 辅助检查

（1）X线:肋间隙增宽,两肺野透亮度增加,肺血管纹理外带纤细、稀疏、变直,内带增粗、紊乱。

（2）肺功能检查:残气容积占肺总量的百分比增加,大于40%。

## 🌸 党参茯苓汤

【来源】民间。

【组成】党参、茯苓各15克,白术、法半夏各9克,炙甘草、陈皮各6克。

【功用】益气补肺。

【主治】肺气虚弱型肺气肿、慢性气管炎、病后虚弱、面色苍白、气短喘促、声低懒言、乏力自汗、咳嗽无力、痰稀白、易感冒等。

【用法】水煎服,上、下午各服1次,每日1剂

【方解】方中党参、茯苓、白术补益脾肺,半夏、陈皮化痰止咳。

## 🌼 桑白皮汤

【来源】《审视瑶函》。

【组成】桑白皮6克,麻黄、桂枝各4.5克,杏仁14粒(去皮),细辛、干姜各4.5克。

【功用】清肺利湿。

【主治】水饮停肺,胀满喘急之阻塞性肺气肿。

【用法】上药加水煎服。

【方解】方中桑白皮、杏仁化痰止咳,麻黄、桂枝、细辛、干姜温肺化饮。

下篇 内科疾病奇方妙治

273

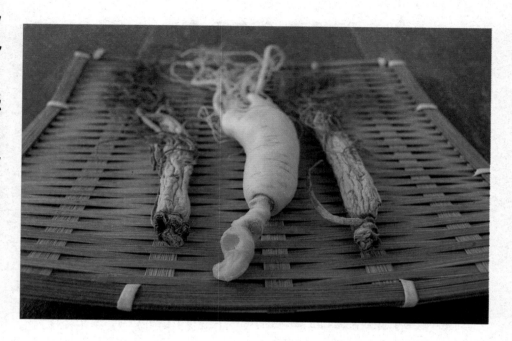

## 苏子瓜蒌汤

【来源】民间。

【组成】苏子（包煎）、当归、沙参、瓜蒌皮各12克，五味子6克，沉香3克（刮为末，分3次冲服）。

【功用】化痰止咳，降气平喘。

【主治】阻塞性肺气肿。

【用法】水煎服。

【方解】苏子、瓜蒌皮化痰止咳，五味子、沉香降气平喘，佐以沙参、当归滋阴补肺。

## 桃红汤

【来源】民间。

【组成】桃仁、红花、川芎、杏仁各50克，当归、赤芍、麻黄、车前子各75克，百部60克。

【功用】活血化瘀，宣肺化痰。

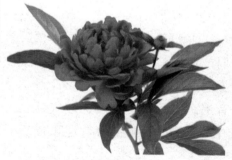

【主治】阻塞性肺气肿。

【用法】水煎服，分早、中、晚饭后各服1次，连服2个月为1个疗程。

【方解】中医辨证认为，慢阻肺的基本病理是肺气虚夹痰浊，气虚推动血行无力，则会致瘀，痰浊蕴肺，肺失肃降，亦可致瘀。因此，采用活血化瘀为主，佐以宣肺化痰治疗慢阻肺，临床症状及肺通气功能均得到改善。

### 清热化痰冲剂

【来源】《中国中医急症》。

【组成】银花、连翘、蒲公英、鱼腥草、茅根各30克，黄芩、陈皮、当归、赤芍、川芎、丹参、大贝、桔梗各10克，生地、麦冬各15克，甘草6克。

【功用】活血，清热，化痰。

【主治】慢阻肺急性感染。

【用法】上药共研末，分装为6袋。每日3次，每次2袋，冲服。

【方解】本方增强嗜中性粒细胞的吞噬能力，促进其吞噬消化等作用。并能使其数量明显增多，从而提高了机体的非特异性免疫力，达到祛除病邪，消灭病菌的目的。

### 款冬花蜜

【来源】《老年病食疗与宜忌手册》。

【组成】款冬花15克，蜂蜜20克。

【功用】润肺降逆。

【主治】老年人肺气肿。

【用法】将款冬花洗净，加适量水，煎煮30分钟。去渣取汁，加入蜂蜜再煮片刻，拌均匀即可饮服。

### 川贝炖蜂蜜

【来源】《老年病食疗与宜忌手册》。

【组成】川贝母12克，蜂蜜20克。

【功用】润肺下气。

【主治】老年人肺气肿。

【用法】将川贝母洗净，加适量水与蜂蜜一起炖服。

下篇　内科疾病奇方妙治

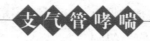

支气管哮喘是一种常见的支气管变态反应性疾病。临床上以反复发作、伴有哮鸣音的呼气性呼吸困难为基本特征。可发生于任何年龄，但大多数于12岁以前起病，男孩多于女孩，好发于秋冬季节，寒冷地区高于温暖地区。本病属中医学"哮喘""哮证"范畴。

◆ 诊断要点

（1）发作前多有胸闷，呼吸不畅，鼻痒，连声喷嚏等先兆症状。

（2）出现发作性的气喘、咳嗽，有明显呼气性呼吸困难，夜间多见，患者往往取坐位，辅助呼吸肌参与活动。严重者出现发绀、大汗淋漓。

（3）既往发作时，应用平喘药物有效。

（4）双肺出现不同程度的哮鸣音，有时不用听诊器也可闻及。长期发作者可有肺气肿征，合并感染时干湿性啰音并存，影响回心血量时可出现奇脉，但有时哮喘严重发作，气道通气量剧降，哮鸣音反而减少，甚至出现"沉默肺"。

（5）部分病人可发现诱发哮喘发作的过敏源如花粉、动物皮毛、螨、药物、化学物质。

（6）支气管激发试验阳性。

（7）发作时嗜酸粒细胞增高，并发感染时白细胞增高，痰可出现尖棱结晶和透明的哮喘珠。

### 🌸 二母粉

【来源】民间。

【组成】贝母、知母各等份。

【功用】止咳化痰。

【主治】支气管哮喘。症见黄痰而稠，不易咳出，或有发热作喘。

【用法】将二药物共研末，白开水送服。每日2次，每服10克，连服7日。

【方解】方中贝母、知母清热化痰止咳。

### 🌸 白矾贝母蜜丸

【来源】民间。

【组成】白矾15克，贝母50克，蜂蜜适量。

【功用】清肺化痰，止咳平喘。

【主治】咳喘。

【用法】将上二药物共研末，用蜜调制成丸，每丸 10 克重。每日 2 次，每服 1 丸，白开水送服。

【方解】贝母有祛痰镇咳作用。

### 🌀 乌贼骨地龙散

【来源】民间。

【组成】乌贼骨、地龙各 60 克，百部 15 克，白糖 120 克。

【功用】清肺化痰，止咳平喘。

【主治】慢性支气管炎咳喘多痰。

【用法】上药共研成细末。每次服 6 克，每日 3 次。

【方解】方中地龙清肺平喘，百部、乌贼骨化痰止咳平喘。

### 🌀 冰糖豆腐羹

【来源】民间。

【组成】豆腐、冰糖、青葱各适量。

【功用】止咳定喘。

【主治】支气管哮喘。

【用法】用青葱管纳入冰糖，放在豆腐里，上锅蒸至冰糖溶解，青葱浸出液后，便可趁热吃豆腐并饮汤。

### 🌀 丝瓜藤汁

【来源】民间。

【组成】丝瓜藤。

【功用】清肺化痰，止咳平喘。

【主治】咳喘。

【用法】取离地面 3 ~ 4 尺处的丝瓜藤，剪断，断端插入瓶中，鲜汁滴入瓶内，一天可集汁液 500 毫升。每次口服 30 毫升，每日 3 次。

### 🌀 南瓜膏

【来源】民间。

【组成】南瓜 5 个，鲜姜汁 10 毫升，麦芽 1500 克。

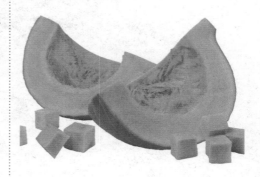

【功用】化痰止咳平喘。

【主治】哮喘。

【用法】将南瓜去籽，切块，入锅水煮极烂为粥，用纱布绞取汁，再将汁煮剩一半，放入姜汁、麦芽，以文火熬成膏，每晚服 100 克，严重患者早、晚服用。

【疗效】效果极佳。

下篇　内科疾病奇方妙治

277

### 冰糖车前草汤

【来源】民间。

【组成】鲜车前草60克，冰糖30克。

【功用】清肺化痰止咳。

【主治】痰咳，喘促，咯血。

【用法】炖服，频饮。

【方解】方中车前草清肺化痰，用于肺热咳喘。

### 参芪汤

【来源】民间。

【组成】党参、黄芪、白术、淮山药、大红枣各等份。

【功用】补肺益气，止咳平喘。

【主治】肺气虚弱咳喘。

【用法】水煎服。日3次。

【方解】方中党参、黄芪、白术、淮山药益气健脾，补益肺气。

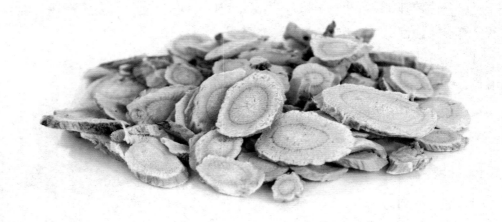

肺炎是指各种致病因素引起肺实质急性炎症的一种呼吸系统疾病。由于肺脏直接与外界相通且为血液循环必经的重要器官，因而易受各种致病因素的侵袭而发病。肺炎病因分为细菌、病毒、支原体、立克次体、真菌和原虫等。病变的解剖分布分为大叶性、肺段性、小叶性和间质性肺炎。临床诊断宜将两者结合起来。本病一般属中医学"风温""咳嗽"等范畴。

◆ 诊断要点

（1）症状可见发热、恶寒或寒战、咳嗽、咳痰、胸痛、气促以及头痛、全身肌肉酸痛、软弱无力、衰竭等不同程度的毒血症状。

（2）肺炎种类繁多，应结合X线检查和实验室痰液涂片、痰培养及免疫血清试验等检查综合分析判断。

（3）本病应与肺结核、肺部肿瘤、肺梗死、肺脓肿等鉴别。

### 麒麟菜汤

【来源】民间。

【组成】麒麟菜、海带各30克，贝母9克。

【功用】清肺祛痰。

【主治】感染性肺炎。

【用法】将上3味放入砂锅内煎煮，取汁去渣，每剂煎2次。将2次煎液混合，分2次服，每日1剂。

【方解】贝母有镇咳和祛痰的作用。

### 昆布海带根汤

【来源】民间。

【组成】昆布、海带根各30克，知母15克，桔梗、浙贝各10克。

【功用】清热化痰止咳。

【主治】肺炎、支气管炎。

【用法】上药连煎2次，2次煎液混合后服。每日1剂，分2次服。

【方解】方中知母、桔梗、浙贝清肺化痰，昆布、海带消痰利水。

### 山苦荬汤

【来源】民间。

【组成】山苦荬9克。

【功用】清热解毒，泻肺火。

【主治】肺炎。

【用法】水煎服。

下篇 内科疾病奇方妙治

急症先驱葛洪

奇方妙治

### 🏵 大青叶汁

【来源】民间。

【组成】大青叶60克，芦根30克，猪胆汁20克。

【功用】清热解毒，凉血生津。

【主治】大叶性肺炎。

【用法】将前两味药水煎，取汁。用此汁冲服猪胆汁5克，每日2次。

【方解】方中大青叶、芦根清热凉血生津，猪胆汁清泻肺热。

### 🏵 贝母甘草散

【来源】民间。

【组成】川贝母30克，甘草15克，硼砂9克。

【功用】清热凉血。

【主治】大叶性肺炎。

【用法】将上药共研为细末，每次5克，每日3次。

【方解】贝母有镇咳作用，川贝流浸膏，川贝母碱均有。不同程度的祛痰作用。

### 🏵 白茅根汤

【来源】民间。

【组成】白茅根10克，甘草6克，麦冬10克，桑白皮10克。

【功用】清热平喘，养阴生津。

【主治】大叶性肺炎。

【用法】水煎服。

【方解】方中桑白皮清热化痰，甘草、麦冬养阴生津，白茅根清热利水。

### 🏵 鳗鱼羹

【来源】民间。

【组成】鳗鱼数尾，食盐少许。

【功用】健脾和胃，益肝肾。

【主治】慢性肺炎。

【用法】选活大鳗鱼数尾，清水洗净，先煮沸清水，将活鳗鱼投入，加盖，煮2～3小时，待鳗鱼浮于水面，取油加食盐少许，每次服半匙，每日2次。饭后服用。

### 🏵 银杏

【来源】民间。

【组成】银杏适量，麻油适量。

【功用】健脾化痰，理气定喘。

【主治】慢性肺炎。

【用法】将银杏壳剥去，置于罐中，麻油煎沸冲之，封罐埋于地下2尺深处。1日后食用。每次4粒，每日2次。用温水冲服。

# 慢性肺源性心脏病

慢性肺源性心脏病是由于肺、胸廓或肺动脉血管慢性病变所致的肺循环阻力增加，肺动脉高压，进而使右心肥厚、扩大，甚至发生右心衰竭的心脏病。本病较为常见，多发于40岁以上，随着年龄增长而患病率增高。本病分为缓解期和急性加重期。急性发作以冬、春季多见。急性呼吸道感染常为急性发作的诱因，导致肺、心功能衰竭。临床上以反复咳嗽、喘息、咳痰、水肿、发绀等为主要特征。本病一般属中医学"喘证""痰饮""心悸""水肿""肺胀"等范畴。

◆ 诊断要点

1. 症状

有慢性咳嗽、咳痰、气喘等肺、胸疾病史，出现心悸、食欲缺乏、少尿、发绀、呼吸困难加重等症状。

2. 体征

有明显肺气肿征，剑突下心脏搏动明显，三尖瓣区出现收缩期杂音，肺动脉瓣区第二心音亢进，心率增速；肝大压痛，肝颈静脉回流征阳性，下肢水肿及腹水。

3. 辅助检查

（1）X线：胸肺慢性病变、肺动脉高压和右室增大。

（2）心电图：电轴右偏、顺钟向转位、右室肥大、肺性P波等。

（3）超声心动图：右室流出道增宽，右室肥大、肺动脉内径增大等。

## 人参苏叶汤

【来源】民间。

【组成】人参3克，苏叶6克，前胡10克，桔梗6克，枳壳6克，葛根10克，陈皮10克，半夏6克，云苓10克，甘草3克，麻黄6克，杏仁6克，旋覆花6克。

【加减】若胸满痰多加瓜蒌15克、远志15克、硼砂3~6克；高烧咽痛者，加板蓝根15克、穿心莲15克；胃胀恶呕者，加川朴10克、卜子10克、佩兰10克；大便秘结者，加元明粉3克、胖大海10克；支气管痉挛者，加全虫6克、僵蚕6克。

【功用】宣肺散寒平喘。

【主治】适用肺心病继发上呼吸道感染初期。有咳喘气短、吐白痰、恶寒发热、鼻塞流涕、头身痛、舌苔薄白、脉浮紧或浮弦滑者。

【用法】水煎服，日1剂。

下篇 内科疾病奇方妙治

【方解】方中麻黄、苏叶散寒宣肺，杏仁、旋覆花、半夏、桔梗、前胡化痰平喘，枳壳、陈皮理气，佐以人参、云苓健脾化痰。

### 黄芪玉竹片

【来源】民间。

【组成】太子参9克，黄芪15克，玉竹9克，附片6克，补骨脂9克，淫羊藿15克，丹参、赤芍各9克，红花6克，虎杖15克。

【功用】补脾肺肾，活血。

【主治】肺心病之虚症期，有咳喘气短者。

【用法】制成糖衣片，每次0.3克，每次6片，每日3次，3个月为1个疗程，连服2个疗程。

【方解】方中黄芪、太子参、玉竹补益脾肺，补骨脂、淫羊藿补肾，佐以丹参、赤芍、红花活血。

### 当归丹参散

【来源】民间。

【组成】党参9克，当归24克，丹参、生乳香、百部各15克，琥珀9克，肉苁蓉15克，紫河车9克，鼠妇虫24克。

【功用】清热化痰，止咳平喘。

【主治】慢性肺源性心脏病缓解期。

【用法】共研细末，分成90包，每日3次，每次1包，温开水送服，30天为1个疗程。

### 冬花杏仁汤

【来源】民间。

【组成】冬花、杏仁、百部、甘草、麦冬、紫菀、桔梗各10克，地龙、丹参、赤芍各12克，蒲公英、知母、黄芩各15克，瓜蒌20克。

【功用】清热止咳，化痰平喘。

【主治】慢性肺源性心脏病急性期。

【用法】水煎服，每日2次，每15～20天为1个疗程。

【方解】方中黄芩、蒲公英、知母清热，冬花、杏仁、百部、紫菀、桔梗、瓜蒌清肺止咳化痰，佐以丹参、赤芍活血祛瘀。

### 麻黄杏仁汤

【来源】民间。

【组成】麻黄10克，杏仁6克，石膏30克，甘草6克，芦根30克，前胡10克，白前10克，牛蒡子10克，黄芩10克，连翘10克，双花10克。

【加减】若咯血者，加生地榆10克、小蓟15克、儿茶6克、青黛10克；若痰脓腥臭者，加鱼腥草30克、白头翁10克、蒲公英30克；咯血，咯脓臭痰去麻黄；若脉律不齐者，加冬虫草 10 克、明党参 6 克、毛冬青 10 克。

【功用】宣肺止咳，化痰平喘。

【主治】肺心病呼吸道感染加重。

【用法】水煎服，每日 2 次。

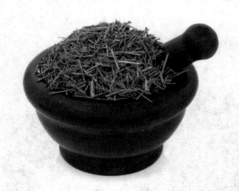

【方解】方中麻黄、前胡、白前、牛蒡、杏仁宣肺解表止咳，石膏、黄芩、连翘、双花、芦根清热解表。

### 沙参黄精汤

【来源】民间。

【组成】南沙参 50 克，黄精、苏子、赤芍各 30 克，木蝴蝶 10 克，地龙 12 克，制南星、葶苈子各 15 克，黄芩 30 克，甘草 15 克，沉香 6 克（为末，分 6 次冲服）。

【功用】补益肺气，化痰平喘。

【主治】慢性肺源性心脏病。

【用法】水煎服。第一次加水适量，煎沸 15 分钟后取汁；再加水适量煎沸 20 分钟取汁；再加水适量煎沸 25 分钟取汁。3 煎药汁合在一容器内振摇后分 6 次服。

【方解】方中南沙参、黄精补益肺气，南星、葶苈子、苏子、木蝴蝶、黄芩清热化痰平喘，佐以沉香理气，赤芍、地龙活血。

### 茯苓白术汤

【来源】民间。

【组成】茯苓 15 克，明党参 10 克，白术 10 克，炙甘草 3 克，炙麻黄 10 克，附子 10 克，细辛 3 克。

【加减】随症加减。

【功用】蠲饮除痰，补益心肺，化瘀。

【主治】肺心病兼心功能不全为主者。症见咳逆倚息不得卧、心悸气短、胸闷胁痛、水肿、尿少、口唇发绀、舌紫暗或有瘀点等。

【用法】水煎服，每日 2 次。

【方解】方中麻黄、细辛宣肺化饮祛痰，茯苓、明党参、白术健脾化痰，附子补火助阳，有强心作用。

### 牛膝二地汤

【来源】民间。

【组成】牛膝 10 克，寸云 10 克，熟地 15 克，杜仲 10 克，黄柏 6 克，五味子6克，当归6克，枸杞子10克，山萸10克，山药10克，云苓15克，泽泻6克，丹皮6克。

【功用】补益心、脾、肾，止咳祛痰。

【主治】脾肾两虚型心功能不全。症见咳嗽气短、活动后加重、水肿、尿少、食少肚胀、面色苍白，舌淡胖嫩、苔薄白，脉沉弦或脉律不整。

【用法】水煎服，每日2次。

【方解】方中牛膝、杜仲、山萸、枸杞子、熟地补益心肾，寸云、山药、云苓健脾，佐以泽泻、丹皮、黄柏防止补益太过，五味子止咳平喘。

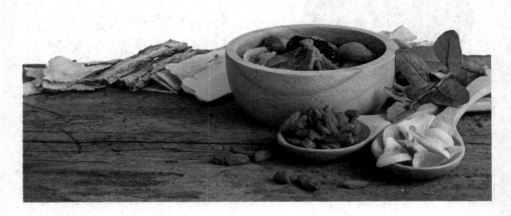

# 高血压

高血压病是指体循环动脉收缩压和（或）舒张压持续升高的病证。患者以头痛、眩晕为主症，属中医学"眩晕"范畴。晚期常有心脑肾等靶器官损害，是中风和冠心病的主要危险因素。成人每隔两周测上臂血压1次，连续3次收缩压≥140mmHg或（和）舒张压≥90mmHg，便可确诊为高血压。

血压高而见头痛头晕，烦躁易怒，口干口苦，面红目赤者多为肝阳上亢；胸脘痞闷，泛恶呕吐者多为痰湿内蕴，以邪实为主；眩晕耳鸣，腰膝酸软，五心烦热者为肾阴不足；兼面色白，畏寒肢冷、气短乏力者为阴阳两虚，以本虚为主。头痛眩晕时发时止，情绪紧张或劳累后血压上升，休息后可降低者病势较缓；血压突然或持续升高，头痛剧烈，视物昏花，恶心呕吐或手足麻木，四肢抽搐者病情危重，当积极抢救。

## 半夏白术天麻汤

【来源】民间。

【组成】半夏10克，白术10克，天麻10克，陈皮6克，茯苓20克，甘草6克，车前子10克（包煎），川贝母10克，焦三仙60克，生姜3片，大枣3枚。

【功用】健脾和胃，祛痰化湿。

【主治】痰湿中阻型高血压。

【用法】水煎服，每日1剂，10剂1个疗程。

## 生花生

【来源】民间。

【组成】生花生米（带衣者）半碗，醋适量。

【功用】清热，活血。

【主治】高血压。

【用法】用好醋倒至满碗，浸泡7天。每日早、晚各吃10粒。血压下降后可隔数日服用1次。

【方解】该方可保护血管壁，对阻止血栓形成有效。

## 藕节汤

【来源】民间。

【组成】藕节3个，荞麦叶50克。

【功用】除热清积，化瘀止血。

【主治】高血压引起的眼底出血。

【用法】水煎服。

### 🔵 猪腰杜仲汤

【来源】《偏方大全》。

【组成】猪腰子250克，杜仲15克，豆油250克，葱30克，姜、蒜、白糖、酱油、料酒、盐、花椒、淀粉适量。

【功用】补肝肾，强筋骨，降血压。

【主治】高血压。

【用法】①猪腰子从中间平剖成两半，除去脂膜后切成片，用刀划成小方格，再切成条、葱、姜、蒜切成小片。②用刀刮去杜仲的粗皮，洗净后切成条，放炒锅内，加凉水70毫升，中火煎煮，水沸后30分钟滤去渣，取汁约50毫升备用。③取10克淀粉放碗内，加25毫升杜仲汁、料酒、盐，放入切好的猪腰拌匀；另一碗放入白糖、酱油，醋及余下的淀粉、杜仲汁调匀。④炒锅置旺火上，放油烧至冒青烟时，先下花椒，然后放入葱、姜、蒜片及猪腰，快速翻炒约半分钟，倒入调好的汁，再翻炒几下出锅装盘。

### 🔵 瓜皮草决明汤

【来源】民间。

【组成】风干西瓜皮30克，草决明15克。

【功用】清热散风。

【主治】高血压。

【用法】加水煎汤，代茶饮。

【方解】草决明有降压、利尿作用，还能降血脂，抑制动脉粥样硬化。

### 🔵 海蜇皮丝

【来源】民间。

【组成】菠菜根100克，海蜇皮50克，香油、盐、味精适量。

【功用】平肝，清热，降压。

【主治】高血压之面赤、头痛。

【用法】先将海蜇洗净切成丝，再用开水烫过，然后将用开水焯过的菠菜根与海蜇加调料同拌，即可食用。

### 🔵 柠檬汤

【来源】民间。

【组成】柠檬1个，马蹄10个。

【功用】滋阴平肝。

【主治】高血压或心肌梗死。

【用法】水煎，可食可饮，常服有效。

### 🔵 桑树根汤

【来源】民间。

【组成】桑树根100克。

【功用】平肝降压。

【主治】高血压。

【用法】加水8碗，煎至1碗，服。

心律失常是指多种原因所致的心脏自律性、兴奋性及传导性异常而使心脏收缩的频率或节律发生异常。引起心律失常的原因甚多，如心肌本身的病变、电解质紊乱、药物、缺氧、情绪激动、吸烟、喝浓茶、咖啡或酗酒等。

临床上可表现为心动过缓和心动过速两种类型。有些心律失常如轻度窦性心动过缓、偶发期前收缩并不影响健康，但有些心律失常如快速心房颤动、室性心动过速可严重降低心脏搏出量，使血压下降，从而影响心、脑、肾等重要器官的血流灌注量，使患者感到心悸、胸闷、头晕、乏力。而心室扑动、心室颤动有致命危险，需立即抢救。心律失常的脉象主要表现为数、迟、疾、促、结、代等，属中医学"惊悸""怔忡"范畴。

### 🌀 生姜当归汤

【来源】民间。

【组成】当归、生姜各 75 克，瘦羊肉 1000 克，大料、桂皮少许。

【功用】养血安神。

【主治】心动过缓，病窦，传导阻滞。

【用法】文火焖至肉烂熟，去药渣，食肉服汤，每次适量。

### 🌀 生地麦冬汤

【来源】民间。

【组成】生地 10 克，麦冬 12 克，沙参 9 克，百合 12 克，山萸肉 9 克，酸枣仁 10 克，丹参、苦参、川连、茶树根各 9 克。

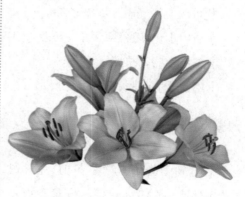

【加减】神疲气短，合生脉散；耳鸣、腰酸腿软，加熟地、制首乌、枸杞、桑寄生；面赤烦热、手足心热、盗汗，加知母、黄柏、丹皮、玄参、龟板；失眠、头痛、目眩、脉细弦促，加白芍、钩藤、蝉衣、明天麻、龙骨、牡蛎；舌质黯红，加红花、益母草、赤芍。

【功用】滋肾养心宁神。

下篇　内科疾病奇方妙治

287

【主治】因心肾阴虚所致的心律失常。症见心悸，头晕，视物模糊，口干，口苦，心烦失眠，舌红少苔，脉促而细。

【用法】水煎服，日1剂，分2次服。

### 南星半夏汤

【来源】民间。

【组成】竹沥、半夏各12克，胆南星6克，天竺黄9克，竹茹、川连各10克，山豆根12克，石菖蒲、朱茯神、炙远志各9克。

【加减】若气短，加太子参。

【功用】化痰通窍，清热安神。

【主治】心律失常。

【用法】水煎服，日1剂，分2次服。

### 黄芪党参汤

【来源】民间。

【组成】黄芪、党参各10克，黄精12克，炙甘草6克，丹参9克，赤芍、红花各6克。

【加减】若胸痛明显加桂枝、附片，党参改人参；舌红少津，加玉竹、生地、麦冬。

【功用】活血养血安神。

【主治】脉虚无力，有歇止。

【用法】水煎服，每日1剂，分2次服。

### 甘草桂枝汤

【来源】民间。

【组成】炙甘草15克，桂枝9克，党参15克，麦冬15克，五味子9克，茯苓9克，远志9克，菖蒲6克，生地9克，阿胶9克。

【功用】补气敛阴，益气养血。

【主治】心律失常。

【用法】水煎服，日1剂。

### 赤芍红花汤

【来源】民间。

【组成】当归、赤芍各10克，红花、丹参、琥珀、广郁金、檀香、川芎各6克。

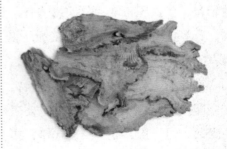

【加减】若口黏、苔浊腻，加法半夏、苍术、白术、甘松、石菖蒲；胸痛明显，加失笑散、延胡索；情志不舒、胸胁闷痛，加柴胡、枳壳、香附、白芍。

【功用】理气，活血，调脉。

【主治】气滞血瘀所致的心律失常。

【用法】水煎服，日1剂，分2次服。

### 人参汤

【来源】民间。

【组成】人参3～5克。

【功用】益气养心。

【主治】各种心律失常。

【用法】水煎饮汤食参，亦可用人参片适量嚼服，每日1～2次。

### 苦参甘草汤

【来源】民间。

【组成】苦参、鹿衔草、炙甘草各10～15克。

【功用】清心安神。

【主治】早搏（期前收缩）。

【用法】水煎，分2次服，每日1剂。

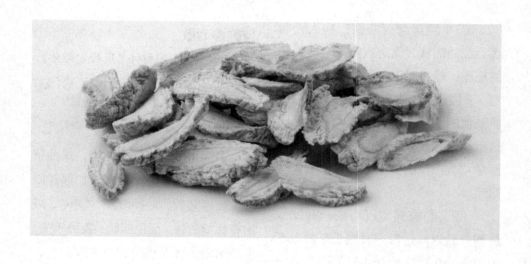

冠心病指冠状动脉粥样硬化，使血管腔狭窄或阻塞引起心肌缺血、缺氧，甚至坏死的心脏病。

根据冠状动脉病变的部位、范围、血管阻塞程度和心肌血供不足的发展速度不同，本病可分为5种临床类型：

（1）隐匿型冠心病：病人无明显心绞痛症状，偶有胸闷或心悸气短的感觉，静息时或负荷试验后心电图有ST段压低，T波低平或倒置等心肌缺血的改变。病理学检查心肌无明显组织形态改变。此型冠心病多属中医学"胸痹"的气滞型、血瘀型、痰阻型。

（2）心绞痛型冠心病：有发作性胸骨后疼痛，为一时性心肌供血不足引起。病理学检查心肌无明显组织形态改变。此型冠心病属中医学"胸痹""心痛"范畴。

（3）心肌梗死型冠心病：胸痛症状严重，由冠状动脉闭塞引起心肌缺血性坏死所致。此型冠心病相当于中医学的"真心痛"。

（4）心力衰竭和心律失常型冠心病：表现为心脏增大，心力衰竭或心律失常，为长期心肌缺血导致心肌纤维化引起。此型冠心病属中医学"水肿"和"心悸"范畴。

（5）猝死型冠心病：因原发性心脏骤停而猝然死亡，多为缺血心肌局部发生电生理紊乱，引起严重心律失常所致。此型冠心病属中医学"厥脱"证范畴。

### 参七散

【来源】《中国当代名医验方大全》。

【组成】西洋参、川三七、鸡内金各等份。

【功用】益气活血。

【主治】冠心病气阴两虚，瘀浊留滞者。症见头晕耳鸣，口干，腰酸腿软，夜尿频数，心悸气短，胸闷，或伴有胸闷心悸、面色晦暗，夜卧不安。舌质紫暗，或有瘀斑，或舌红无苔，脉沉细数无力，尺寸脉弱。

【用法】以上3味各研细末，装瓶内备用。每日3次，每次2克，空腹温开水送下。

【方解】方中西洋参补益气阴，三七活血化瘀，鸡内金消食助运。

### 二参汤

【来源】《中国当代名医验方大全》。

【组成】党参 20 克，丹参 20 克。

【加减】气虚甚者，党参改为红参，或加大党参用量，并酌加黄芪、太子参；气阴两虚者，党参改为西洋参，并酌加麦门冬、玉竹；血瘀为主者，可加大丹参用量，并酌加当归、三七粉；血瘀气滞者，加降香、川芎；气滞郁热者，加黄连、竹茹；血虚者，加枣仁、白芍、枸杞子；阴虚阳亢，风上扰者，加白芍、石决明、生牡蛎、菊花；肝肾不足者，加桑葚、黑芝麻、枸杞子；痰湿阻络者，加陈皮、半夏、茯苓、薏苡仁。

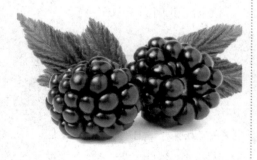

【功用】养心活血。

【主治】气虚血瘀型冠心病。症见胸痛，胸闷，心悸，心慌，舌有瘀点或瘀斑，脉细或涩等。

【用法】常规煎服。

【方解】古有二参丹，由人参和丹参组成。以人参养心，丹参活血，共奏养心活血之功。可用于心气心阴不足，心血瘀阻引起的心悸、胸闷、胸痛诸症。本方之二参汤以党参代人参，其作用仍为养心活血。因其价廉故可广泛应用。

### 🌀 桂附汤

【来源】《冠心病良方》。

【组成】附子 60 克，肉桂 30 克，冰片 10 克，麝香 0.15 克，人参 30 克，三七 30 克。

【加减】气虚甚者，应加人参用量，并酌加黄芪、太子参；血瘀为主者，可酌加丹参、当归、三七粉；血瘀气滞者，加降香、川芎。

【功用】养心益气，活血化瘀。

【主治】冠心病、病态窦房结综合征。症见心胸阵痛，如刺如绞，固定不移，入夜为甚，伴有胸闷心悸、面色晦暗。舌质紫暗，或有瘀斑，舌下络脉青紫，脉沉涩或结代。

【用法】以上各药研为极细末，拌和均匀后装入胶囊中，每个胶囊装生药 1 克，每日服 3 次，每次服 1 克。

【方解】附子、肉桂属大热之品，功能补肾壮阳，人参补气益阴，三七活血化瘀，麝香、冰片开窍醒神，活血散结。全方共奏养心益气，活血化瘀之功。

下篇　内科疾病奇方妙治

## 丹参饮子

【来源】《冠心病良方》。

【组成】柴胡6克，陈皮6克，丹参32克，合欢花15克。

【加减】血瘀为主者，可加大丹参用量，并酌加当归、三七粉；气虚甚者，酌加黄芪、太子参；气阴两虚者，可酌加西洋参、麦门冬、玉竹；血瘀气滞者，加降香、川芎；气滞郁热者，加黄连、竹茹。

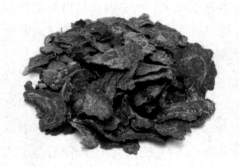

【功用】活血化瘀，行气止痛。

【主治】冠心病所致头晕、胸闷、心悸、心慌、心胸阵痛，如刺如绞，固定不移，入夜为甚等症。

【用法】水煎服。4味药先用水浸透，然后用武火煮沸，再用文火煎30分钟。每日服3次，每次50毫升。

【方解】方中重用丹参以活血，余下3味均有明显的理气宽中作用。

## 延胡川楝汤

【来源】《中国民间验方大全》。

【组成】延胡索30克，川楝子30克。

【加减】寒证较显著者加附子10克、干姜6克；伴血瘀表现者加当归15克、丹参10克。

【功用】行气止痛。

【主治】心前区疼痛、胸闷者。

【用法】水煎服，日1剂。

【方解】方中延胡索行血中气滞，气中血滞，川楝子行气止痛，两药合用止痛之力增强，故能止痹痛。

## 首乌玉米粥

【来源】《中国民间验方大全》。

【组成】何首乌100克，玉米面50克。

【加减】津液不足，口干舌燥之症甚者，常加桑葚、麦冬、玉竹、石斛、天花粉；若心阴虚甚，盗汗心烦，加麦冬、五味子、柏子仁、酸枣仁。

【功用】滋阴益肾，养心安神。

【主治】胸痹心痛证属心肾阴虚者。症见头晕耳鸣、面红目赤、口干舌燥、性急易怒、腰酸腿软、大便干结、夜尿频数、心悸气短、胸闷等症。

【用法】将玉米面炒黄与研好之何首乌细末混合。每日3次，空腹服用，每次2～3克。

【方解】方中何首乌能补血养肝，

益精固肾，乌须发，强筋骨。

### 菊花山楂茶

【来源】《中国民间验方大全》。

【组成】菊花3克，生山楂片15克，草决明15克。

【加减】兼见血虚而视力减弱者或加当归、白艾或菊花；兼耳聋者加磁石、葛根；兼肾阳虚者加肉桂、附片、巴戟天。

【功用】益阴制阳。

【主治】胸痹心痛证属阴虚阳亢者。症见心痛胸闷，烦躁不安，易于激动，头痛且晕，肢麻面赤，烦热口干，舌质红或紫暗，苔薄黄，脉细弦有力。

【用法】药入保温瓶，用沸水冲泡半小时。频频饮用。每天1次，连服15～20天。

【方解】方中菊花滋阴清热，养心安神之效明显，配伍草决明清热明目，山楂调胃行气止痛，全方共奏益阴制阳止痛之功。

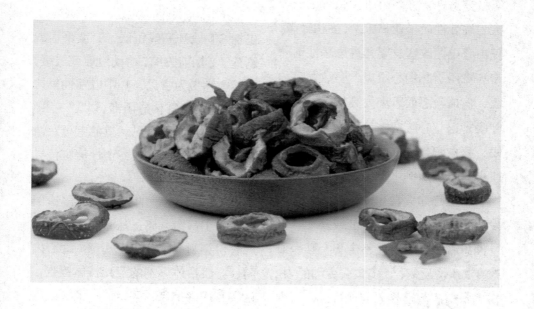

下篇　内科疾病奇方妙治

病毒性心肌炎是由于各种病毒感染引起心肌炎症性改变，从而导致心肌损伤、心律失常，甚至心功能不全的一种疾病。病变虽以心肌为主，但心包、心内膜亦可累及。目前已知许多种病毒能引起本病，以呼吸道和肠道病毒如柯萨奇、艾柯、流感、腮腺炎、风疹和腺病毒等为主要病原。

本病临床表现复杂多变，病情轻重相差悬殊。许多心肌炎患者由于炎症为局灶性而呈亚临床型，症状轻微，仅由心电图改变。婴儿易患恶性柯萨奇病毒所引起的心肌炎，多数发病急骤，病情险恶而表现为高热、发绀、呼吸窘迫、心脏增大及充血性心力衰竭，死亡率较高。成人多患间质性心肌炎。急重病例可出现左心或全心衰竭、严重心律失常和传导阻滞，甚至发生心源性脑缺氧综合征或猝死。慢性期患者多有心功能不全和心脏缺血改变，病情反复，大多丧失劳动能力。根据本病病因及临床表现特点，属中医学"温毒""胸痹""心悸"范畴。

◆ 诊断要点

1. 症状

（1）发病前 1～2 周有急性病毒感染史，常以呼吸道和肠道症状为主，伴有肌痛、发热或关节酸痛。

（2）有头晕、乏力、胸闷、胸痛、心悸等临床症状，或突然厥脱、喘息不能平卧者。

2. 体征

叩诊可示心脏扩大，听诊可示与体温不成比例的心动过速或心动过缓。可伴心律失常、心包摩擦音等。

3. 辅助检查

（1）心电图：①ST-T 改变，包括 ST 段升高或压低，T 波平坦或倒置。②期前收缩、心动过速或过缓，期前收缩最为常见，其中以室性早搏占 70% 左右。③传导阻滞，以 I°～II° 房室传导阻滞最常见，重症者可致快速型室性心律失常或完全性房室传导阻滞。

（2）病原学的直接或间接诊断指标：①病毒分离：从心内膜、心肌或心包穿刺液中分离出病毒。②心内膜、心肌活体标本的荧光抗体检查：证实有病毒抗原。③电镜：证实心内膜、心肌标本有病毒颗粒。④血清抗体测定：在急性期和恢复期前后相隔 2～4 周的双份血清的病毒中和抗体滴定度呈 4 倍以上的增加，或者血凝抑制抗体或补体结合抗体有 4 倍以上的升高；用酶联免疫吸附试验（ELISA）检测特异性 1 克 M 抗体增高大于 1：32 支持本病的诊断。

其他检查，如血清酶学检查、免疫学检查、X 线、超声心动图等也有利于诊断。

### 益气健心汤

【来源】《陕西中医》。

【组成】黄芪、丹参各 30 克，太子参、山楂、麦冬各 20 克，炙甘草 10 克。

【功用】益气滋阴，养心安神。

【主治】病毒性心肌炎。

【用法】每天 1 剂，水煎液成 400 毫升，分早、晚温服。

### 银耳汤

【来源】民间。

【组成】银耳 15 克，太子参 25 克，冰糖适量。

【功用】益气养血宁心。

【主治】病毒性心肌炎。

【用法】水煎后饮用。

### 虾壳远志汤

【来源】民间。

【组成】虾壳 25 克，远志 15 克，酸枣仁 15 克。

【功用】养血宁心安神。

【主治】病毒性心肌炎。

【用法】煎汤服，每日 1 剂。

### 导赤散

【来源】《新编心血管病验方荟萃》。

【组成】生地 15 克，木通、甘草梢各 6 克，竹叶 10 克。

【功用】清心泻火。

【主治】病毒性心肌炎。

【用法】每日 1 剂，水煎分服。

【方解】方中生地凉血养阴清热；木通、竹叶清心降火，导热下行；甘草梢既清解热毒，又补益心脾。诸药合用，切中病机，故奏效甚捷。

### 党参黄芪汤

【来源】民间。

【组成】党参、黄芪各 30 克，肘子 1 个。

【功用】益气宁心安神。

【主治】病毒性心肌炎。

【用法】上笼蒸烂后，早、晚食用。

【方解】黄芪具有明显抗病毒、增强机体细胞免疫及体液免疫功能，促进抗体合成，提高白细胞诱生干扰素能力。

### 竹笋

【来源】民间。

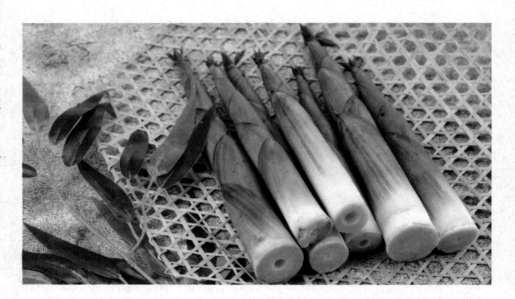

急症先驱葛洪 奇方妙治

【组成】竹笋 120 克，瘦猪肉 100 克。

【功用】益气宁心。

【主治】病毒性心肌炎。

【用法】切丝，瘦猪肉 100 克切成片，用花生油爆炒，食用。

### 黄芪汤

【来源】民间。

【组成】黄芪 30 克。

【功用】益气养血宁心。

【主治】病毒性心肌炎。

【用法】水煎服，每日 3 次，连服 60 日。

【方解】黄芪具有保护心肌，改善心功能的作用。

### 玄参生地汤

【来源】民间。

【组成】玄参、生地各 15 ~ 30 克，沙参、麦冬、黄芩各 9 ~ 15 克，大青叶 6 ~ 9 克，蒲公英 9 ~ 12 克。

【功用】滋阴生津，清热解毒。

【主治】病毒性心肌炎。

【用法】水煎内服。

# 充血性心力衰竭

充血性心力衰竭为各种心脏病发展到一定程度时，心脏虽有足够前负荷，但心排出量仍不能维持人体需要的一种临床综合征。临床上以心排出量不足，组织血流量减少，肺循环及（或）体循环静脉瘀血为特征。发生过程分为急性和慢性两种，症状和体征又可分为左心、右心和全心衰竭三种。左心衰竭主要由肺部瘀血所产生的症状和体征，如阵发性呼吸困难，不能平卧，咯粉红色泡沫痰，两肺满布湿性啰音，左心扩大，心尖区奔马律，病史有引起左心功能不全的原因，X线及心电图检查示左心扩大。右心衰竭主要表现体循环的静脉瘀血所产生的症状和体征，如颈静脉怒张，肝大，蛋白尿，双下肢水肿等，以及心脏扩大，静脉压升高，病史有引起右心功能不全的原因。如同时具有左右心心力衰竭的表现，就可以诊断为全心衰竭。

古代中医文献中虽无心力衰竭的病名，但其主要临床表现在《黄帝内经》中已有详细记载。《素问·脏气法时论》："腹大，胫肿，喘咳身重。"《素问·水热穴论篇》："水病下为跗肿大腹，上为喘呼不得卧者，标本俱病。"本病属中医学"水肿""心悸""痰饮""咳喘"范畴。

## 青皮汤

【来源】民间。

【组成】青皮、陈皮、杏仁、麻黄、石膏、益智仁各10克，茶叶3捏，白糖3捏，大萝卜3片。

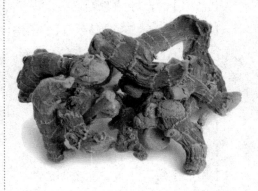

【功用】宣肺化痰利水。

【主治】充血性心力衰竭。

【用法】水煎服。忌食豆类做的食物。

## 贝母合剂

【来源】民间。

【组成】知母、贝母（去心）各10克。

【功用】化饮祛痰。

【主治】充血性心力衰竭。

【用法】水2盅，姜3片，煎8分，

不拘时间服之。

### ⚫ 甜梨

【来源】民间。

【组成】甜梨 1 个，胡椒 50 粒。

【功用】养阴生津。

【主治】充血性心力衰竭。

【用法】在梨上刺 50 孔，每孔纳胡椒 1 粒，面裹煨熟，待冷去椒食梨。

### ⚫ 强心汤

【来源】《辽宁中医杂志》。

【组成】人参（另煎）、附子（先煎）各 6 克，黄芪 30 克，当归、丹参、茯苓、白术、葶苈子各 15 克，桂枝、枳壳、川芎、泽泻、麦冬各 12 克。

【功用】益气养阴，利水消肿。

【主治】充血性心力衰竭。

【用法】每天 1 剂，水煎服，早、晚各服 1 次。

### ⚫ 太子参合剂

【来源】民间。

【组成】太子参 30 克，炙黄芪 15 克，南、北沙参各 10 克，生地、白术、白芍、麦冬、五味子、桃仁、当归各 10 克，茯苓 20 克。

【功用】益气养阴，活血祛瘀。

【主治】气阴两虚型充血性心力衰竭。

【用法】水煎服，每日 1 剂。

【方解】方中太子参、炙黄芪补益心气；南、北沙参，生地，麦冬，白芍，当归补阴养血；白术、茯苓既可健脾，又可防沙参等滋腻之弊；桃仁活血化瘀；五味子既助沙参、生地、麦冬等养阴，又可敛心肺之气。诸药合用，有补气养阴之功效。

### ⚫ 葶苈子汤

【来源】民间。

【组成】葶苈子 6～10 克。

【功用】利水消肿。

【主治】充血性心力衰竭。

【用法】水煎服，每天 2～3 次。

### ⚫ 北五加皮汤

【来源】民间。

【组成】北五加皮 6～10 克。

【功用】利水消肿。

【主治】充血性心力衰竭。

【用法】水煎服，每天 2～3 次。

### ⚫ 万年青汤

【来源】民间。

【组成】万年青 20～30 克。

【功用】强心利尿。

【主治】充血性心力衰竭。

【用法】水煎服或灌肠给药。

# 高脂血症

由于脂肪代谢或运转失常使血浆一种或多种脂质高于正常称为高脂血症。脂质不溶或微溶于水，必须与蛋白质结合以脂蛋白形式存在，才能在血液循环中运转。因此，高脂血症常为高脂蛋白血症的反映。高脂血症可表现为高胆固醇血症、高甘油三酯血症或两者兼有，临床上可分为两大类：①原发性高脂血症：罕见，属遗传性脂代谢紊乱疾病；②继发性高脂血症：常见于控制不良的糖尿病、饮酒、甲减、肾病、胆道阻塞、口服避孕药等。本症属中医学"浊阻""痰湿""湿热""瘀血"等范畴。

◆ 诊断要点

（1）长期高脂饮食，体态肥胖，或有家族史，或继发于糖尿病、肾病、甲减、胆道阻塞等疾病，以及长期饮酒。

（2）血清总胆固醇（TC）＞5.7mmol/L，甘油三酯（T克）＞1.7mmol/L。

## 荷叶山楂散

【来源】民间。

【组成】干荷叶60克，生山楂、生薏米各10克，花生叶15克，橘皮5克，茶叶60克。

【功用】降脂减肥。

【主治】高脂血症。

【用法】上药共为细末，用沸水冲泡代茶饮。

## 荷叶莲子汤

【来源】民间。

【组成】鲜荷叶或干荷叶200克，水发莲子50克，鲜藕100克（切丝），绿豆芽150克，盐、味精各适量。

【功用】降血脂。

【主治】低热、小便不利、肥胖。

【用法】将水发莲子与荷叶加水煎汤备用。素油烧热后放入藕丝炒至七成熟，再加入莲子、绿豆芽，放入荷叶莲子汤适量，调加盐、味精，至熟出锅。佐餐用。

## 豌豆苗豆腐汤

【来源】民间。

【组成】豆腐、豌豆苗尖各500克。

【主治】气虚便秘型肥胖。

【用法】将水煮沸后，把豆腐切块下锅，亦可先用菜油煎豆腐一面至黄，再加水煮沸。煮沸后，下豌豆苗尖，烫熟即起锅，切勿久煮。每天以此作佐餐菜肴，必能减肥。

下篇 内科疾病奇方妙治

### ⊛ 枸杞茶

【来源】民间。

【组成】枸杞子 30 克。

【功用】降脂减肥。

【主治】高脂血症。

【用法】开水沏泡，代茶饮，早、晚各 1 次。

【方解】枸杞有抑制脂质过氧化、抗衰老，保肝、抗脂肪肝的作用。

### ⊛ 山楂菊花茶

【来源】民间。

【组成】山楂、银花、菊花各 10 克。

【功用】降脂减肥。

【主治】因血脂高而肥胖。

【用法】上 3 味共放锅中煎水代茶饮，频饮之，每天服 1 剂，连服半月至一月。

### ⊛ 绿豆荷叶汤

【来源】民间。

【组成】绿豆 50 克，荷叶 1 张，白糖少许。

【功用】夏天饮用，既能解暑，又能减肥降脂。

【主治】肥胖病。

【用法】共煮成汤，代茶饮服。

### ⊛ 山楂麦芽散

【来源】民间。

【组成】山楂、麦芽、赤小豆、乌龙茶、莱菔子、草决明、泽泻各 30 克，陈皮、茯苓、藿香、夏枯草、六神曲各 15 克，炒二丑 6 克。

【功用】降脂减肥。

【主治】肥胖而血压高者。

【用法】将药烘干，共研成粗末，用瓷罐或塑料袋密封即成。每次用 6 ~ 12 克，泡开水，当茶饮。

### ⊛ 黄豆

【来源】民间。

【组成】黄豆 500 克。

【功用】降脂。

【主治】高脂血症。

【用法】用清水把黄豆洗净，放入锅里炒 20 ~ 30 分钟，炒至金黄，找一个大口瓶，把凉的黄豆放入，装至半瓶左右，然后加满食用好醋，浸泡 7 天即可食用。每天早、晚分别吃 10 ~ 20 粒醋泡黄豆。贵在坚持，定收良效。

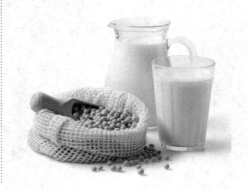

# 消化不良

消化不良是指与饮食有关的一系列不适症状。消化不良几乎人人会有。有些人吃了诸如包心菜、豆类、洋葱或黄瓜等，或饮酒和含碳酸成分的饮料后，会发生一种或多种消化不良症状；有些人饮食速度太快，吃得太油腻或太多，以及因焦虑、紧张或抑郁等也可能发生。怀孕妇女、大量吸烟者、便秘者及肥胖者特别容易患消化不良。本病属中医学"胃痞"范畴。

◆ 诊断要点

（1）上腹痛、腹胀、易饱、嗳气、反酸、上腹烧灼感、恶心、呕吐等上消化道症状超过4周。

（2）内镜检查未发现溃疡、糜烂、肿瘤等器质性病变，未发现食管炎，也无上述疾病史。

（3）实验室、B超、X线等检查排除肝胆胰及肠道器质性病变。

（4）无糖尿病、结缔组织病及精神病等全身性疾病。

### 🌸 鸡内金散

【来源】民间。

【组成】鸡内金适量。

【功用】消积化滞。

【主治】食积。

【用法】将鸡内金晒干捣碎，研末过筛。早、晚饭前1小时服，每次3克。

【方解】现代研究，口服鸡内金后胃液分泌量、酸度及消化力均见增

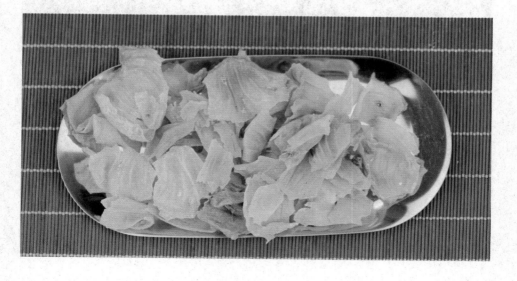

高，这种作用出现较迟，但维持时间较长。服药后胃肠运动功能也明显增强，表现为胃运动期的延长及蠕动波的增强，胃排空速率也大大加快。

### 焦锅巴散

【来源】民间。

【组成】焦锅巴适量。

【功用】消食。

【主治】消化不良。

【用法】将焦锅巴炒成炭，研为细末，每天服 5 ~ 10 克。

### 糯稻芽汤

【来源】民间。

【组成】糯稻芽 30 克，大麦 30 克。

【功用】消食化滞。

【主治】食积不化，食欲缺乏。

【用法】水煎服。

【方解】稻芽能使淀粉糖化，故有促进消化、增进食欲的作用。

### 大麦芽汤

【来源】民间。

【组成】大麦芽 15 克，神曲 15 克。

【功用】健脾和胃，消食化滞。

【主治】饱闷腹胀，食欲不振。

【用法】水煎服。

【方解】麦芽所含消化酶及 B 族维生素有助于消化。

### 陈皮牛肉汁

【来源】民间。

【组成】牛肉 1 千克，砂仁 5 克，陈皮 5 克，生姜 15 克，桂皮 3 克，盐少许。

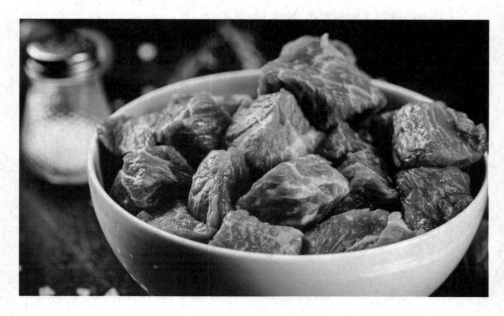

【功用】理气健脾和胃。

【主治】脾胃虚弱引起的消化不良。

【用法】先炖牛肉至半熟，再加入其他药物，炖烂，服前加盐调味，取汁饮用。

【方解】方中砂仁、陈皮理气健脾，生姜、桂皮温脾阳。

## 萝卜酸梅羹

【来源】民间。

【组成】鲜萝卜250克，酸梅2枚，盐少许。

【功用】清热行气。

【主治】胃灼热、腹胀、胁痛、气逆等症。

【用法】将萝卜洗净，切片，加清水3碗，同酸梅共煮，煎为一半，加食盐调味。

## 枳实白术汤

【来源】民间。

【组成】枳实6克，白术10克。

【功用】健脾消食，行气理滞。

【主治】体弱伤食而致消化不良。

【用法】水煎服。

【方解】枳实下气消滞，白术健脾。

## 神曲汤

【来源】民间。

【组成】神曲30克。

【功用】健脾和胃，消食调中。

【主治】体强伤食而致消化不良。

【用法】开水泡，去渣后服用。

【方解】神曲有促进消化液的分泌，提高消化能力，增进食欲、维持正常消化机能的作用。

下篇　内科疾病奇方妙治

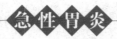

急性胃炎

急性胃炎是指不同病因引起的胃黏膜急性炎症。病变严重者可累及胃黏膜下层与肌层，甚至可深达浆膜层。临床上，根据病因及病理变化的不同，分为急性单纯性胃炎、急性糜烂性胃炎、急性化脓性胃炎，其中以急性单纯性胃炎最为常见。由于抗生素的广泛应用，急性化脓性胃炎已罕见。急性胃炎属中医学"胃脘痛"范畴。

◆ 诊断要点

1. 症状与体征

因酗酒、刺激性食物或药物引起者，起病较急，有明显相关的饮食病因，临床表现多有上腹部不适，胃脘部疼痛，食欲减退，恶心呕吐等，但一般不很严重；由细菌或细菌毒素所致的急性单纯性胃炎，其症状轻重不一，一般在食后数小时至24小时内发病，大多有中上腹不适，剧烈疼痛，甚至腹部绞痛，食欲明显减少，恶心呕吐等，可伴有急性水样腹泻，但无脓血便，也无里急后重。严重者可发生脱水、酸中毒、休克等中毒症状。有胃糜烂病变者，可出现少量或大量出血。急性单纯性胃炎检查可发现中上腹及脐周有压痛，肠鸣音亢进。

2. 辅助检查

胃镜检查可见胃黏膜充血、水肿，表面有片状渗出物和黏液，黏膜皱襞上有散在细小的出血点、糜烂或小脓肿。因吞服强酸或强碱及其他腐蚀剂所导致的急性腐蚀性胃炎原则上禁做胃镜检查，以免引起胃穿孔等并发症。

● 香薷散

【来源】《太平惠民和剂局方》。

【组成】香薷500克，白扁豆250克，厚朴250克。

【功用】祛暑解表，化湿和中。

【主治】外感于寒，内伤于湿。恶寒发热，头重头痛，无汗，胸闷，腹痛吐泻。

【用法】上药研为粗末，每服9克。

【方解】方中香薷、白扁豆、厚朴芳香化湿，和中解表。

● 感应丸

【来源】《太平惠民和剂局方》。

【组成】百草霜60克，杏仁（汤浸一宿，去皮，研烂如膏）140个，木香75克，丁香45克，炮姜30克，肉豆蔻仁20个，巴豆（去皮、心、膜，研细，出油尽如粉）17 个。

【功用】温中消积。

【主治】中气虚弱，伤冷停积，心下坚满，腹痛吐泻，或痢下赤白，舌淡苔白。

【用法】上药为细末，制成丸剂。每服 1～2 丸，日服 2 次，温开水或姜汤送下。

【方解】方中炮姜、肉豆蔻温中化湿，木香、丁香行气，巴豆消积导滞。

### 🌼 桂圆散

【来源】民间。

【组成】桂圆核适量。

【功用】理气止痛。

【主治】急性胃炎。

【用法】焙干研粉，每次 25 克，白开水送服

### 🌼 麦芽连翘汤

【来源】民间。

【组成】山楂炭 9 克，白芍 12 克，大腹皮 9 克，麦芽 24 克，连翘 12 克，忍冬藤 12 克，枳壳 6 克，绵茵陈 12 克。

【功用】理气缓急止痛。

【主治】急性胃炎。

【用法】煎成汤汁饮用。

【方解】方中白芍缓急止痛，枳壳理气，山楂、麦芽消食导滞，佐以连翘、忍冬藤、茵陈清热化湿。

### 🌼 生姜灶心土汁

【来源】民间。

【组成】生姜 10 克，灶心土 10 克。

【功用】和胃降逆，温阳止呕。

【主治】呕吐较甚之急性胃炎。

【用法】先煎灶心土，取澄清液，再与生姜共煎，取汁。

【方解】方中生姜温中和胃降逆，灶心土温脾止呕吐。

### 🌼 藿香汤

【来源】民间。

【组成】藿香叶 20 克，马齿苋 30 克。

【功用】清热利湿。

【主治】急性胃炎。

【用法】水煎服。

【方解】方中藿香芳香化湿，配马齿苋清热利湿。

### 🌼 白头翁汤

【来源】民间。

【组成】白头翁 30 克，石榴皮 20 克，翻白草 30 克，大蒜 1 头。

【功用】清热理气。

【主治】急性胃炎。

【用法】水煎服。

【方解】白头翁对金黄色葡萄球菌、绿脓杆菌、痢疾杆菌、伤寒杆菌、结核杆菌等均有明显的抗菌作用。

下篇　内科疾病奇方妙治

### ⚘ 椿根皮汤

【来源】民间。

【组成】臭椿根皮 30 克，车前草 30 克，苍术 15 克，百草霜 15 克，侧柏炭 15 克。

【功用】清热燥湿，涩肠止泻。

【主治】急性胃炎。

【用法】水煎服。

【方解】方中苍术、车前草燥湿，臭椿根皮、侧柏炭涩肠止泻。

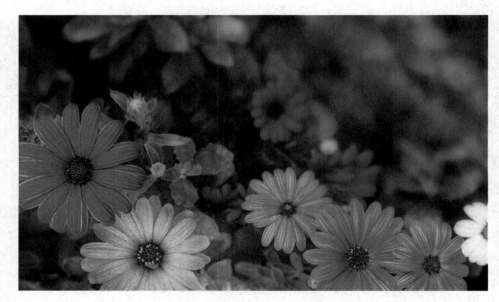

# 慢性胃炎

慢性胃炎是由感染（幽门螺杆菌）、胆汁反流、药物（非甾体消炎药）、吸烟、酗酒或自身免疫反应等因素所致的慢性胃黏膜炎症。此胃黏膜炎症，是从浅表逐渐深入扩展至腺区，继之胃腺体减少、萎缩，胃黏膜变薄等。

本病发生缓慢，病程迁延，患者或无明显临床症状，或有胃脘痞满胀闷、隐痛、食欲缺乏、纳呆、嗳气以及厌食、面色不华、乏力、消瘦等。由于本病有时可出现比较明显的胃脘痛，故以胃痞为主结合胃痛进行描述。其病因有感受外邪、饮食损伤、情志失和、痰湿中阻、脾胃虚弱5个方面。基本病机是中焦气机不利，升降失职，如中焦气机阻滞及气滞血瘀，不通则痛，可出现明显的胃痛。本病属中医学"胃痞"证范畴。

## ◆ 诊断要点

### 1. 症状与体征

起病缓慢，病程迁延。临床表现以时轻时重，反复出现的胃脘痞塞胀满，或兼隐痛为主，伴有食欲不振、纳呆、嗳气、面色少华、神疲乏力。随病情的发展，可有厌食、消瘦、贫血。

### 2. 辅助检查

胃镜结合胃黏膜活检是确诊本病的主要依据，再结合胃液（主要是胃酸）分析及血清学检查（主要检查抗壁细胞抗体），可明确慢性胃炎的类型。

B型胃炎（慢性胃窦炎）：本型临床多见，病变主要在胃窦部。胃镜、胃黏膜活检大多可做出诊断。

A型胃炎（慢性胃体炎）：本型较少。病变部位在胃体、胃底部。胃镜、胃黏膜活检大多可做出诊断。血清检查抗壁细胞抗体阳性。

同时，进行心电图和B型超声检查除外心脏、肝、胆、胰疾病。

### 🔵 保胃散

【来源】《四川中医》。

【组成】苍术40克，厚朴、陈皮、枳实、木香、槟榔、藿香、焦楂、鸡内金、白芍、肉桂、元胡、炒莱菔子、建曲、红参、代赭石、香附各30克，酒炒川军、柴胡、砂仁、甘草各20克。

【功用】健脾和胃，益气和血，清热散寒，调节肠胃。

【主治】慢性胃炎。

【用法】共研细末，装瓶备用。每日早、晚空腹，用温开水冲服10克，小儿酌减。10天为1个疗程。

【方解】本方采用补泻结合，内外兼治，寒热并用，脾胃为本的方法，调节肠胃运动，吸附胃蛋白酶，保护胃黏膜，抑菌消炎，升清降浊，理气止痛，达到恢复功能的作用。

### 芪连合剂

【来源】《中西医结合杂志》。

【组成】黄芪、蒲公英各15克，桂枝9克，白芍24克，白术、薏苡仁、连翘、乌贼骨各12克，白茯苓、厚朴、白及、炙甘草各10克，丁香3克。

【功用】健脾益气，清热利湿，行气活血。

【主治】慢性胃炎。

【用法】水煎至200毫升，每次100毫升，每日2次，饭前温服。

【方解】方中黄芪、白术、炙甘草健脾益气；薏苡仁、茯苓、白及、乌贼骨消浊除湿，祛腐生肌；桂枝、厚朴、丁香行气宽中，散瘀消滞；连翘、蒲公英清热解毒，消痈散结。

### 胃仙煎剂

【来源】《湖南中医杂志》。

【组成】白芍9～18克，黄芪、蒲公英各15～30克，茯苓9克，甘草6～15克，党参9～15克，白术9～12克。

【功用】补益中气，缓急止痛。

【主治】慢性浅表性胃炎。

【用法】每日1剂，水煎分2～3次服，2个月为1个疗程。

【方解】本方中参、芪、术益气补中；甘草、白芍和中缓急止痛，甘草剂量偏重，取其甘缓之意；茯苓健脾行水，以防脾阳不运，湿停中焦而影响疗效。

### 芪术蔻仁汤

【来源】《中国中西医结合消化杂志》。

【组成】黄芪30克，白术、党参、白芍、乌贼骨各15克，白蔻仁、厚朴、白及、木香、石斛各10克，枳实20克，炙甘草、三七粉各5克。

【功用】健脾益气，消浊除湿，行气散瘀。

【主治】慢性浅表性胃炎。

【用法】每日1剂，水煎300毫升，每日3次，3个月为1个疗程。

【方解】方中黄芪、白术、炙甘草健脾益气；白及、乌贼骨消浊除湿；厚朴、白蔻仁、木香行气宽中；三七粉散瘀消滞。诸药合用，共达治疗之目的。

### 益中活血汤

【来源】《实用中西医结合杂志》。

【组成】黄芪20克，肉桂、乳香、没药、川芎、三棱、莪术、甘草各6克，吴茱萸（炒）、乌药各10克，丹参、生蒲黄、百合各15克。

【功用】益中活血，祛瘀生新。

【主治】慢性萎缩性胃炎。

【用法】每日1剂，水煎2次，每次30分钟，早、晚各温服1次。

【方解】方中黄芪补中益气；肉桂、吴茱萸温中散寒；丹参、乳香、没药、三棱、莪术活血祛瘀，行气止痛；乌药顺气宽中，散寒止痛；乳没、生蒲

黄、丹参凉血散瘀，消肿生肌；百合养阴安神；甘草调和诸药。

### 养阴祛瘀汤

【来源】《黑龙江中医药》。

【组成】沙参、黄芪各15克，麦冬、白芍、丹参、玄胡、莪术、郁金各10克，乌梅、炙甘草各5克。

【功用】益气养阴，祛瘀生新。

【主治】慢性萎缩性胃炎。

【用法】水煎，每日1剂，分2次温服。3个月为1个疗程。

【方解】本方从益气养阴，祛瘀生新立法，用沙参、麦冬养胃阴；黄芪、炙甘草益脾气；白芍、乌梅酸甘化阴；郁金、佛手理气调肝；莪术、丹参、玄胡行气活血、化瘀生新。可改

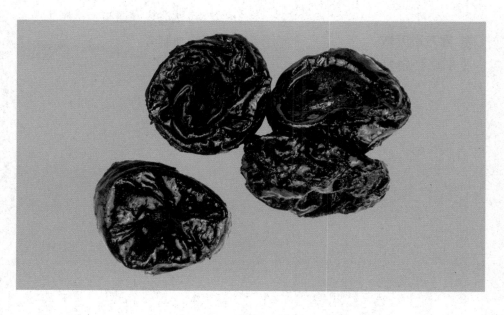

下篇 内科疾病奇方妙治

善症状，促进胃黏膜病变修复。

### 四君活血汤

【来源】《四川中医》。

【组成】党参、茯苓、赤芍各15克，生黄芪、丹参各18克，炒白术、当归、制没药、枳壳、玄胡各10克，五灵脂12克。

【功用】补益脾胃，活血止痛。

【主治】慢性萎缩性胃炎。

【用法】每日1剂，水煎分早、中、晚3次服。

【方解】方中以党参、黄芪、炒白术、茯苓补益脾胃之气；当归、赤芍、制没药、丹参和营、祛瘀生新；玄胡、五灵脂、枳壳理气活血止痛。诸药配伍，标本兼顾，旨在补其不足，攻其有余，使气旺血行，瘀祛络通。

### 复方香苏散

【来源】《四川中医》。

【组成】香附、苏梗、枳壳、鸡内金、失笑散（包煎）各10克，大腹皮15克，蒲公英、乌贼骨（打碎）各30克，黄连5克，陈皮8克，炙甘草6克。

【功用】活血化瘀，和胃止痛。

【主治】慢性糜烂性胃炎。

【用法】每日1剂，水煎温服，日2次。

【方解】方中失笑散活血化瘀。现代药理研究证实，蒲黄生血亦可止血，五灵脂有松弛平滑肌的作用。配香附、枳壳、苏梗、陈皮、大腹皮可以舒肝和胃活血化瘀，有较好的止痛效果。蒲公英微苦而甘寒、清热不伤胃。现代研究证明，蒲公英还有良好的消炎杀菌作用，对幽门螺杆菌有良效。配伍黄连可达泄热、通滞、止痛之功。乌贼骨止血制酸。

胃癌是发生于胃黏膜上皮的恶性肿瘤，也是最常见的消化道恶性肿瘤，病因至今尚未阐明。其早期临床表现往往不明显，进展期（中、晚期）始有上腹饱胀、疼痛不适，少数呈节律性溃疡样胃痛，逐渐疼痛加剧，并可有进行性吞咽困难、恶心呕吐、厌食消瘦、呕血、黑便、贫血、上腹部肿块等。理化检查粪便隐血试验常持续阳性；血液检查呈低色素型贫血；癌胚抗原（CEA）检测超过 100 微克，可有诊断意义，但与良性胃溃疡有重叠现象，故仅供参考。本病属中医学"积聚""噎膈""胃痛""反胃"等范畴。

由于胃癌多见 40～60 岁（占 2/3），且男多于女，其早期又缺乏特异性症状和体征，为了早期发现，及时治疗，故凡 40 岁以上，尤其是男性近期内出现胃脘不适或疼痛，或突然出现呕血、黑便，或食欲缺乏、体重下降者，应作 X 线及胃镜检查明确诊断。对于胃溃疡经两个月治疗无效，X 线检查溃疡反而增大者，X 线检查胃息肉大于 2 厘米者，应作胃镜检查。对于慢性萎缩性胃炎伴肠化

及不典型增生者，胃切除术后 15 年以上者，要定期检查。

### ⚫ 核桃树枝鸡蛋方

【来源】民间。

【组成】核桃树枝 1 尺长（约食指粗），鸡蛋 2 个。

【功用】解毒散结。

【主治】胃癌。

【用法】将核桃树枝截为八九段，水煎好，去渣，用此水再煎煮鸡蛋 2 个。分 2 次将鸡蛋吃下，连续服用，直至病愈。吃鸡蛋后如不吐，当是胃癌，继续服用就会有效；如吐则无效，应停服。

### ⚫ 向日葵梗心

【来源】民间。

【组成】向日葵梗心（向日葵秆剥去外皮之白心 5～6 克）。

【功用】散结消积。

【主治】胃癌。

【用法】加水煎汤，日饮 1 次。

### ⚫ 抗胃癌糖浆

【来源】民间。

【组成】金刚刺 2.5 千克，芹菜 2.5

千克，蛇莓 1.25 千克，枳壳 0.5 千克，广木香 0.25 千克。

【功用】理气通结。

【主治】对胃癌有效。

【用法】诸药洗净加水煎两小时，纱布过滤，药渣再加水煮沸两小时，合两次滤液，浓缩至 4000 毫升，加蔗糖及防腐剂，溶后过滤。每次服 50 毫升，每日 3 次。

### 复方棉花根汤

【来源】民间。

【组成】棉花根、半枝莲、鲜藤梨根各 60 克，白茅根、金钱草各 15 克，大枣 3 个。

【功用】解毒散结。

【主治】胃癌。

【用法】上药水煎取汁，装入暖水瓶中。每次取适量，分多次服用，每日服完 1 剂。

### 三根汤

【来源】民间。

【组成】藤梨根、水杨梅根各 90 克，虎杖根 60 克，焦山楂、鸡内金各 6 克。

【功用】解毒消积。

【主治】对胃癌有效。

【用法】水煎 2 次，混合，分 2 次服用。

### 三子片

【来源】民间。

【组成】黄药子、天葵子、算盘子各 500 克。

【功用】解毒消积。

【主治】对胃癌有效。

【用法】将黄药子适当粉碎，与天葵子、算盘子煎汤浓缩，加辅料制片，口服每次 5～10 片，每日 3 次。

### 复方蟾皮

【来源】民间。

【组成】干蟾皮 0.5 克，儿茶 0.5 克，元胡 0.3 克，云南白药 0.4 克。

【功用】清热解毒散结。

【主治】胃癌。

【用法】上药共研末，每次 1 克，每日服用 1 次，1 周后每次剂量加至 1.2 克，两周加至 1.4～1.5 克。

【注意事项】有一定毒性，3 周为 1 个疗程，呕吐者减量，严重者停药。

急症先驱葛洪

奇方妙治